# 양 자 의 학
# (Quantum Medicine)

신상수

# 머 리 말

우리는 지구라는 행성에 존재한다. 주체와 객체로 분리되어 생성과 소멸의 변화 속에 존재한다. 생명의 근원이 곧 변화의 연속이다. 심신 활동이 곧 마음이고 마음이 우주와 동일한 것이다.

21세기 첨단과학의 시대에 우리는 어떻게 생존해야 하는가? 이원론의 사고에서 비이원의 사고로 전환하는 것이다. 의식과 물리학 사이를 이해할 때만 가능하다. 즉 비물질적 마음과 물질적 몸으로 구분하는 사고로부터 벗어나는 것이다. 물론 우리는 삶이 바쁘고 사회가 중독 또는 해독(害毒)의 문제를 안고 있다. 우리에게 주어진 시간은 유한한데 인생의 반은 무의미하게 소비하고 있다. 특히 우리 심신을 구성하는 양자(Quantum)에 관해서는 관심이 없다.

20세기 초에 양자론이 등장했다. 현대과학의 가장 위대한 성공은 분자, 원자, 소립자들에 대한 미시적 수준의 발견에 있다. 양자론은 우리의 삶의 형태를 바꾸어 놓았다. 앨버트 아인슈타인(Albert Einstein), 어윈 슈뢰딩거(Erwin Schrodinger), 볼프강 파울리(Wolfgang Pauli), 워너 하이젠베르크(Werner Heisenberg) 등의 이론물리학자들의 공로로 시간과 공간의 개념이 바뀌게 되었다. 눈에 보이지 않는 에너지장은 공간과 시간을 넘어서는 어떤 곳에서 오는 것으로 알려졌다. 닐스보어는 실재라는 모든 것들은 실재하지 않는 것으로 이루어져 있다고 했으며, 하이젠베르크는 원자는 전혀 물리적 성질을 가지고 있지 않다고 했다. 막스 보른(Max Born)은 물리학은 철학이라고 주장했으며, 아인슈타인 역시 우주의 모든 것은 신의 마음속에서 일어난다고 했다. 우리가 존재하는 것은 결국 양자적 방식이다.

아놀드 민델(Arnold Mindell) 역시 일상적 실재(consensus reality)와 비일상적 실재(non consensus reality)를 통합할 수 있다고 하였다. 그렇다면 인간의 신체도 결국 마음이 지배한다고 볼 수 있다. 물질에 불과한 뇌에서 어떻게 의식이라는 특이한 현상이 발생할 수 있는가? 양자적 요소의 결합 때문이고 우리가 양자경계에서 살아가고 있기 때문이다. 양자론은 의식과 물질이 전혀 다른 것이 아니라 상호의존관계이다. 그러므로 양자의학은 심신의학이며 자연의학이라고 할 수 있다.

토마스 쿤(Thomas Kuhn)이 주장하는 패러다임(paradigm) 전환은 코페르니쿠스 혁명, 다윈의 진화론, 상대성이론과 양자물리학이다. 이제는 환원주의적 사고에서 양자론적 사고로 견해를 넓혀가야 하는 시대이다. 환원주의와 전체론은 상호보완의 관점이다. 신체, 정신, 마음, 영혼으로 구분하여 균형을 잃은 것을 인간의 총체적 존재를 지향하는 양자의학이 해결하는 시대이다. 신체와 정신, 마음(영혼)의 상호작용은 신체를 통해 호흡, 신진대사 등의 생명 활동을 하고 맑은 정신과 밝은 마음은 아름다운 영혼을 이룬다.

 리처드 파인만(Richard Feynman)은 우리가 찾는 것은 사물들의 구조적 연관이라고 하며 그것들의 상대적 위계관계가 있다는 것을 주장한다. 다만 어느 부분이 신에 더 가까운지를 알지 못한다는 것이다.

 끝으로 양자의학에 관심을 가져주시고 아낌 없는 지원을 해주신 을지대학교 물리치료학과 안명환 교수님께 감사드린다.

2022년 7월 15일

신 상 수

# 목 차

## 제1장 양자의학의 개념 · 1

   1. 양자의학의 개념 / 3

   2. 양자의학의 필요성 / 6

   3. 양자의학의 역사 / 19

## 제2장 양자의학의 분류 · 26

   1. 양자에너지 / 26

   2. 파동에너지 / 27

   3. 마음에너지 / 30

   4. 생체에너지 / 39

## 제3장 심신의학(Mind body Medicine) · 41

   1. 정신신체의학(Psychosomatic Medicine) / 43

   2. 영성치료(Spiritual Therapy) / 80

## 제4장 심리치료(Psycho therapy) · 89

   1. 심층심리학(Deep psychology) / 89

   2. 신프로이드 학파(Neo-Freudians) / 118

   3. 행동주의(Behavioristic Psychology) / 138

   4. 인본주의 심리(Humanistic Psychology) / 143

   5. 긍정심리학(Positive Psychology) / 152

   6. 초월심리학(Transcendental Psychology) / 154

   7. 뇌-행동심리학(Psychology of the Brain and Behavior) / 159

## 제5장 자연의학(Natural Medicine) ················································ 168

1. 물리치료(Physical therapy) / 168
2. 침술요법(Acupuncture) / 187
3. 부항요법(Cupping therapy) / 190
4. 롤핑(Rolfing) / 192
5. 알렉산더 기법(Alexander technique) / 194
6. 요가(Yaga) 및 명상(Meditation) / 194
7. 아유르베다(Ayurveda) / 200
8. 효소요법(Enzyme therapy) / 201
9. 면역요법(Immuno therapy) / 210

참고문헌 ·························································································· 211

# 표 목차

&lt;표 1&gt; 웰니스(Wellness) 모형 ······ 12
&lt;표 2&gt; 생의학적 모델과 의료사회적 접근 ······ 13
&lt;표 3&gt; 데이비드 호킨스(David R. Hawkins)의 의식지도 ······ 61
&lt;표 4&gt; MBTI 성격유형 ······ 106
&lt;표 5&gt; 차크라의 미세에너지 기능 ······ 109
&lt;표 6&gt; 다투(Dhatu)의 일곱 가지 주요 조직 ······ 201

# 그림 목차

&lt;그림 1&gt; 질병에 영향을 미치는 요인 ······ 11
&lt;그림 2&gt; 선동의학과 양사의학 ······ 16
&lt;그림 3&gt; 에너지 변화 패턴 ······ 31
&lt;그림 4&gt; 바이오피드백의 기전 ······ 38
&lt;그림 5&gt; 대뇌변연계 ······ 54
&lt;그림 6&gt; 행동과 신체사용법 ······ 57
&lt;그림 7&gt; 감정신체지도 ······ 63
&lt;그림 8&gt; 인지기능의 국재화 반응 ······ 66
&lt;그림 9&gt; 중다양상 모델 ······ 68
&lt;그림 10&gt; 차크라와 엔도크린 시스템 ······ 112
&lt;그림 11&gt; 정서적 통증 차트(Emotional Pain Chart) ······ 130
&lt;그림 12&gt; 신경전달물질 ······ 163
&lt;그림 13&gt; MR I 시리즈(누워서 하는 열다섯 가지 동작) ······ 178
&lt;그림 14&gt; 단축형 MR I(열가지 동작) ······ 179
&lt;그림 15&gt; 폐경과 간병 ······ 188
&lt;그림 16&gt; 부항의 증례 ······ 191

# 제1장 양자의학의 개념

## 1. 양자의학의 개념

 오늘날 과학기술이 발전함에 따라 양자물리학에서는 빛을 포함하여 모든 물질이 입자 혹은 파동이라고 주장한다. 우리는 눈으로 볼 수 없는 것이나 실체가 없거나 형상이 없는 것은 믿지를 않는다. 그러나 인간은 신체와 정신, 마음과 영혼 등 자신의 내면세계와 교통하면서 생명활동을 하는 유기체인 것이다. 핵심적인 존재는 모든 것의 주인인 자기(self)라고 할 수 있다. 자기는 양자로 구성된 물질이 의식으로 작용하는 유일한 통로이다. 하루 중 자기를 깨닫고 사는 경우는 극히 드물다. 거의 객체와 외부세계와 혼용되어 보내기 마련이다. 시간은 사람의 생명과 비례하는 아주 중요한 요소이지만 시간을 귀중하게 활용하는 사람은 많지 않다. 시간의 흐름을 우리는 느낄 수가 없고 단지 시간의 알림이나 공간적 흐름만이 있을 뿐이다. 그래서 시간은 환영일뿐이다.
 원래 시간은 존재하지 않는 것이다. 인간들의 약속이고 혼동을 막기 위한 조치이지만 실제로는 시간이라는 환영을 믿고 생활하고 있을 뿐이다. 우리의 가역성과 결정론이 단지 제한된 간단한 경우에만 적용되고 비가역성과 무질서가 보편적으로 통용되는 세계에 살고 있다. 혼돈으로부터의 질서를 세우기 위해 인류는 오랜 세월에 걸쳐 철학, 신학, 과학, 사회학 등 메타 학문적 연구가 진행되었으며 21세기는 양자물리학이 빛을 발하는 시대로 결국 인간의 생존으로부터 위협을 해결해야 하는 시점에 양자의학이 건강을 지키고 행복을 보장해줄 것이다.
 이러한 양자물리적 측면을 이해했다면 양자의학은 인간의 실생활에 중요한 의미로 다가온다. 현대의학이 질병 치료에 많은 기여를 했지만 근본적인 문제를 해결하지는 못한다. 가령 심리적, 영적, 개인 내면세계의 문제로 발생하는 정신질환(mental disease)이나 희귀질환(rare disease) 또한 물질의 풍요에 의한 성인병과 환경의 변화로 인한 신종 바이러스 질환 등은 치료가 매우 어렵다. 특히 개인의 주관적인 삶의 연속에 발생하는 내면세계를 우리는 설명할 수가 없다. 다만 정신적 문제로 보고 치료를 강요한다. 그러나 실제 내면세계는 그렇게 간단하지가 않다. 개인 무의식의 사건이나 억압, 해리, 부정 등 수많은 정신작용이 무시당하기 쉽다. 이런 문제들이 결국은 신경증, 강박관념, 공포, 불안, 더 진전되면 정신병으로 나타나게 된다.

문제를 해결하는 방법은 자기 내면세계를 정확하게 알고 자기를 진심으로 인정하는 자세가 우선되어야 한다. 개인의 내면세계가 신체와 정신, 마음과 영혼 등 복잡하지만 가장 중요한 면이 마음에너지이다. 마음의 현상을 이해한다면 사고작용에서부터 질병에 이르기까지 자신의 내면세계를 지배하고 있다는 것을 알게 될 것이다. 주체와 객체, 소극적인 면과 적극적인 면, 부정과 긍정 등 사고나 행동을 이해하면 자기분석이 가능해진다. 또한 정신현상 중 하나인 꿈(dreams)은 주체적인 반면 객체적일 수 없고 소극적이거나 적극적인 형태로 나타난다. 따라서 각 개인의 꿈은 적극적 분석이 필요하다. 꿈은 수면 중에 현실감을 가지고 자동적으로 일어나는 체계가 세워져 있는 심상(image)[1]의 연속적인 흐름이다. 꿈은 REM수면기(Rapid Eye Movement Sleep)에 거의 80% 정도 기억한다. 나머지 20%는 서파수면기에서 나타난다.

물리학자 볼프강 파울리(Wolfgang pauli)는 정신은 내면의 중심에서 물리적 세계로 뻗어 가는 것처럼 보인다고 했다. 결국 마음은 몸으로 그 현상을 나타낸다. 우리의 두뇌를 이루는 물질은 대다수가 순간 순간 마다 교체되는 중이고 지속되는 것은 그 물질이 형성하는 패턴에 불과한 것이며, 물질을 질량으로 이해한다면 결국 에너지로 설명할 수 있다. 양자론에서는 물질입자는 파동으로 설명이 가능해진다.

마음은 신체의 주인이고 대변인이다. 그렇다면 신체로부터 발생하는 모든 상황 즉 미세한 움직임으로부터 일상생활, 운동, 급박한 상황대처, 계획적인 일, 목표달성을 위한 신체의 혹사 등 이루 말할 수 없이 많은 신체활동이 곧 마음으로부터의 작용이다. 하지만 혼란스러운 것은 마음과 정신의 문제이다. 정신의 작용은 이미 뇌의 기능에 의한 물질적 의미의 의식변화라고 이해를 하지만 마음은 물질과는 다

---

[1] 기억·상상, 또는 외적(外的) 자극에 의하여 의식에 나타난 직관적(直觀的)인 표상(表象)으로 마음속으로 그리는 정신적 작용이다. 특히 대상이나 현상에 대해 가지는 인상을 말하기도 한다.

른 개념이기 때문에 첨단과학의 장비로도 해결을 못하고 있다.

그러므로 현대의학에서는 생체장(bio field) 혹은 에너지장(energy field)으로 전환하여 연구의 깊이를 더하고 있지만 아직도 인간의 신체를 기계론적으로만 해석하는 분위기는 크게 변하지 않고 있다. 이에 따라 양자의학의 접근이 필요하다. 오늘날의 흐름은 물질로부터 의식, 관계, 교통, 정서, 공감 등으로 바뀌어지고 있으며 신체와 정신, 마음 그리고 영혼에 관한 전인의학(holistic medicine)의 시대이다. 전인의학은 신체와 정신, 물질과 영혼 등 모든 것이 우주와 공명하는 믿음체계이다.

물리학자 로저 펜로즈(Roger Penrose)[2]는 인간의 몸과 마음은 매우 미묘하고 광범위한 수학법칙들을 아주 정확하게 따르는 우주의 일부라고 했다.

## 1) 양자의학의 정의

양자의학은 메타이론으로 대체보완의료이다. 심신상관의학 및 에너지의학을 바탕으로 질병의 예방 및 치유에 중점을 두고 사람들이 건강한 삶을 영위할 수 있도록 통합의학을 추구한다. 인체는 에너지에 의해 움직이는 유기체로 그 구성요소는 신체, 정신, 마음, 영혼 등 양자장이라 할 수 있다. 유기체의 흐름을 구체적으로 보면 뇌와 심장의 핵심적 역할에 따라 생명활동을 이어가지만 심령이라는 보이지 않는 존재가 이지적 활동과 의식적 활동을 통해 인간존재의 당위성과 영원성을 유지하고 있는데 이를 양자장의 역할로 보는 것이다. 실제로 심장, 뇌, 근육 같은 기관의 생체전기는 생리적, 화학적 조절과정에 수반되는 전하(electrical charge)의 움직임이다. 전하는 양자의학에서 가장 근본되는 요소이다. 그러므로 양자의학은 인간이 질병으로부터 몸과 마음을 보호하고 나아가 신체 및 정신의 건강을 유지하기 위한 의학의 새로운 분야라고 할 수 있다.

현대는 통합의학의 시대이다. 통합의학의 중심에 양자의학이 위치하고 있다. 기존의학이 신체와 정신을 인간 기능의 주요소로 보았다면 앞으로 의학은 인간의 에

---

[2] 물리학자이자 수학자이다. 우주를 이해하는 데 지대한 공헌을 하여 1988년 스티븐 호킹과 함께 울프상을 수상하는 등 상당한 명성과 권위를 가진 세계적인 석학이다. 세계적인 베스트셀러「황제의 새마음(The Emperor's New Mind)」을 저술하여 과학도서상을 수상하기도 했다.

너지 관점도 포함될 것이다.

양자역학에서는 이중성을 놓고 해석이 분분하다. 전자의 이중성에 대해 양자역학에서는 해결의 실마리를 풀지 못하고 있다. 단지 빛의 이중성으로 설명하여 중첩성으로 말하고 있는데, 빛의 입자와 파장의 문제이다. 그러니까 전자를 확인하려고 들면 확인할 수가 없다는 것이다. 중요한 것은 이념의 문제이다. 존재의 결여란 실제는 존재하지만 지금이라는 시간과 공간상에는 존재하지 않을 수 있다는 것이다. 어떤 공간에서의 시간의 흐름이 존재하므로 항상 변화하는 것이다. 그러므로 보려고 할 때 존재자를 찾을 수 없는 것이 양자역학에서 말하는 전자의 중첩성이다. 이러한 양자역학의 특수성이 곧 존재자의 결여와 같은 것으로 특정 시간과 장소에 없다는 것은 모든 실재 존재가 제한되어 있고 유한하기 때문이다. 언제 어떤 경우에서든 시간과 공간에 매여 있을 수밖에 없는 실재 존재자이기 때문이다.

또한 생물학적으로 볼 때 물질로 구성된 인간의 내적 원천은 물질의 미시적 차원인 양자세계에서 일어나는 현상이다. 이 현상은 우연에 가깝고 불확정성 원리란 어떻게 일어날지를 모르는 것으로 전혀 예측이 불가능한 우연성이다. 양자의학은 자기만의 존재 공간에서 벗어나서 전체적이고 비국소적인 수준으로 인도한다.

자연 치유를 상향인과[3])의 치유라고 하면 심신치유는 하향인과[4])적 치유다. 자연치유는 양자체의 가능성의 영역으로 의식으로부터 분리되어 있지는 않은 상태이다. 의식자체의 가능성이며 물질의 가능성이다. 그러나 심신치유는 의식이 붕괴되어 있는 상태로 파동들이 변화된 현실상태이다. 따라서 의식의 붕괴는 곧 질병 상태로 치료의 상황에 놓여 있는 반면 의식 붕괴 이전은 의식의 평온과 안정의 상태로 건강하고 행복한 상태이다. 의식을 통해 치유할 수 있다. 의식 그 자체는 온전하며 치료의 목적은 온전함을 회복하는 것이다.

영국의 신경해부학자 토마스 윌리스(Thomas Willis)는 "우리의 영혼은 물질적인 동시에 비물질적이다"라는 의미심장한 말을 했다.

---

3) 아미트 고스와미(Amit Goswami)는 양자체를 가능성의 파동으로 본다. 양자파동은 시공간에서가 아니라 가능성의 영역, 즉 아이젠버그가 가능태(potentia)라 명명한 영역 내에서 퍼져 나간다. 우리가 보고 측정하면 가능성의 파동은 붕괴되어 시공간의 사건의 실재로 국소화되어 많은 가능성의 면을 가지고 있던 것이 한 면만 택해져서 나타난다고 했다. 이때 이 파동이 가능성 내로 어떻게 퍼져 가고 또한 어떤 국면이 될 것인가는 소립자 상호작용의 역학에 의해 결정된다.

4) 가능성의 파동이 붕괴되는 사건은 의식의 선택으로 하향인과에 의한다. 이 하향인과의 선택은 자유롭고 예측 불가능하다.

### (1) 리처드 거버(Richard Gerber)의 정의

리처드 거버(Richard Gerber)[5]는 양자의학을 파동의학(Vibrational Medicine)으로 보고 있다. 파동의학은 인간의 다차원적 시스템에 특정 에너지를 전달함으로써 마음, 신체, 영혼 복합체를 치료하는 데 목표를 두고 물리적, 세포적 발현 패턴을 고에너지시스템을 통합하고 균형을 유지하는 것으로 본다.

### (2) 제임스 오스만(James Oschman)의 정의

제임스 오스만(James Oschman)은 양자의학을 '에너지의학'이라 보고 "의료기기 혹은 신체에서 감지되거나 생산되는 에너지를 이용하여 병을 진단 및 치료하는 것"이라고 했다. 신체에서 생리학적, 생화학적, 해부학적 그리고 에너지적 시스템들은 실제로 서로 맞물려 얽혀 있다. 어느 한 시스템에 효과적인 치료는 반드시 다른 요소에도 영향을 미친다. 즉 하나의 생리적 시스템이 최적으로 작동하면 조직화와 기능적 통합의 영향으로 인접한 시스템도 기능이 개선된다. 이것이 바로 다양한 대체의학적 치료법이 존재하는 이유이다.

### (3) 디팩초프라(Deepak Chopra)의 정의

인체는 양자의학의 측면에서 고형물질이 아닌 에너지와 정보의 순환체계로 가장 작은 단위인 양자에너지의 왜곡으로부터 병이 생긴다는 것이다. 그러므로 양자의학은 "의식의 한 형태가 의식의 다른 형태의 잘못을 저절로 잡아주는 능력이다."라고 했다.

### (4) 기타 정의

---

[5] 리처드 거버(1954-2007)박사는 미국 미시간주 디트로이트에 있는 웨인주립대학에서 의학학위를 받았으며, 암 검출을 위한 커를리안 사진 사용법을 비롯한 진단과 치유를 위한 대체의학적 방법을 연구했다.

양자의학은 양자물리학이론에 의하여 탄생한 의학으로 생물체가 방출하는 진동률의 크기 즉 미약한 자기장 파동에너지에 대한 측정 분석을 통하여 질병을 진단하고 치료하는 것이다.

## 2. 양자의학의 필요성

현대사회는 점점 혼란스럽고 무질서해지고 있다. 위험사회라는 표현까지 사용하고 있다. 모든 것이 제대로 돌아가는 것이 없으며 일상생활은 스트레스로 가득하고 사건과 사고로 점철되고 있다. 위기에서 벗어나는가 하면 또다시 수렁으로 빠지고 당면문제가 해결되는가 싶으면 또 다른 문제가 꼬리를 물고 일어난다. 현대사회는 그야말로 칼 포퍼(Karl Popper)[6]가 말했듯이 문제해결의 연속이다. 이러한 위기에서 다시 살펴봐야 하는 것은 우리의 생존환경이다. 인간이 생존하는 물리적 세계의 위치 즉 모든 것이 유한하고 생물체가 삶의 과정을 마치면 그 존재가 종식되는 세계는 시간과 공간의 세계이다. 즉 좌표와 확률에 있다.

따라서 이제는 정신의 가치가 우월해지는 시대라고 할 수 있다. 정신이야말로 비물질적인 차원으로 어떤 경계나 제한이 없다. 시간과 공간이 물질세계를 지배하지만 정신적 가치는 물질의 힘에 지배되는 부분과 전체의 관계라고 할 수 있다. 즉 정신적인 것이 물질적인 것에 선행한다고 볼 수 있다. 새로운 정신은 새로운 과학이나 새로운 기술보다 중요하다. 물질과 인간의 관계를 새롭게 조명해야 한다. 양자세계의 통계적이고 수학적인 관점은 의학이라는 인간의 질병의 치료라는 관점과는 대비될뿐만 아니라 상반된다. 바로 이런점에서 관계맺음의 중요성이 강조된다. 물질과 나와의 관계 설정, 일상에서 끊임없이 펼쳐지는 사물과 사람과의 관계를 양자의학적 관점에서 새롭게 정립되어야 한다. 약물치료가 주로 효소나 리셉터 같은 분자의 상호작용을 다루기 때문에 새로운 미세에너지 즉 양자수준의 치유체계가 필요하다.

---

[6] 영국의 철학자, 오스트리아 빈 출생. 열린사회를 꿈꾼 합리주의자로 불린다. 과학이냐 아니냐의 판단기준으로 잠재적 반증가능성의 이론을 제시했다.

## 1) 생의학적 모델

의료(medical care)는 사회변동 과정과 연관되어 있다. 특히 질병(disease)과 건강(health)의 용어 자체가 문화사회적으로 정의되어 왔다. 무엇을 건강하고 정상적인 것으로 보느냐는 문화적 차이를 보이고 있으며 지금도 정통적인 치료방법이 존재하고 있다. 그러나 약 200년 여년 동안 생의학 모델에 의해 의술의 발전과 함께 지배적 관념이 되었다.

결국 과학을 질병의 진단과 치료에 응용하는 것이 의료체계를 이루면서 질병은 객관적으로 판별 가능한 증상의 차원에서 규정되었고 전문가에 의한 신체적, 정신적 영역을 치료하는 공식적 의료가 시행되었다.

이러한 의료의 발전은 생의학적 건강모델에 입각한다. 특히 질병은 인간으로 하여금 정상적인 상태에서 벗어나게 만드는 신체 내부의 장애로 간주하게 되었다. 정신과 신체를 분리 취급하여 질병 치료에 우선하며 전문자격을 취득한 전문가집단에 의힌 치료기 시행된디.

## 2) 생의학적 모델 비판

생의학적 모델은 수십 년간 동안 비판의 대상이 되고 있지만 여전히 변화의 조짐은 보이지 않는다. 과학적 의료에도 한계는 있다. 사회적으로 변화하고 있는 환경에 발맞춰 의료제도의 틀에서 변화를 추구하기는 어렵다. 또한 질병의 개념에 대한 인식의 차이가 너무 크다.

의료의 제도권 하에서는 환자의 인권뿐만 아니라 본인의 정신적 신체적 영적 자유가 침해된다. 치료 차원의 신체적, 정신적 질환의 원인과 치료법에 대한 과학적 접근 때문에 개인의 신체적 상황이나 정신적 문제에 대한 선택의 여지가 없다. 환자라는 신분의 변화는 인간을 물질화하여 신체라는 구성물에 대한 처치가 이루어진다.

사고와 무한한 잠재력을 가진 인간으로 자신의 권리에 대한 존중이 필요하다. 자신의 신체에 대한 이해나 정신작용의 나름대로의 해석이 필요한 것이다. 이러한 모든 것이 적절히 구비되어야 질병의 치료는 효과를 얻을 수 있다. 대부분의 사람들은 죽음의 공포로부터 자유로울 수 없기 때문이다.

 결국 정신적, 신체적 질환에 대한 마음의 준비태세가 더욱 중요하다. 현대사회의 스트레스와 삶에 대한 두려움은 사고의 기능을 약화시키고 두려움이 의식을 지배하게 되면 사고과정의 무력화 내지는 혼선의 태도를 드러내고 급기야 신체는 질병으로 나타나게 된다. 또한 현대의 질병은 과거와 다른 양상을 보이고 있다. 즉 현대의 질병은 만성퇴행성질환 및 대사성 질환과 더불어 면역기능의 저하로 인한 세균성 질환의 재유행과 바이러스 같은 질병이다.

 현 의료체계는 '국민건강보험제도'라는 국가적 시스템에 의해 운영되는 '탑-다운 시스템(top-down system)'이기 때문에 환자인 개인은 무력할 뿐만 아니라 의료인의 통제에 의한 의료화(medicalization) 또는 의료대상화(medicalize)의 희생이 될 수 있다.

 제레미 리프킨(Jeremy Rifkin)[7]은 열역학 제2법칙을 엔트로피(entropy)라 하여 유용한 상태에서 무용한 상태로 획득가능한 상태에서 획득불가능 상태로 질서 있는 상태에서 무질서 상태로 변한다고 하였다. 이 상황을 거꾸로 되돌릴 수 없기 때문이다. 엔트로피는 우주 안에 어떤 시스템에 존재하는 유용한 에너지가 무용한 형태로 바뀌는 정도를 재는 척도인 것이다. 이러한 엔트로피는 시간과 공간의 수평적 세계를 지배하는 법칙이기 때문에 정신적 초월의 의미는 더욱 강하게 다가온다.

 정신은 비물질적 차원으로 어떤 경계나 제한이 없다. 물질세계와 정신세계는 부분과 전체의 관계이다. 부분은 전체 속에 포함되는 범주이다. 물질적 세계에 덜 집착할수록 심오한 정신적 세계를 추구하게 될 것이고 정신세계의 본질을 알게 된다.

 양자의학의 필요성이 강조되는 이유는 서양과학이 발달하면 할수록 비례하여 정신적 가치가 높아지는데 이를 해결하는 방법은 서양의 과학과 동양의 정신적 가치를 융합하는 방법이다. 질병의 원인이 스트레스와 에너지의 과도한 남용에 기인하기 때문이다. 또한 식습관, 가치관, 마음, 행동 등 실생활과 밀접한 관계 속에서 발병하기도 한다.

 동양의 정신적 가치가 5000년의 역사를 통해 그 지식의 기반을 확고히 하고 명

---

[7] 문명비평가로 미국은 물론 세계 각국의 공공행정수립에 지대한 영향을 미친 인물이다.

맥을 이어오고 있다는 사실은 서양의 400년의 과학적 지식이 실험에 근거하여 짧은 시간 동안에 자리를 잡은 것과 유사한 것이다. 시간과 공간의 격차를 말해주고 있지만 지혜와 통찰을 말해주고 있다. 긴 세월의 인식과 통찰력은 결국 짧은 세월의 과학적 검증과 일맥상통한다고 할 것이다. 그래서 현대의 과학과 종교는 상관관계가 성립된다.

서양의 과학에 의해 발달한 현대의학이 약물과 첨단 진단 장비를 통해 질병을 빠르고 정확하게 치료하듯이 동양의학 역시 오랜 시간 경험에 의한 진단과 치료를 하고 있다. 이러한 맥락으로 볼 때 동양의학의 경험주의적 접근방식이 서양의학의 관찰에 의한 접근방식과 유사하기 때문에 비교가 되는데 서양의학의 임상실험은 동양의학의 직관에 해당하며 서양의학의 이론은 동양의학의 해석에 해당한다고 할 수 있다.

그러므로 양자의학은 그 속성상 현대물리학을 바탕으로 소립자를 연구하는 아원자 물리학의 특성이 있기 때문에 실험만으로 해결되지는 않는다. 무수히 많은 실험을 통해 가설을 입증해야 하는데 현대물리학으로는 설명할 수기 없다. 이것이 바로 동양의 직관과 통찰의 힘과 일치하는 이유이다. 특히 과학적 실험이나 직관의 해석이나 결과의 실제는 불안전하기 때문에 양자의학은 동양의학과 그 궤를 같이하며, 두 힘이 합쳐질 때 시너지 효과는 극대화될 것이다.

동양의학적 사고는 해부학적 정확성보다는 신체의 기능에 상호연관성에 관심을 둔다. 따라서 신체의 기관은 전체적 기능체계와 연관되는 것으로 시스템적 접근이라고 볼 수 있다. 유기체가 어떻게 기능을 발휘해야 건강한가를 알려주는 주관적 안녕의 상태를 말한다.

유기체의 환경과 상호작용은 건강이라는 개념과 질병이라는 개념의 엄밀한 정의를 내리기는 어렵기 때문에 복잡하고 변화하는 생명현상의 다각적인 면 사이의 관계망으로 보는 것이다. 이러한 새로운 기본구조는 건강에 대한 정신적인 차원이 고려되기 때문에 동양의 정신적인 전통의 가치를 높이 평가하는 것이다.

한국인의 전통은 샤머니즘과 조상숭배의 전통이 강하다. 특히 영적 존재에 대한 의식이 강하게 작용하고 있기 때문에 내면세계의 사고와 가치관은 쉽게 변하지 않는다. 따라서 지금까지 잃어버린 인간 자신의 내면세계를 찾고 건강할 때 질병을 예방하고 질병이 찾아오면 겸허한 자세로 극복하는 마음이 필요하다. 신체와 정신

그리고 영혼을 통합되어야 질병이 치유되는 것이다.

카렌 호나이(Karen Horney)8)는 인간의 본성을 세 가지로 요약하였다. 첫째는 인간은 본래 원초적 본능에 의해 동기화되었다는 것이다. 둘째는 인간 본성이 선한 측면과 악한 측면이 동시에 존재하다는 것이다. 셋째는 자신의 잠재력을 실현할 수 있는 방향으로 인도하는 힘이 있다는 것이다.

첫째의 내용은 생물학적 영역이고 둘째는 종교적 차원이며, 셋째는 심리적 영역으로 양자의학에서 추구하고자 하는 인간의 문제를 모두 포함하고 있다. 특히 인간의 잠재력 실현이 참다운 가치라고 볼 때 사회의 기능도 적정하게 실현된다고 볼 수 있다.

칼 로저스(Carl Rosers)9)도 같은 맥락에서 인간은 자신의 잠재력을 온전히 실현시키기 위해 유기체적으로 동기화된 존재라는 것이다.

이렇게 인간에 대한 물리, 심리적 발전에 기반한 확인된 사실은 우주 공간에서 입자와 힘이 작용하는 장(field)안에서 체계를 이룬다는 것이다. 즉 탄소와 산소, 질소 등 원소의 결합이 분자체계를 이루어 생명진화를 가져왔으며, 이제는 양자이론이 논의의 중심에 놓여 있다. 물질 입자로 구성된 인간의 마음과 의지 등 물리적으로 설명할 수 없는 존재들의 이해를 돕기 위해서는 양자의학적 접근이 필요하다.

현대의학의 한계성이 과학이 종교의 확실성을 극복하지 못하고 있는 것처럼 암이나 바이러스, 면역체계, 유전질환, 신종질환 등 질병치료에서 드러나고 있다. 뿐만 아니라 생명의 존엄성과 가치실현을 포함해서 인간의 삶의 질을 향상시키지 못하고 있다. 인간의 신체를 자아로 인식하고 영혼의 문제까지 해결하는 전일적 의학으로서의 양자의학적 접근이 요구된다.

---

8) 독일의 정신과 의사, 심리학자이다. 신프로이드학자로 신경증을 연구하는 과정에서 인간의 여러 욕망을 갖는 진짜 자신과 욕망을 갖지 않는 이상화된 자신의 갈등을 통하여 대인관계능력을 '공격형', '순응형', '고립형'으로 구분했다.
9) 사람 중심 접근법(Person-Centered Approach)의 창시자로 인본주의 심리학자이다.

3) 의료사회학적 접근

(1) 다차원적 병인론(multi-dimensional etiology)

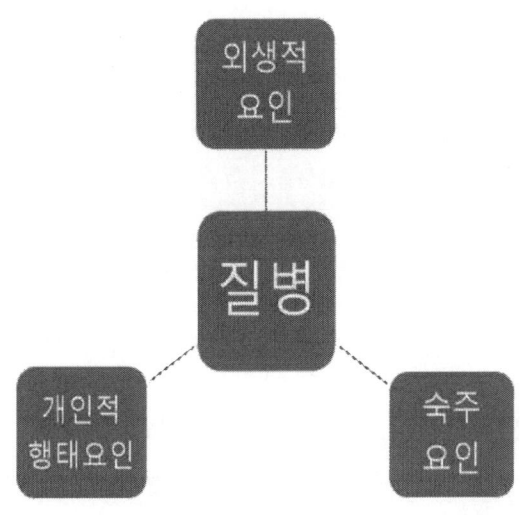

<그림 1> 질병에 영향을 미치는 요인

의료사회적 접근은 다차원적 또는 복합적 병인론을 취하고 있다. 질병, 또는 건강 훼손은 생의학적 요인뿐만 아니라 사회문화 및 환경적 요인들이 결합하여 상호작용한 결과 빚어진 것으로 보고 있다. 그 형태는 단일한 것이 아니라 복합적이며, 때로는 불특정한 모습으로 나타난다고 본다. 따라서 의료사회학적 관점은 사회학적 병인론으로 사회적 환경요인이 개인의 행태에 미치는 영향에 대하여 깊은 관심을 갖고 질병은 외생적 환경요인, 개인적 행태요인, 숙주요인 등 삼각관계의 산물로 보는 것이다.<그림 1> 참조.

(2) 전체적 접근(holistic approach)

의료사회학의 시각은 건강을 환경, 생활양식, 신체조건, 건강서비스 체계의 네 가지 요소로 분석하는 있는 신생태학 모형과 유사하다. 신생태학 모형은 환경과 병원체(agent), 숙주(host), 질병(disease)의 3대 요소로 삼고 있는 생태학 모형에서 발전한 것이다. 이러한 측면에서 의료사회학의 기본관점은 전체적이다. 건강에 대한 개념 규정에 있어서 의료사회학은 질병이나 허약으로부터 벗어난 상태에 그치지 않고 사회적 역할의 수행능력에 주안점을 두고 있다는 점에서 기능적인 색채를 띠고 있다.

또한 의료사회학은 건강을 자아실현 및 개인 스스로의 행복감에서 찾고 있는 웰니스(Wellness)모형과도 구별된다. 웰니스 모형에 있어서는 건강과 불건강의 중간 분기점 이하의 영역은 정통의학이 개입하는 부분이고 반대편은 신체활동, 섭생, 스트레스 관리 등 자기 책임하에서 관리되어야 할 영역이다. <표 1> 참조.

| 죽음 | 불건강 | 건강 | 고차원의 웰니스(Wellness) |
|---|---|---|---|
| | 상병, 증세, 증상 | 교육, 성장, 자기실현 | |
| | 개인과 의사의 책임 | 개인의 책임 | |
| | (의료영역) | (생활양식 영역) | |

<표 1> 웰니스(Wellness) 모형

의료사회학에 있어서 건강여부의 판단 주체는 본인이 아닌 사회 또는 상태판정자이다. 이 점에서 전문가 또는 본인이 판단의 주체가 되는 WHO 모형 및 웰니스 모형과 다르다. 의학의 전통적인 치료 패러다임(paradime)에 대해서는 사회학적 모형은 WHO모형과 마찬가지로 긍정적인 평가를 내리고 있으나 개인의 정신적 안녕과 완전한 행복을 추구하는 웰니스 모형에서는 치료적 의학은 필요하지만 상당히 제한적이다.

4) 생의학적 모델과 의료사회학적 접근의 비교

우리나라 의료제도는 정치적 상황에 따라 사회제도 전반에 대한 비판과 진보적 개혁의 성향에 따라 변천되어 왔다. 종래 의료사회학의 주종을 이루고 있던 미시체계적 관점은 정치경제학을 비롯한 거시체계적 관점에 압도당하고 있는 것이 현실이다. 이러한 상황에서 의료현실을 냉정하게 생각하고 완전한 건강의 개념을 실천하기 위해서는 의료사회학적 접근의 새로운 모색이 필요하다. 이러한 측면에서 생의학적 모델과 의료사회학적 접근을 비교하여 장단점을 찾아서 새로운 의학의 모델인 양자의학의 필요성을 강조한다. <표 2> 참조.

|  | 생의학적 모델 | 의료사회학적 접근 |
|---|---|---|
| • 관점 | 미시적 | 전체적 |
| • 건강의 개념 | 비연속적 | 연속적 |
| • 건강의 차원 | 신체적 | 신체적, 정신적 |
| • 판단의 기준 | 생의학적 증세 및 소견 | 기능수행능력 |
| • 판단방법 | 전문가 소견 | 사회적 검정, 전문가 소견 |
| • 판단의 주체 | 전문가 | 전문가/비전문가 |
| • 질병의 원인 | 단순, 요소적 | 복합, 구조적, 요소적 |
| • 의료의 치료 | 긍정 | 긍정 |
| • 사회적 변화에 대한 태도 | 보수적 | 점진적 |
| • 변화의 형태 | 의학지식 및 기술발전 | 체계 내부 장애 개선 |
| • 의료의 역할 | 질병치료 | 사회적 기능회복 |
| • 이상적 건강관리 | 전문화된 의료 | 의료자원 관리, 조직개선 |
| • 의료체계 내 관심 영역 | 의료수준, 의료의 질 | 조직, 인간관계, 자원배분 |
| • 죽음의 가시성 | 개인적 사건 | 공적 사건 |
| • 종교적 차원 | 개인적 경험 | 공동체적 확대 |
| • 사망의 경계 | 전문가 통계 | 공동체적 노력 |

<표 2> 생의학적 모델과 의료사회적 접근(출처 : 문창진(1990) 발췌 수정)

5) 양자의학과 건강행동

 양자의학의 실천을 통해 건강행동의 변화를 위해서는 대표적인 두 가지 모델 즉 생의학적 모델과 의료사회학적 접근의 비교를 통해 오늘날의 의료제도 및 질병의 치료 그리고 건강증진을 위해 새로운 의료시스템의 변화에 대한 함의점을 찾아야 한다.
 아미트 고스와미의 "삶을 치유하는 의학"이나 제임스 오스만의 "에너지 의학" 리처드 거버의 "파동의학" 디팩 초프라의 "심신의학" 강길전의 "양자의학" 등을 종합하여 통합의학으로 발전해야 하며 양자의학의 시대를 앞당겨야 한다. 미래의 의학은 질병의 통제가 아닌 정치, 경제, 사회적 맥락에 따른 의료의 시스템 변화를 추구하여야 한다.
 양자의학의 접근은 양자물리학의 변화에서 이론적 근거를 찾아야 한다. 입자의 개념은 시간의 변화를 포함하는데 뉴턴 역학이나 맥스웰의 전자기학에서부터 20세기의 양자역학이나 상대성이론과 같은 현대물리학에 이르기까지 물질은 입자에서 파동으로 변화하였다. 이제 물질은 입자이면서 파동의 형태를 띠게 되었고 급기야 인간은 물질과 의식의 관계로까지 확대되었다. 실제로 이러한 흐름은 아놀드 민델(Arnold Mindell)의 설명에서도 근거가 충분하다.
 그는 양자심리학(Quantum mind)에서 심리학과 물리학의 경계에서 입자와 사람의 이미지는 실제 변화에 대한 합의된 관점에 따라 변한다고 하며 뉴턴의 물리학에서는 사람을 정밀한 세계에서 부품과 입자로 구성된 하나의 기계로 보았다. 또한 양자역학과 상대성이론의 등장과 때를 같이 하여 지그문드 프로이드(S. Freud)는 잠재의식인 무의식을 제창하였으며 이후에는 잠재의식을 넘어서는 칼 융(Carl Jung)의 집단무의식이 등장했다. 알프레드 아들러(Alfred Adler) 역시 추동(Power drive)을 강조했으며, 게스탈트(Gestalt) 이론은 모든 것을 "지금 여기(here and now)" 등에 존재하게 했다.
 20세기 심층심리학자들의 이론을 바탕으로 오늘날의 심층심리학자들은 어느 정도 인간은 다른 사람들에 대해 독립적이라고 이해했다. 인간은 자신과 관계뿐 아니라 이웃과 우주와의 관계에서 자신을 찾으려는 경계에 서 있다. 비록 상대성이론이 각각의 분자가 우주 보편적 장의 한 부분임을 주장했지만 양자역학이 주로 개별 입자에 초점을 맞춘 것과 같은 현상이기도 하다.

양자의학의 핵심은 물질로 구성된 신체와 의식과 무의식의 존재인 정신과 마음의 상호작용이 어떻게 영적으로 연결되어 있으며 그것이 때로는 건강으로 때로는 질병으로 나타나며 치유와 회복이 어떻게 이루어지는가를 설명하고 이해하는데 있다.

신체구조인 뇌(brain)는 물질로 구성되어 있지만 정신의 작용은 물질의 의식구조인 것이다. 따라서 물리적 현상에 의한 질병과 정신의 작용에 의한 질병은 원천적으로 구분되지만 신체와 정신은 상호작용을 통한 현상이기 때문에 신체와 정신은 같은 물리적 맥락으로 보는 반면에 마음과 영적 현상은 물리적 작용과는 다른 초물리적 현상으로 볼 수밖에 없다. 따라서 신체와 정신의 작용 주체인 뇌의 기능과 마음과 영혼의 문제에서 단연코 마음이 뇌보다 앞선다. 마음은 믿음으로 표출되며 믿음에 의해 행동이 유발된다.

시대적으로 볼 때 데카르트(Descartes)는 "나는 생각한다. 그러므로 나는 존재한다(cogito ergo sum)"라는 명제를 통해 신체와 정신의 이분법을 주창하였다. 그러나 20세기는 신체와 정신은 병행하여 존재하며 특히 심층심리학(deep psychology)은 마음(mind)을 중요한 연구대상이 되었다. 현대의학의 발전과 더불어 새롭게 대두되는 양자의학(Quantum medicine)은 21세기 새로운 의학으로 조명받게 될 것이다. <그림 2> 참조.

양자의학의 필요성을 강조하기 위해서는 건강교육(health education)과 건강증진(health promotion)에 대한 개념 정리가 우선되어야 한다. 인간은 누구나 질병의 공포로부터 자유롭지 못하며 질병에 걸리는 것을 원하는 사람은 아무도 없을 것이다. 그러나 질병을 두려워하고 병원에 가기를 꺼려하면서도 건강행동 및 건강교육에 관해서는 관심이 별로 없다.

인간에게 정작 필요한 것이 질병 예방과 건강증진인데도 불구하고 실천하기는 매우 힘들다. 인간은 왜 본인들이 하고 있는 행동을 계속하게 되는가? 자신의 행동에 건강에 해롭다는 것을 알면서도 어떤 이유에서 해로운 행동을 계속하는가? 결국 건강의 문제는 인간의 행동이 낳은 결과라고 할 수 있다. 대표적인 예로 담배, 음주, 각종 마약 등 유해물질을 마다하지 않는다. 이러한 차원에서 볼 때 인간의 행동을 이해하고 변화시킨다는 것이 얼마나 어려운 일인가를 알 수 있다. 특히 사람들의 건강에 유해한 행동을 중단하지 못하고 계속하게 하는 요인이나 지속하게 만드는 요인은 무엇인가?

결국은 계속적이고 성공적인 건강교육의 부재이다. 가장 중요한 건강에 대한 이

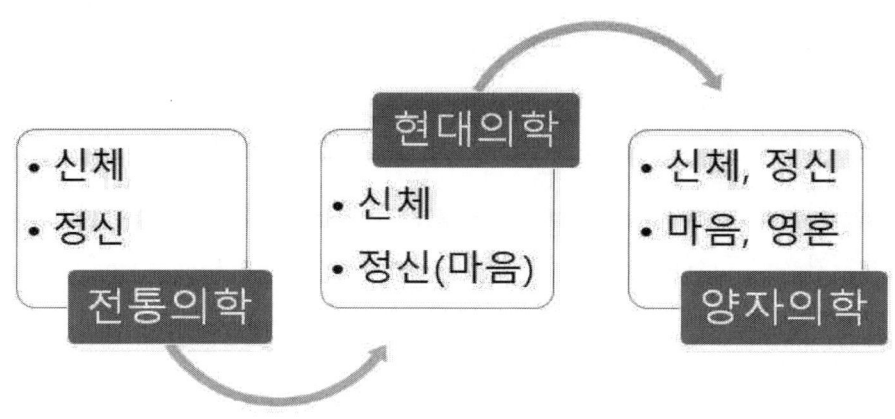

<그림 2> 전통의학과 양자의학

론과 그 이론을 실천할 수 있는 철저한 교육과 실천에 적용할 수 있는 능력이 부족한 것이다.

오늘날 과학과 현대의학의 발달에 의해 첨단의료기기가 등장하고 고도의 수술이 행해지고 있지만 심장질환, 암, 뇌졸중 등 사망률이 높아지고 있다. 인간 행동과 관련된 흡연, 음주, 식생활, 무분별한 성행동, 예방 가능한 사고 등의 요인 때문이다. 이러한 요인분석에 따른 정부의 건강정책이나 보건정책이 일시적으로 효과는 있을지 모르지만 교육의 효과는 효율성이 떨어지는 것이 사실이다. 보건의료시스템의 변화는 건강교육을 위한 재원과 기회를 제공하지만 한계가 있다.

보건의료인에 대한 거리감과 의료기관의 높은 벽을 일반인들은 의식하지 않을 수가 없다. 건강관리의 핵심은 본인 스스로가 행동의 변화에 대한 기전과 자신의 마음을 굳건히 하는 자세가 중요하다. 물론 보험자인 국가와 의료체계의 원활한 시스템을 필요로 하지만 지역적 특수성과 질병이나 환자의 상태에 따라 치료의 결정

과 환자의 권리를 주장하기란 사실상 매우 어려운 현실이다. 따라서 의학적 개입과 행동적 변화를 위한 제도적 장치의 설치가 요구된다.

건강교육은 일종의 건강실천이며 건강에 도움이 되는 행동으로 변화시키는 것이다. 자발적이고 건강에 유익한 행동을 통한 경험의 축적을 필요로 한다. 또한 건강교육은 질병 예방 및 질병의 발견, 치료, 재활, 장기적 관리까지 일련의 연속적인 과정이다. 반면에 건강증진은 건강교육뿐만 아니라 개인, 집단, 지역사회의 행동에 대한 조직적, 경제적, 환경적 지원이 포함된 포괄적 개념이다. 건강증진을 위해서는 개인적 및 환경적 요인을 이해해야 하는데 개인과 환경과의 상호적 인과관계의 가능성이 존재한다는 사실이다.

건강교육과 건강증진을 통한 건강행동의 변화는 우리 자신의 변화가 우선되어야 하며 우리 자신을 효과적으로 변화시키기 위해서는 우리의 인식(cognition)을 바꾸어야 한다. 인식을 바꾼다는 것은 결국 마음을 바꾼다는 것으로 결국은 마음의 변화를 말하는 것이다.

다중지능(multiple intelligence)의 하워드 가드너(Howard Gardner)[10]는 마음의 내용으로 개념, 이야기, 이론, 기술로 표현하였으며 누군가의 마음을 변화시키고자 한다면 이들 중 하나 혹은 둘 이상을 대상으로 하고 있다. 그리고 마음의 변화는 무엇이 일으키는가에 대해 일곱 가지의 지렛대를 주장한다. 이성, 연구조사, 동조, 표상의 재구성, 자원과 보상, 실제 사건들, 저항 등이다. 이러한 마음의 지렛대 역할이 바로 마음의 구조이고 틀인 것이다. 양자의학의 이러한 마음의 틀을 더욱 공고히 하는 것이다.

## 6) 양자의학의 질병 예방과 치유

양자의학을 통한 질병 예방은 예방적인 건강행동이나 건강마인드를 가지고 의식적으로 즉 개인 스스로가 건강하다는 자각을 통해 질병을 예방하고 혹은 질환을 발견하기 위한 노력이 필요하다. 또한 개인들이 질환의 증세나 신체적 어떤 증상

---

[10] 교육과 인간 지능에 대한 개념을 재정립한 이론으로 평가받는 다중지능이론의 창시자이다.

을 통해 적극적으로 스스로의 노력으로 치유하거나 의료기관이나 유사기관에서 적극적으로 참여해야 한다. 특히 의사의 진단은 매우 중요하다. 진단에 의해 병명이 확진되면 스스로 행동의 변화를 가져올 수 있기 때문이다. 이때부터는 통증의 공포나 질환에 대한 두려움 때문에 건강을 되찾으려고 적극적인 치료를 받게된다. 진단을 통해 환자가 되면 양자도약의 개념이 적용된다. 사람의 마음이 양자도약의 상태와 같아서 건강에 대한 가능성 즉 양자붕괴가 일어나면서 "환자"라는 의식적 자각이 체현된다. 특정 질병을 진단 받은 사람은 해당 질환의 증상뿐만 아니라 질환의 예후와 치료 관련 결정에 많은 스트레스를 받게된다.

또한 스트레스 자체도 질병의 원인이 된다. 즉 스트레스는 부정적이고 고통스러운 정서 때문에 몸과 마음에 영향을 주고 뇌 속에 부정적인 호르몬이 분비되면서 미주신경 및 흉선의 기능저하, 면역체계의 붕괴에 이어 질병이 발생한다.

환자라는 자각은 인간행동의 변화에 가장 강력한 신호이며 '삶의 본능'이 작용하여 생존의 위협으로부터 벗어나는 본능적 욕구 일어난다. 따라서 양자의학을 통한 질병 예방의 가장 중요한 요인은 행복감이다. 인간은 누구나 행복하기를 소망하지만 생활 환경은 그렇지 못한 경우가 대다수이기 때문에 이를 위한 훈련이 필요하다.

양자치유를 주창하는 디팩 초프라(Deepak Chopra)[11]는 "치유에너지를 지닌 완전한 행복"을 강조한다. 양자붕괴가 일어나기전 상태 즉 가능성 유지의 상태가 계속되면 인간은 더없이 행복할 수 있다. 그러나 우리는 환경에 적응해야 하는 상황적 인간이기 때문에 현실적으로 완전한 행복을 계속 유지하기는 힘들다. 하지만 행복감을 매 순간 느끼기 위해서는 의식적인 자각을 유지하면 되는 것이다. 훈련을 통해 익숙해지면 가능한 것이다.

디팩 초프라의 깊은 의식을 통한 완전한 행복으로 가는 지름길은 간단하다. 일곱 가지로 제시된 내용은 양자도약의 상태를 유지하는 모습을 상상(imagination)하기만 하면 된다. 첫째 "신체의 움직임에 귀를 귀울리는 것"이다. 우리 인간은 70조가 넘는 체세포와 1000억개의 뇌세포가 존재하고 하루에도 수 천개가 사라지고 있다. 이것을 의식하기는 쉽지 않지만 매 순간 의식의 끈을 놓지만 않는다면 우리신

---

11) 디팩 초프라는 인도 뉴델리에서 태어나 하버드대학에서 의학을 공부했다. 고대 인도의 전통 치유과학인 아유르베다와 현대의학을 접목하여 심신의학(Mind-Body Medicine)이라는 독창적인 분야를 창안했다.

체의 신비를 통해 광활한 우주의 공간과 시간의 구속에서부터 벗어나 온전한 자유를 누리면서 무한한 가능성에 이르게 된다. 이것을 통해 신체, 정신(마음), 영혼이 삼위일체가 되어 행복을 찾게 된다. 둘째는 "진정한 자부심을 회복하라"이고, 셋째는 "오염된 삶을 정화하라"이다. 넷째, "옳고 그름에서 벗어나라". 다섯째, "현재를 살아라"는 뜻은 현재만이 유일하게 영원한 시간이기 때문이다. 현재에 온전히 집중하면 시간을 초월할 수 있다. 여섯째, "내면의 세상에 집중하라" 즉 인간 내면의 세계를 알게 되면 외부에서 행복을 찾으려고 방황할 필요가 없다는 것이다. 일곱째, "항상 깨달음을 추구하라"이다. 이것은 가장 중요한 요소인데 인간의 자아를 찾는 것이 진정코 어렵기 때문이다.

자아 성찰을 강조하는 이유는 피상적인 감각의 차원이 아닌 깊은 의식의 차원에 들어가는 것을 말한다. 바로 의식을 찾는 것이다. 시공을 초월하여 참 자아를 찾는 것이 순수한 행복을 누리는 것이다.

위와 같은 내용을 훈련을 통해 신체적으로 정신적으로 영적으로 각인이 되도록 건강 행동을 유지할 필요성이 대두된다. 이것만이 환자가 가진 올바른 세계관을 형성하는 것이며 질병 예방과 치유의 바로미터(barometer)이다. 건강행동은 바로 스트레스를 극복하는 일이며 마음에너지 강화 훈련이 필요하다.

## 4. 양자의학의 역사

현대물리학은 물질세계가 극미에서 극대에 이르기까지 부단한 생성과 소멸의 연속으로 보고 소립자의 세계인 코스모로지(cosmology)에 관심을 두고 있다. 앞으로 더욱 현대인들의 내적 지각에 의한 이론적 기초와 실천의 방편을 찾기 위해 박차를 가할 것이다. 현대물리학을 바탕으로 양자의학은 폭발적으로 수요가 늘어날 것으로 예상된다.

### 1) 고전물리학[12]

---

[12] 20세기의 양자역학이나 상대성이론과 같은 현대물리학에 대하여, 뉴턴 역학(力學)과 맥스웰 전

양자의학

고전물리학을 통해 과학과 기술의 발전은 물질의 풍요를 가져왔지만 그에 수반한 기계론적 세계관은 사람의 마음과 정서를 경시하는 경향과 물심의 불균형을 낳아 현대인의 정신질환을 심화시키고 있다. 그러므로 새로운 물질관의 탄생이 필요하다.

고전물리학의 바탕은 뉴턴의 기계론적 사고를 바탕으로 확립되었다. 절대적 공간과 절대적 시간의 뉴턴적 사고는 물질적 입자로 질량과 형태가 동일한 것이었고 오직 입자들의 질량과 상호 거리에만 의존하는 것이다. 다시 말해 뉴턴역학은 모든 물리적 사건들은 상호의 인력, 즉 중력에 의해서 야기되는 공간에서의 물리적 점들의 운동으로 환원된다.

이와 같은 기계론적 사고는 결정론적 사고라 할 수 있으며 인과론적이라 할 수 있다. 기본적인 과정들이 가역적이고 결정론적인 것으로 여겨지고 무질서나 비가역성을 포함한 과정들은 예외로 여긴다. 고전물리학에서 생각하는 모형들은 평형상태를 이루며 제한된 상황에서 일어나는 현상인 것이다. 인위적인 것은 결정론적이고 가역적일 수 있지만 자연적인 것은 무질서와 비가역성의 필수적인 요소를 포함한다.

뉴턴 이후는 마이클 패러데이(Michael Faraday)와 제임스 클럭 맥스웰(James Clerk Maxwell)[13]에 의한 전기력과 자기력의 발명으로 힘의 개념이 역장(力場)으로 표현되었는데 이는 뉴턴 물리학을 넘어서는 것으로 결국 1865년에 뉴턴의 중력이론은 수정된다. 양성과 음성 전하 사이의 상호작용을 설명하는데 각 전하는 다른 전하가 나타나면 그 주위의 공간에 어떤 조건을 만들어낸다는 것이다.

결국은 빛이 파동의 형태로 공간을 통과하는 전자기장이라는 것을 알게 된 것이다. 오늘날의 전파, 광파, X선 등이 전자기파로 진동수만 다른 각각 전기장 및 자기장인 것이다.

---

자기학(電磁氣學)을 바탕으로 한 종전의 물리학을 말한다.
13) 맥스웰이 얻은 전기장과 자기장의 진동에 잘 들어맞는 파동방정식에도 어떤 고유한 숫자가 등장했다. 그 숫자, 즉 전자기파의 진행 속력은 빛의 속력과 비슷했다. 그러므로 자성과 빛은 본질적으로 같은 현상이고 빛은 전자기장이 요동해서 생긴 파동이라고 했다.

## 2) 현대물리학

현대물리학의 시작은 아인슈타인의 상대성이론과 원자물리학이다. 특수상대성이론과 양자론의 주장은 고전물리학인 뉴턴역학과 패러데이 맥스웰의 전기역학을 통일하는 방법의 일환으로 진행된 결과이다.

상대성이론에 의하면 공간은 3차원이 아니며 시간은 별개의 실체가 아니다. 이 둘의 관계는 4차원의 시공연속체를 구성한다. 따라서 시간과 공간은 어떤 특정한 관찰자가 그 현상을 설명하는 언어적 요소일뿐이다. 또한 원자물리학은 X선의 발견으로 나왔으며 의학의 혁명을 가져오게 된다. X선은 원자의 구조를 밝히는 방사선으로 라우에(Laue)는 원자의 배열에 X선을 이용하였으며 러더퍼드(Rutherford)는 방사 물질로부터 방사되는 알파 입자가 원자의 내부를 탐색하는 데 이용될 수 있는 아원자 크기의 고속 방사 입자라는 것을 알게 되었다.

원자는 극도로 미세한 전자들이 전기력에 의해 핵에 묶여서 그 주의를 돌고 있는 광대한 공간으로 구성되었다는 것이다. 원소의 원자 속에 있는 전지의 수가 그 원소의 화학적인 성질을 결정한다. 이러한 원자물리학의 법칙은 미세한 입자들이 운동하고 있는 공간의 영역으로 양자론은 고전물리학의 견고한 물체개념이 아니라는 것을 확인하게 해주었다.

물질의 아원자적 특성은 우리가 어떻게 보느냐에 따라 입자와 파동으로 나타난다. 이러한 이중성은 전자기파 혹은 입자의 형태를 띠는 빛에 의해서도 드러난다. 원자의 이중성 즉 어떠한 한정된 장소에 확실하게 존재하는 것이 아니라 존재하려는 경향과 한정된 시간에 한정된 방식으로 존재하는 경향을 보인다. 따라서 양자론의 이러한 경향성은 확률로써 표현되며 파동의 형태를 나타내는데 이것이 바로 원자물리학의 특성인 것이다.

따라서 존재하려는 경향성, 제한에 대한 반작용으로서 움직이는 소립자들, 어떤 양자 상태에서 돌연히 다른 상태로 전환하는 원자들과 모든 현상들의 본질적인 상호 연관성 등이 원자의 특징인 것이다. 이상의 원자 현상의 근본적인 힘은 양전하의 원자핵과 음전하의 전자들 사이의 전기적인 인력이다. 이 힘과 전자파 간의 상호작용은 다양한 현상을 일으키는 원인이 되는 것이다. 전자와 원자핵 사이의 상호작용은 모든 생명현상을 지닌 유기체와 그 외 관련된 생물학적 작용의 근본이 된다.

 현대물리학은 미시현상의 불연속성과 확률분포를 통해 자연 속에는 객관적인 통계법칙이 있다는 사실을 밝혔다. 우연은 법칙과 무관한 것이 아니라 필연과의 관계 속에서 파악되어야 한다. 생명활동은 우연과 필연의 과정이다. 또한 생명의 진화 역시 우연과 필연의 통시적인 관계 속에서 통계적 법칙에 의해 규정되는 과정이다. 따라서 인간을 포함하여 모든 생물들은 자연에서 진행되는 활동과정은 법칙이 아니라 확률을 따른다고 보아야 한다.


3) 양자물리학

 뉴턴의 고전물리학은 기계론적 사고이다. 절대적 공간과 절대적 시간, 물질적 입자에 의한 모든 물리적 사건들은 상호의 인력, 즉 중력에 의해서 야기되는 운동으로 표현하여 뉴턴역학이라 한다.

 반면에 현대물리학에서의 양자라는 용어의 등장은 독일의 물리학자 막스 플랑크(Max. Plank)가 1900년 12월 작용양자(quantum of action)[14]라는 개념을 도입하면서 양자역학( Quantum Mechanics)[15]의 서막을 열었다. 양자는 더 이상 분할할 수 없는 최소한의 에너지 단위량으로 에너지양자라 한다. 바로 아인슈타인의 상대성이론과 원자물리학이다.

 현대물리학에서 우주는 본질적으로 관찰자를 포함하는 역동적이며 불가분의 전체로서 체험되면서 공간과 시간, 독립된 대상, 원인과 결과라는 식의 전통적 개념들은 그 의미를 상실하게 된다. 이러한 체험이 바로 오늘날 동양의 정신적 가치와 일맥상통하는 이유이다. 특히 양자론과 상대성이론을 통합한 아원자물리학은 동양의 정신적 가치의 진정한 표현인 것이다.

 이와 같이 양자물리학은 물질의 개념과 자연의 합리성, 과학의 객관성 및 인과율

---

14) 빛을 포함한 모든 전자기 복사(eretriomagnetic radiation)가 다양한 크기의 에너지 덩어리로 방출되거나 흡수될 수밖에 없다는 사실을 인정하면서 그런 덩어리를 양자(quantum)라고 했다.
15) 입자 및 입자 집단을 다루는 현대 물리학의 기초 이론으로 입자가 가지는 파동과 입자의 이중성, 측정에서의 불확정 관계 따위를 설명한다. 1925년 하이젠베르크의 행렬 역학과 슈뢰딩거의 파동 역학이 통합된 이론이다.

등 고전물리학의 기본개념을 파기했다. 특히 원자물리학의 보어(N, Bohr), 양자역학을 완성시킨 하이젠베르크(W, Heisenberg) 상대성이론의 아인슈타인, 파동역학의 슈뢰딩거 등 이론물리학자들의 논쟁을 통해 1964년 벨(J.S. Bell)은 벨의 정리를 발표하여 "우주는 전체로서 존재하는 것이며 여기에서 일어나는 우리의 사건들은 멀리 떨어져서 일어나는 다른 사건들의 즉각적인 영향을 받는다"라는 것을 밝혀주었다.

이것은 우주를 하나의 거대한 유기체로 보는 것이다. 양자물리학은 영원히 변함없는 우주의 원리이다. 유기체라는 시스템은 전체와 부분이 상호작용하여 스스로의 조직을 유지하고 발전하는 창조적인 구조이며 변화를 추구하는 역동적인 형태이다. 그러므로 다수준 구조가 인체의 각 기관의 기능과 같은 맥락으로 높은 수준의 구성체는 낮은 수준의 구성체의 환경이 되는 것이다.

이러한 연유에 따라 양자의학의 필요성이 강조되고 있으며 개인의 환경이 사회이며 사회는 생태계를 생태계는 생물권을 생물권은 우주를 환경으로 삼고 있다. 모든 유기체는 환경과 조화를 잃었을 때 질병에 노출되고 부조화가 심화되면 죽음에까지도 이르게 된다.

양자물리학의 역사를 통해 반드시 이해되어야 할 점이 있다. 1500년대 고트프리트 빌헬름 라이프니츠(Gottfried Wilhelm Leibniz) 물리학은 물질 안에 의식이 있다고 생각했다. 1700년대에 이르러서는 영혼은 물질에서 제거되어 사람에게 있는 것으로 알려졌다. 과학이 발달하면서 영혼은 측정할 수 없으므로 물질에는 영혼이 없다는 합의를 하기에 이른다. 다시 1900년대 들어서는 물질에 핵과 전자로 이루어진 원자가 존재함을 알았다. 입자이면서 파동인 원자는 유령 같은 존재이지만 물질의 어디엔가는 원자나 소립자로 존재한다.

루이 드 브로이(Louis de Broglie)는 파동 -입자 이중성을 빛으로부터 물체에까지 확장시켰으며 이것이 양자물리학(quantum physics)의 현대적 수식화의 출발점이 되었다. 하이젠베르크, 보른, 조르단, 슈뢰딩거, 디렉 등이 양자물리학을 일관성 있는 이론으로 만들어 놓았다.

21세기 첨단과학의 시대에 영혼이 물질로 되살아나는 현상을 어떻게 설명해야 하는가는 우리 모두의 과제이다. 이 과제가 바로 물질에 대한 에너지 개념으로 의식이라는 주제를 통해 양자의 흐름과 의식의 흐름이 같은 맥락이라는 것을 확신할 것이다.

  양자물리학이 고전물리학에 대해 비결정성이라는 차이 외에도 국소성이 아닌 비국소성, 연속적 운동과 함께 비연속적인 양자도약 등이 존재한다.

  특히 파동역학을 주장한 슈뢰딩거(Schrödinger)[16]는 유전자가 한 세대에서 다음 세대로 전달된다는 점에서 유전에 고도의 정확성에 대해 관심을 가졌다. 고전물리학과 화학법칙들이 통계적 법칙이라는 것을 알고 있지만 이 법칙의 핵심인 원자와 분자의 무작위 운동은 평균적으로만 옳고 진정 이해할 수 있는 이유는 많은 수의 입자가 상호작용하기 때문이라는 것이다. 이와 같은 현상을 '큰 수의 평균화' 또는 '무질서 속의 질서'라고 표현했다.

  또한 양자물리학과 고에너지물리학(high energy physics)[17]의 실험 덕분에 아원자 수준에서는 모든 물질이 에너지라는 사실을 알게 되었다. 양자의학은 뉴턴의 인간 생물기계론을 역동적으로 상호작용하는 에너지시스템으로 전환하는 것이다.

  특히 양자물리학이 양자의학적 사고의 틀을 형성하는 근본적인 이유는 현실의 물질성이 위장된 것을 통해 현재의 물질적 사고를 버리고 의식 수준의 변화를 찾아야 하기 때문이다.

  즉 인간이 경험한 현실의 모든 수준은 물리적 감각, 활력적 느낌, 정신적 사고, 초정신적 직관, 영적 전체성 등 구성요소를 의식의 경험 자체에 의한 다른 수준에서 보아야 한다. 그러므로 인간 존재의 본질은 불멸이며 영원한 정신영적(psychospiritual) 존재이다.

  특히 인간 게놈(genome)[18]에 의한 성장과 발달은 60억개라는 양보다는 신체조

---

16) 양자역학을 대표하는 파동방정식을 알아냈다. 이 방정식에 해당하는 파동은 시간과 공간의 함수로서 흔히 프사이($\Psi$)로 표현된다.

17) 입자물리학은 자연에 존재하는 기본 입자의 특성과 상호작용을 이해하고자 하는 자연현상의 본질에 대한 질문을 탐구하는 학문이다. 보다 정확한 표현인 소립자물리학(elementary particle physics)이라 부르기도 하며, 너무나도 높은 에너지에서만 기본 입자들을 볼 수 있기 때문에 고에너지 물리학이라고도 부른다. 쿼크(quark)는 물질의 최소단위인 소립자를 구성하는 기본입자이다.

18) 한 생물이 가지는 모든 유전 정보. '유전체'라고도 한다. 일부 바이러스의 RNA를 제외하고 모든 생물은 DNA로 유전 정보를 구성하고 있기 때문에 일반적으로 DNA로 구성된 유전 정보를 지칭한다. 독일 함부르크 대학의 빙클러(H. Winkler)가 1920년에 유전자(gene)와 염색체(chromosome)를 합쳐 게놈이라는 단어를 창안했다. 인간 게놈은 23개의 반수체 염색체가 약 30억 염기쌍(base pair)으로 이루어져 있기 때문에 한 세포 전체를 따지면 60억 염기쌍 정도의 DNA가 핵 안에 들어 있는 셈이 된다

직의 변화에 따른 질적 요소가 양자의학이 추구하고자 하는 진리가 들어 있다. 왜냐하면 인간 게놈이란 표현 속에는 통계적 의미가 서려 있기 때문이다. 앞으로 게놈지도를 바탕으로 질병에 결정적인 영향을 미치는 유전자를 밝혀내고 그 유전자를 교체하거나 기능을 할 수 없도록 예방할 수도 있으며, 개인의 유전자 특성에 따라 약물이나 치료법을 달리하는 맞춤식 치료도 개발될 수 있다.

 결국 인간은 과학의 가장 위대한 양자물리학을 토대로 양자의학이 인간의 미완성을 해결할 것이며 유전자 정보와 그 활동에 의해서 완성될 것이다. 인간은 스스로를 완성해가는 외로운 양자와 같은 존재이다.

# 제2장 양자의학의 분류

 의학은 응용과학이다. 따라서 기초과학의 이론적 토대 위에서 출발해야 한다. 물리학, 화학, 생물학, 심리학 등 기초연구는 현상들의 근본이 되는 원리를 밝혀내고 응용연구자들에게 생각의 기반을 제공한다. 특히 응용연구는 특정 상황에 이러한 원리를 어떻게 응용하는 것이 최상인가를 탐구하기 때문에 응용연구의 성공 여부는 바로 기초과학에 달려 있다고 해도 과언이 아니다.
 기초과학은 해석이 가능하며 또한 가능성을 추구한다. 그러나 기초과학의 한계는 초현상을 설명하지 못한다. 해석기초과학이 해석에 준한다 하면 초현상은 설명에 의존해야 한다. 양자의학은 기초과학을 바탕으로 해석해서 설명하기 때문에 신체와 정신 그리고 영혼의 문제까지를 다루는 광범위한 스펙트럼을 가진다. 양자의학은 치료의학, 예방의학, 마음의학, 영혼의학이라고 할 수 있다.


## 1. 양자에너지(Quantum Energy)

 원자를 형성하는 전자는 빠른 파동으로 진동하면서 서로의 주변을 회전하고 분자를 형성하는 원자는 빠르게 진동하면서 서로의 주변을 회전한다. 움직임과 변화 생성이 우주의 마음이고 인간의 마음이다. 전자의 힘이 우주의 마음이고 인간의 마음이다. 물질은 분자의 형성이고 물질계에 존재하는 우리는 물질에 속한다. 따라서 물질현상을 인정해야 한다.
 고대 이집트 헤르메스에서는 우주의 속성이 정신적이라 가르치고 과학은 물질적 혹은 에너지라고 한다. 허버트 스펜서(Herbert Spencer)는 "모든 것이 근원하는 무한하고 영원한 에너지의 존재"라고 말했다. 빛 또한 물질이다. 빛의 속도보다 빠른 물질은 타키온(tachyon)이다. 광속(光速)보다 빠르다고 여겨지는 가상의 소립자(素粒子)이다. 양자에너지는 미세에너지이며 시공간 프레임의 외부에 존재하는 에너지로 빛보다 빠르게 움직이는 자전기에너지(magnetoelectric energy)이다. 인간 유기체가 상호작용하는 연속적 다차원에너지장이라는 사실이 확인된 것이다. 이와 같은 양자에너지에 대한 아주 적절한 해석은 주파수 영역의 과학적 모델인 포지티스-네가티브 시공간의 틸러-아인슈타인 모델19)이다. 이 모델은 신체의 표면에서 시공간의 관계를 설명하며 신체의 에너지를 통제하는데 기반을 둔다. 인간이 가장 고민하고 어려워하는 문제가 바로 자신과 환경의 싸움에서 이기는 것이다. 이것은 인류의 생존의 문제였고 유전정보 또한 오랜 세월 그렇게 입력되어 전해지고 있다. 환경과 양자에너지는 자아의 균형을 통해서 질병의 치료와 질병 예방을 위한 토대가 된다.

또한 양자에너지는 흐름의 에너지이다. 흐름은 패턴이기도 하다. 상황의 변화에 따라 즉시 반응하며 일정한 조직화를 이룬다. 플라시보 효과(placebo effect)의 플라유효율은 약 30%로 알려져 있다. 환자 또는 건강인을 두 집단으로 나누어 한 집단에는 시험하는 약품을 투약하고 다른 한 집단에는 플라시보를 주어 감응결과를 비교하면 스트레스 상황에 놓인 사람들에게서 위약효과가 가장 크다. 아무런 약효가 없는 것을 효과가 있다는 암시만으로 효과를 내는 이유는 집단조직화에 따른 흐름에너지의 존재를 증명하는 것이다. 약품이 100% 효과도 내고 부작용도 따르지만 실제로는 인체의 자연치유적 기능도 많이 작용한다. 우리 주변의 환경과 상황은 양자에너지로 충만해 있으나 보지를 못할 뿐이다.

## 2. 파동에너지(Vibrational Energy)

21세기는 물질의 미세구조를 밝히는 소립자(아원자)물리학의 진보로 자연계의 이해를 더욱 높이는 계기가 될 것이다. 특히 인간은 물질적 구조의 한 형태이기 때문에 소립자의 미세에너지 즉 파동에너지에 의해 인간의 기능에 대한 이해도를 높

---

19) 아인슈타인의 질량·에너지 방정식의 상대원적 버전에 의해 예측되는 포지티브와 네거티브 시공간 영역의 과학적 모델. 윌리엄 틸러(William Tiller) 박사는 포지티브 시공간 에너지와 물질은 빛의 속도보다 낮거나 그에 가까운 속도로 진동하며 전기적, 전자기적 특성이 있다. 네거티브 시공간 에너지와 물질은 빛보다 빠른 속도로 진동하거나 움직이며 자성을 띤 자전기 에너지이다.(Richard Gerber, MD)

일 것이며 질병의 치료에 새로운 장을 열어 갈 것이다.

파장은 다른 뜻은 진동이다. 현 상태에 그대로 머무르고 있는 것은 아무것도 없고 모든 것은 진동하고 있다. 이 원리는 물질, 에너지, 마음, 영적 현상까지 파장으로 본다. 특히 전자와 원자, 분자, 그리고 우주의 모든 것이 진동의 움직임 속에 있다. 진동의 원리를 이해하면 우주의 원리를 알게 되는 것이다.

파동 변화는 기분이나 감정을 비롯하여 정신의 문제까지 포함하여 변화와 치료를 위해서는 파동의 작용이 필수적이다. 사람이 의도적으로 주의 집중하면 많은 일을 할 수 있다. 즉 의지의 힘을 발휘하면 마음의 파동 즉 진동이 작용하여 질병의 치료도 가능해진다. 의지가 주의력에 작용하여 파동에 따라 주의력 역시 진동하기 때문에 변화가 일어난다.

변화의 핵심은 작용과 반작용의 원리가 적용된다. 이것이 파동의 이중성이다. 파동의 이중성은 양자의 불확정과 같은 것으로 극과 극은 통하는 이치와 같은 것이다. 결국 정신의 중간화를 통해 안정을 얻게 되며 계속적으로 리듬을 유지하며 의지와 집중이 상호작용하면서 정신의 평화를 유지하게 되는 것이다.

대부분의 사람들은 환경에 지배를 받게 되고 자신이 타고난 유전인자 즉 성격에 지배받게 된다. 그러나 이러한 균형을 이루는 수련을 거치게 되면 일상적인 생활 및 행동들을 통제할 수 있다. 더 나아가 마인드 컨트롤(mind control)[20]이 가능해지면 높은 정신활동의 영역을 고수하게 되는데 이는 곧 창조 정신과 환경 극복을 통한 지고의 경지에 도달하게 되는 것이다. 이것을 자기완성이라 한다. 자기완성의 길은 자기 공고화의 과정을 거쳐 개인화가 정립되면 자기 확신의 단계에 이르게 된다.

인간의 체험은 시각이나 청각, 운동감각 등 감각을 수용해서 의식화하게 된다. 의식화는 지각을 통한 인지된 행동의 변화를 가져온다. 이 과정에서 작용하는 파동 에너지는 시각과 청각 및 운동감각이 중요한 요소이다. 이 세 가지 감각의 요소를 바탕으로 감정을 통제하며 행동 패턴을 변화시키는 방법이 곧 리차드 밴들러(Richard bandler) 존 그리더(John Grinder)가 창시한 신경언어프로그래밍

---

20) 스스로 자신의 생각과 행동, 감정, 마음 등을 절제하고 조절하는 방법이다. 대표적으로 Self Control, biofeedback 등이 있으며 인체의 생명력이나 에너지 충족에 활용되고 있다.

(Neuro-Linguistic Programming)이다. 마음과 언어가 어떻게 행동과 감정에 영향을 주는가에 대해 정상인격을 가진 건강인을 대상으로 주관적인 면을 다루는 행동과학의 분야로 질병을 예방하는 효과가 크다.

### 1) 신체와 물질의 경계면

기존의학과 양자의학의 주된 차이는 신체와 시공간에 의한 경계면에 있다. 뉴턴의 물리학이 물질의 대상으로 인간의 신체를 다루는 현대의학으로 발전해왔지만 아인슈타인에 의한 양자물리학을 통한 현대의학의 양자의학으로의 발전은 바로 관점의 차이다. 아인슈타인의 물리학에서 관찰자 시점이 중요하듯이 신체와 물질의 경계면을 이해하는 중요하다.

양자의학은 물질을 동결된 빛의 점들로 구성된 존재로 보고 파동과 입자의 이중성을 이해한다면 인체의 새로운 구조의 특성을 알아야 한다. 바로 공간에 물리적으로 겹쳐져 있고 이것은 고차에너지이며 미세계(subtle body)라고 한다. 이것은 신체와는 다른 주파수 특성을 갖는 물질로 구성되어 있다.

### 2) 신체와 에테르체

신체와 에테르체는 주파수 차이에 불과하다. 주파수가 다른 다양한 에너지는 같은 공간 안에 공존할 수 있고 서로 파괴적으로 작용하지 않는다. 에너지의 관점에서 보면 세포의 성장을 이끌어간다는 점에서 에테르체에 강하게 의존하기 때문에 에테르체 없이는 존재할 수 없다. 에테르장에 왜곡이 생기면 신체에 질병이 발생한다. 이러한 질병의 원인은 에테르체 수준에서 시작하고 신체의 병리학적 변화가 나타난다.

에테르체도 물질이다. 에테르질이나 미세질이라고 부르는 기질로 고차에너지체를 형성하기 위한 물질이다. 신체와 에테르체는 분리되어 있지 않고 상호작용 한다. 예를 들면 경락계는 장부를 연결하는 눈에 보이지 않는 시스템이 존재하고 표면에는 경락을 따라 존재하는 경혈이라는 에너지교환 특이점이 있다. 따라서 경락계는 신체와 에테르체 사이의 중개 역할을 하는데 이를 신체-에테르체 경계면

(Physical Etheric Interface)이라 한다. 그러므로 에테르체는 신체의 구조와 기능을 보완하는 생리적인 이유가 있는 것이다.

## 3. 마음에너지(Mind Energy)

인간은 유기체이며 복잡한 에너지 체계이다. 우리는 신체를 통해 쉬지 않고 에너지를 처리함으로써 삶을 유지한다. 신체의 질병이나 혹은 마음의 질병으로 인해 에너지를 적절히 처리하지 못하거나 에너지 흐름이 멈춘다면 죽을 수밖에 없는 구조이다. 죽음은 인간 존재를 물리적으로 분해하여 주변 환경으로 흩어져 버린다. 따라서 생명은 에너지를 끊임없이 공급받아 죽음으로부터 거리를 두고 현상유지를 위해 노력한다.

특히 마음에너지는 생각의 에너지이다. 생각은 어디에서 오는가? 물론 일차적으로 뇌의 기능적 사고작용이라 할 수 있다. 그만큼 뇌에서의 에너지 소비량은 많다고 봐야 한다. 좀 더 깊게 보면 생각은 뇌의 기능이기도 하지만 출생하면서부터 특정한 사고를 가지도록 사회화된 습관이고 일종의 문화이기도 하다. 또한 생각은 현실을 창조하고 변화시키는 힘이 있다. 생각이 곧 마음에너지기 때문에 마음을 의식적으로 사용하면 부정적인 것을 긍정적으로 변화시킬 수 있으며 질병을 회복시킬 수도 있다. 물질적인 실재를 포함한 모든 실재의 창조는 생각이 만들어 낸다.

마음에너지는 일상적 실재에서 의식의 초점을 떠날 때 마음에너지는 사용할 수 없고 주변환경이나 사람들에게 사라진다. 칼 융(Carl Jung)[21]은 의식에서 사라진 마음에너지는 무의식에 존재한다고 했다. 경험에 대한 경계를 가지고 외부 사건, 꿈, 신체 경험을 무시한다면 경험의 에너지는 변형되는 것이다. 그러므로 마음에너지는 자의식의 깨달음이 중요하다. 자의식의 깨달음 즉 각성된 마음에너지는 반드시 신체를 지배한다. 즉 의식적인 마음은 어떤 일이 중요한 의미를 갖게 만드는 궁극적인 결정자인 것이다. 의식과 무의식의 이중성 혹은 중첩성은 양자 중첩성과 동일한 것이다. 인간의 특성 중 하나는 마음이 이중성을 갖는다는 것이다.

---

21) 칼 융(Carl Jung) 분석심리학 창시자. 스위스 정신과 의사이자 정신분석가이다.

마음에너지는 시간과 관계를 형성하면서 변화한다. 즉 마음의 상태는 수시로 움직이는데 마음의 상태 안에는 현재, 과거, 미래가 공존하기 때문이다. 또한 이기적이면서 이타적인 경향성 사이를 오가면서 마음에너지가 양자의 이중성이나 중첩성의 경향을 보인다.


1) 몰입(flow)

인간은 복잡한 에너지 시스템이다. 짐 로허(Jim Loehr)는 우리 몸의 에너지를 신체(physical), 감정(emotional), 정신(mental), 영적(spiritual)에너지라는 4가지 차원으로 구분하였다. 신체에너지는 양(quantity)적 면으로 높음 낮음으로 측정할 수 있으며, 감정에너지는 긍정적이냐 부정적이냐 하는 질적(quality)인 측면에서 측정할 수 있다. 정신에너지의 포커스(focus)에 의해 결정되며, 영적에너지는 힘(power)에 의해 결정된다. <그림 3> 참조.

보통의 사람들은 완전한 몰입도 어렵지만 변화는 더욱 어렵다. 인간은 습관의 동물이기 때문에 대부분의 행동은 자동적이며 무의식적으로 일어난다. 변화를 추구할 때 어려운 것은 의식적이고 억지로 노력을 오랫동안 하지 못한다는 한계 때문이다. 의지와 규율의 한계가 곧 보통 인간들의 한계이다. 이미 익숙해진 습관을 떨치기 어려운 것은 매시간 자신이 무엇을 하고 있는지 자각하고 있어야 하기 때문에 그렇다.

따라서 의도적으로 의식(ritual)하는 훈련이 필요하다. 심사숙고해서 판단하고 체계적이고 구조적으로 행동을 조율해야 한다는 것을 강조하는 것이다. 긍정적인 에너지의 습관이 내면의 가치에 따라 만들어진 것으로 특정한 시간에 정확한 행동을 하게 해주는 이점이 있다.

미하이칙센트미하이(Mihaly Csikszentmihalyi)는 몰입(flow)[22]을 강조하는 학

---

22) 몰입은 한 가지 일이나 어떤 상황에 빠져들어 잡념이나 방해물들을 차단하고 모든 정신을 집중하는 일이다. 몰입 이론의 창시자 미하이 칙센트 미하이는 몰입을 "물 흐르는 것처럼 편안한 느낌", "하늘을 날아가는 자유로운 느낌"이라고 표현하였으며 몰입 대상과 일체감을 가지며 자아에 대한 의식도 사라진다고 하였다.

양자의학

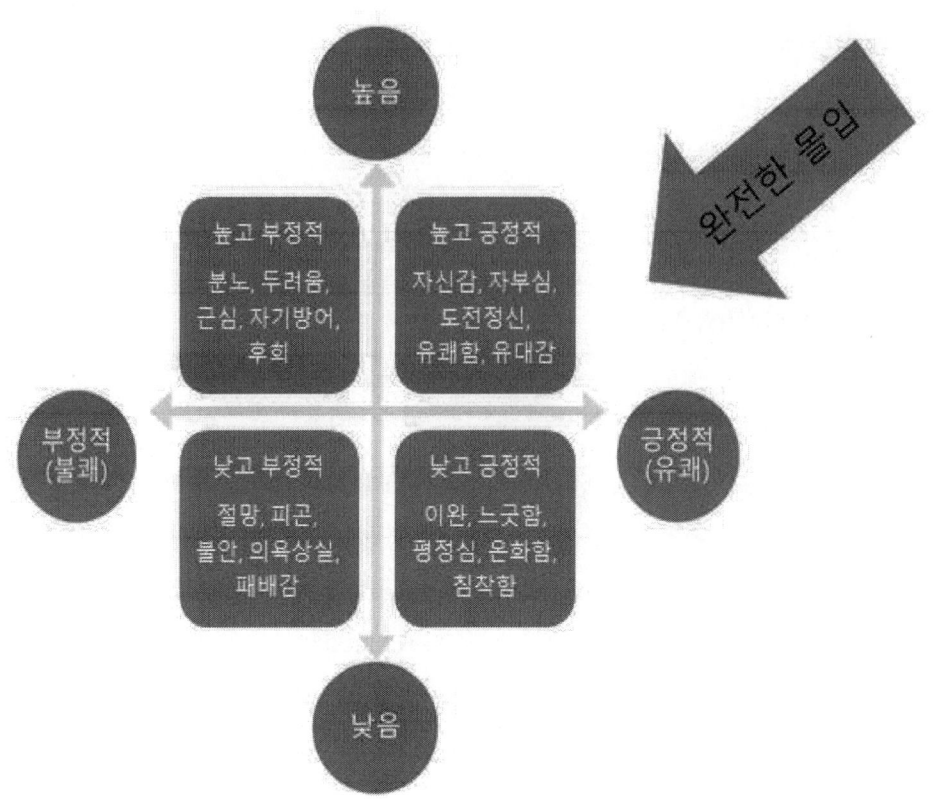

<그림 3> 에너지 변화 패턴

자이다. 철학의 한 갈래인 현상학을 중심으로 마음을 가로지르는 의식의 흐름을 강조한다. 특히 우리 몸 안에서 벌어지는 화학작용, 신체 기관의 상호작용, 뇌의 신경세포 사이를 오가는 미세한 전류, 문화가 우리 정신에 부과하는 정보체계에 의해 주로 규정되는 것을 연구한다. 우리의 생각과 감정에 따라서 화학적, 생물학적, 사회적 과정을 어떻게 해석하는가에 따라서 크게 달라진다는 것이다. 이와 같이 사고와 행동의 문제는 몰입의 여하에 따라서 어떤 일을 하고 그 일에 대해서 어떤 느낌을 갖게 되느냐를 결정하는 중요한 요소라고 보고 있다.

몰입은 자아 초월을 위해 필요한 수단이다. 모든 사람이 몰입을 추구하지는 않지만 고도의 몰입은 자아 초월의식을 나타낸다. 초월상태에 이르면 시간의 개념을 잊게 되고 우주의 조화를 깨닫게 된다. 구체적인 목표를 정하고 의식을 집중하면 주의력이 최고도에 달하게 된다. 이러한 단계를 추구하는 것이 종교의식과 음악연주, 게임, 체육활동, 공연 등 몰입의 기능을 최고도로 올리게 된다.

 몰입하기 위해서는 신념의 체계 수준까지 도달하도록 집중해야 한다. 몰입을 통해 스스로 초월의식을 깨달은 사람은 어떤 일을 하든지 즐기며 목표달성에 매진하고 죽음까지도 불사하며 세상을 변화시키고 우주의 에너지를 사용할 수도 있다. 초월자가 되는 길은 험난하지만 인식능력을 기르면 가능하다. 특히 영적능력은 사고와 감정, 의지의 확대를 통하여 경험을 활용하는 능력을 발휘할 수 있다. 샤먼, 성직자, 종교인, 예술가 등 다양한 영역에서 영적능력을 과시하고 있다. 이들의 공통분모는 의식에서 엔트로피(entropy)[23]를 최대한 줄인다. 예를 들면 인간의 본능을 억제하고 자아를 최고도로 끌어올리며, 삶에 의미를 유의미하게 유지하며, 자연의 무한대적 힘을 활용해서 많은 사람들로 하여금 접할 수 있게 한다. 자아의 틀에서 벗어나는 길은 오직 몰입에 있으며 몰입은 초월자신이다.

 몰입 상태를 경험하는 사람은 마음에너지가 목적의 달성에 수반하여 온전한 자기형성을 위해 더 강하고 작용한다. 자기를 인식하는 최적 상태는 의식이 명료하며 구체적인 목표에 집중하며 자기에게 더욱 주의를 집중하여 시간과 공간의 개념을 넘어 온전한 자기를 찾게 된다.

 몰입은 현재의 시간에 충실하는 것으로 현재라는 순간은 영원한 시간이다. 지나간 과거와 오지 않은 미래와는 엄연히 다르다. 또한 지금 그리고 여기(here and now)의 순간에 존재한다는 것은 인간으로서의 완벽성을 기할 수 있다. 지나간 과거는 기억 속에 정지되어 있어 회상할 수 있을뿐이고 오지 않은 미래는 주저하며 기대로만 살게되니 현실 도피가 되며 정신증(neurosis)을 유발할 수도 있다. 정신증은 정신병(psychosis)의 전단계이다.

 현재를 산다는 것은 자각의 의미가 있다. 자각은 깨달음의 다름아니다. 깨달음은 시간을 초월하여 존재하는 것이다. 몰입은 현재에 집중하는 것이다. 현재의 집중은 마음챙김(mindfullness)을 말한다. 마음챙김은 시간으로부터 벗어나는 것이다. 이러한 경험은 호흡이나 명상, 신체의 감각, 자연현상의 느낌과 감동 등으로도 가

---

[23] 자연현상의 물질의 상태 또는 에너지 변화의 방향

능하다.

몰입은 사람들이 자신이 행복하다고 인식할 때 혹은 경험이나 환경을 면밀히 관찰할 때 느낄 수 있다. 몰입의 본질적 특징은 지금 여기에의 강렬하고 초점이 맞추어진 집중, 행위에의 몰입과 함께 자각이 사라짐, 욕구되는 무엇이라도 응답할 수 있다는 자신감, 시간이 어떻게 흘러가는지 모름, 그 행동이 본질적으로 가치 있는 것으로 경험함 등이다.

실제적으로 몰입은 한 사람이 갖고 있는 '기술'에 맞는 적정수준의 '도전감'을 제공하는 것으로 삶을 조정하라는 의미가 크다. 기술에 비해 너무 큰 도전은 각성의 중화를 가져와 기술이 충분하지 않은 사람들에게 지나친 불안과 걱정을 야기시킨다. 또한 기술에 비해 너무 적은 도전은 이완이 자리를 잡기도 전에 '통제' 라는 만족스러운 상태를 덜 일으킨다. 도전과 기술이 모두 부족한 곳에서는 몰입이 정반대 상태인 무관심이 자리잡고 있다.

2) 마음챙김(mindfulness)

마음챙김은 자각의 한 방식이다. 마음챙김 자각은 수용적이며, 배타적이지 않다. 감각, 생각, 느낌이 있는 그대로 경험된다. 마음챙김이라는 용어는 불교에서 나온 용어이다. 마음을 차분히 가라 앉히는 능력 같은 의미가 있다. 불교적 가르침의 핵심 중 하나인 사성제에 바탕을 두고 있다. 사성제란 삶은 고통을 가져오고 고통의 원인이 있으며, 고통을 끝낼 수 있고, 고통을 끝내는 길이 있다는 것이다. 마음챙김은 위 네 가지 진리 중 마지막 고통을 끝내는 길에 있다. 이 방법은 팔정도이며 그 중 세 요소 즉 계(바른 노력), 정(right awareness), 혜(바른 마음 집중)로 구분되며 마음챙김은 '바른 알아차림'의 필수요소라 할 수 있다.

또한 불교에서는 현상계에서 세계와 우리 자신에 대한 경험을 구성하는 다섯 개의 서로 다른 구분되는 형태로 물질(色), 느낌(受), 지각(想), 정신적 증식작용(行), 의식(識)이 있다. 모든 사건은 이 다섯 가지를 통해 앎으로 이어지는 일련의 단계가 있다.

그러나 마음챙김은 경험의 내용에 관한 것이라기보다는 자각에 있다. 특정한 목적 혹은 특정한 결과와 동일한 것이다. 자각에 나타나는 모든 것을 선호 없이 공유하는 것이 마음챙김의 본질이지만 자각의 전개에 영향을 미치는 요소들과 이 요소들이 어떻게 매 순간 우리를 해방시키기도 하며 감옥에 가두는가에 관하여 집중된 방식으로 자각하는 것의 중요성을 강조한다. 이러한 요소들 중에는 의미, 목적, 인간관계 등이 과정에 있어 마음챙김과 동일한 것이라고 볼 수 있지만 더욱 중요한 것은 '몰입(flow)'이다. 마음챙김은 자각이며 감각, 생각, 느낌을 있는 그대로 경험하는 것이다.

### 3) 자기(The Self)

우리는 자기를 주로 사적인 영역으로 즉 개인적 생각, 가치, 열망, 감정, 욕망의 내적인 영역으로 여긴다. 사회학적으로는 자아형성에 문화, 도덕, 규범뿐만 아니라 다른 사람들과 사회가 미치는 영향을 주장한다. 자기는 개인, 사회, 세계가 교차하는 중심적인 기제라고 할 수 있다. 반면 정신분석학적 측면에서의 자아(ego)는 지각, 사고, 감정 및 행동 등의 정신기능을 관장하는 인격의 중추기관을 의미하는 것으로 사용되고 있다. 거시적 개념과 미시적 개념의 내용을 종합해볼 때 자아의 역할은 양자의학적인 면이 다분히 있다.

신체상(body image) 역시 일종의 자기이다. 신체상은 신체 전반에 대해 가지고 있는 정신적인 상을 말한다. 신체의 물리 기능적 역할, 신체지각의 특징에 대한 우리들의 태도, 즉 신체개념 모두를 포함한다. 신체상은 의식 무의식 모두를 포함하며 자기에 대한 개념의 기본적 요소 중 하나이다.

자기의 개념이 제대로 발달하지 않으면 공감능력이 떨어진다. 자기에 대한 개념은 개인의 성격에 따라 혹은 실제 상황이나 환경에 따라 변화하기도 하고, 대상에 따라 주관적 혹은 객관적 위치에 따라 변하기도 한다. 히긴스(Higgins)는 자기차이 이론(self-discrepancy theory)을 통해 사람들은 다양한 종류의 자기 개념을 갖고 있고 여러 유형의 자기 상태의 차이 정도에 따라 다양한 정서를 경험하게 된다고 하였다.

또한 자기를 구분할 때 '이상적인 자기(ideal self)'와 '실제적인 자기(actual self)'[24]가 있다. 거의 모든 사람들에게 실제의 자기와 이상적인 자기 사이에는 상당한 차이가 나기 마련인데, 이러한 자기개념들의 차이가 클수록 여러 가지 심리적 문제들을 드러낸다.

예를 들어 자신에게 완벽하고자 하는 욕구가 커서 이상적으로 꿈꾸는 나의 모습과 실제 나의 모습 간의 차이가 큰 사람들 우울한 경향을 보일 수 있고, 내가 생각하는 실제 내 모습과 부모나 중요한 타인이 나에게 바라는 나의 모습과의 차이가 큰 경우는 사회적 관계에 두려움을 느낄 수 있다. 또 타인에게 완벽하게 보이고자 하는 욕구가 큰 경우는 상황에 대해 미리 과도하게 염려하거나 실패상황을 회피하기 위해 어려운 일을 기피하는 경향을 보일 수 있다.

또 다른 자기개념은 '가능한 자기(possible self)'이다. 가능한 자기는 내가 앞으로 노력했을 때 될 수 있다고 믿는, 가능성 있는 나의 모습이다. 비록 현실적인 내 모습과 이상적인 내 모습 간 상대적으로 차이가 있다고 하더라도 이를 극복할 힘이 생길 수 있다. 자기의 지속성과 정체성이 바로 서기 위해서는 자기 패턴의 보존이 중요하다.

### 4) 시각화(visualization)

인간은 사물을 보고 그 현상을 오감을 통해 지각하면서 상상하거나 과거의 경험을 회상하면서 의식적인 경험으로 뇌라는 기관 속에 저장한다. 이러한 현상은 외부세계로부터 얻어지는 감각의 경험과 환상이나 육감과 같은 내부세계의 경험 그리고 기쁨, 분노, 욕정, 불안, 자긍심 등 정서적 경험이 있다.

시각화는 마음의 눈으로 상상하는 아주 강한 마음에너지의 하나이다. 특히 신체에 강한 효과를 나타내고 있는데 현재 벌어지고 있는 일에 감각과 초점을 맞추는 것이다. 백혈구가 암세포를 잡아먹는 상상훈련만으로도 암치료 효과 있다는 것이다. 감정이 건강에 중요하고 감정적 욕구를 어떻게 해결하느냐가 중요한 요소이다. 칼 사이몬튼(Carl Simonton)[25]의 연구가 이를 증명하고 있으며 감정이 인체에 끼

---

[24] 칼 로저스(Carl Rogers)의 자기개념 중 있는 그대로의 자기개념이다. 자신의 내면에 흐르는 감정의 일부를 부정하거나 가장하지 않고 있는 그대로 의식하며 체험하는 감정을 살릴 수 있는 자기개념이다.

[25] 미국 방사선 종양학자로 이미지요법으로 암을 치료하였다.

치는 영향이 지대하다고 본다.

인간은 어떤 것이든 자유롭게 인식(cognition)하는 능력을 타고났다. 신경학적으로 어디에 어떻게 얼마나 오랫동안 주의를 기울이는지가 우리의 존재를 규정한다. 이처럼 어디에 주의를 집중하는가는 자신의 현상태를 알려주는 의식지도와 같다. 즉 반복적으로 생각하고 집중하면 자신의 존재를 결정하는 것이다.

실제로 뇌세포(brain cell)은 끊임없이 변화하며 우리의 생각과 경험에 의해 재구성된다. 기억하거나 주의를 기울일 때 뇌에 에너지를 집중하게 된다. 즉 뇌세포는 다양한 형태의 자극을 받으면 배열을 바꾸게 되는데 특히 집중, 의도, 주의에 의해 사고나 의지 등 본래의 인식수준에서 더욱 확장해야만 한다.

뇌의 혈류량의 증가뿐만 아니라 고도의 에너지 소모를 필요로 한다. 따라서 마음의 훈련인 심적시연(mental rehersal)도 일종의 시각화(visualization)이다. 뇌에 새로운 회로를 만들어 발달시키는 강력한 방법이다. 시각화는 심상과는 다르고 심상의 이상을 피요로 한다.

## 5) 바이오피드백(biofeedback)

현대의 스트레스가 가중됨에 따라 자기조절(self regulation)의 새로운 반응이 나타났다. 이와 동시에 현대생활이 망쳐 놓은 것을 체계적으로 되돌리기 위한 방법이 제시된 것이다. 바이오피드백이란 생체생리학적(biophysiological) 기구를 이용해서 자신이 평소에는 잘 알지 못했던 자신의 내적인 신체기능에 대한 변화의 정보를 직접적으로 계속해서 제공받는 다양한 절차를 말한다.

혈압이 높은 사람이 혈압을 조절하기 위해 모니터를 주시하면서 혈압이 규정 이하로 떨어질 때마다 이를 알리는 신호를 통해 자신이 무엇을 생각했는지 어떤 자세를 유지했는지를 생각하면서 규정된 혈압을 유지하기 위해 바람직한 상태를 유지하기 위해 노력하는 것이다. 결국 신체적 기능의 정보를 받고 바람직한 방향으로 강화를 받게 되며 내적인 신체과정에 대한 통제를 획득하게 되는 것이다.

유기체의 생리적 균형의 상실이 장애로 나타나는 현상을 외부에서 유기체로 하여금 내적 균형을 되찾을 수 있게 도와주는 훈련이다. 바이오피드백 훈련 반응은 자율신경계의 통제를 받고 있다. 특히 교감신경계통의 운동은 스트레스, 공포 및 불안과 관계된 생리적 반응을 유발한다. 따라서 바이오피드백 훈련은 긴장이완, 암시 및 기대와 같은 심리적 요인에 의해서 더 증가되며 몸의 이상 상태도 재생이 가능하다. 바이오피드백의 종류는 인체활동의 제어는 근육의 활동 근전도(Eletromyography : EMG)를 이용하는 것과 뇌파를 이용하여 파형을 조절하는 것, 또는 심박수, 혈압, 피부온도, 조절 등의 자율신경기능을 이용하는 것이 있다.

근전도 바이오피드백 치료는 외부정보가 인체의 외수용기에 전해지면 중추신경계를 통해 운동이 일어난다. 근전도를 소리와 빛의 정보로 바꾸어 이용함으로써 운동의 중추수준에서 조절을 가능케하는 회로를 인체 내에 만드는 것이다. 이렇게 훈련을 가속하면 마음에너지 정보에 의해 신경, 근육작용이 가능해진다.참조. 바이오피드백 훈련을 받은 결과 알파파(7.5~13.5Hz)을 일으킨 사람들에서 이완된 각성상태 볼 수 있다. <그림 4> 참조

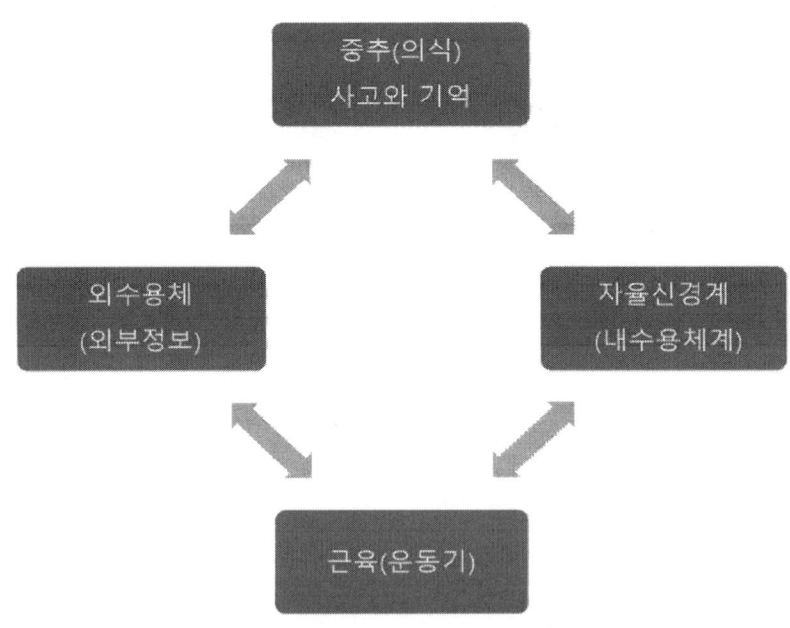

<그림 4> 바이오피드백의 기전

## 4. 생체에너지(Bio Energy)

양자가 그 내부의 전하의 움직임에 따라 에너지장이 형성되는 것처럼 분자, 세포, 조직, 기관들도 에너지장을 형성한다. 이러한 에너지장의 존재는 감각이 예민한 사람이나 전문적인 에너지치료사들은 이를 감지하고 치료를 한다. 즉 통증이 있는 부위나 손상된 장기의 위치에 에너지를 투사하여 통증을 치료하고 치유반응을 촉진할 수 있다.

인체의 심장이나 조직, 기관에서 전기의 흐름이 발생하면 그 주변에 자기장이 형성되는 것은 물리적 사실이며 자기장의 측정이 이를 증명하고 있다. 전류가 전도체를 통해 흐르면 주변 공간에 자기장이 형성되는 것을 한스 크리스챤 외스테드(Hans Christian Ørsted)가 발견하였다.

이 위대한 발견이 우리 생활과 사회의 모든 측면을 변혁시킨 전자기학 성립의 단초였다. 전자기의 광대한 과학적 그리고 기술적인 영역을 향한 문을 열어주었으며 에너지개념의 통일에 큰 역할을 했다. 이후 과학자들은 심장의 전기가 자기장을 만든다는 사실을 1963년에 측정하였으며, 특히 시러크스 대학 전기공학부의 보울(Baule)과 맥피(Mcfee)는 200만 회전 코일을 사용하여 흉부에서 심장근육 전기적 활동으로 발생하는 자기장을 탐지하였다. 살아 있는 심장이 강한 맥동성 자기장을 생성하여 신체의 앞뒤로 퍼진다는 것은 생체에너지의 존재를 확인할 수 있는 유일한 방법이다.

그러므로 자기장을 형성하는 생체와 주변환경 상의 공간에서의 관계는 어떻게 설명할 수 있는가? 이 문제를 놓고 현재도 많은 억측이 있지만 프랭크 브라운(Frank k. Brown)은 개체의 경계를 신체 구조적인 표면과 물리적 장을 형성하는 신체 바깥 공간과의 문제를 제시하고 개별 유기체의 생명현상은 분자들이 집합체 개념으로는 완전히 설명할 수 없다고 보고 유기체에서 대사적으로 발현하는 역동적 장으로 설명이 가능하다고 보았다. 생체전자적 존재로서 작동하면서 끊임없이 주변의 물리적 요소들이 만들어 내는 대응 장들과 상호작용한다는 것인데 쉽게 설명하면 인체 표면은 분리된 존재이고 유기체와 물리적 환경은 상호 간섭한다는 것이다.

양자역학에서 터널링이라는 것이 생체에너지의 흐름인 심장의 자기장을 측정한 이유는 전자는 입자이면서 파동이기 때문이다. 실제로 영국의 브라이언 조셉슨(Brian josephson)은 얇은 절연막을 두 개의 초전도체 사이에 두면 전자쌍으로 구성된 초전도전류가 절연막을 넘어 흐르게 된다. 이 조셉슨 효과는 전자기기와 초고속컴퓨터에 이용된다. 실제로 SQUID(superconducting quantum interference device)라는 기기를 짐머만(Zimmerman)과 그 동료들이 개발하였다. 생체자기장을 연구하기 위해 사용되는 SQUID계는 인체 내의 생리현상에 의해 생산되는 생체자기장을 측정하기 위해 전 세계의 의학연구실에서 사용되고 있다.

#  제3장 심신의학(Mind-Body Medicine)

  양자의학(Quantum Medicine)은 통합의학(Integrative Medicine)이다. 통합의학은 단순히 질병을 육체적으로만 치료하는 신체적 치료뿐만 아니라 정신·영적 치료까지 포함하는 전일(全一)의학이라 할 수 있다. 또한 대체의학을 아우르는 넓은 의미의 종합의학이다. 이제는 질병 치료에 개인과 사회의 환경, 감성과 영성, 인간관계 등 총체적인 접근이 필요한 시기이다.

  종합의학은 질환(disease)과 질병(illness)을 구분하고 정확하게 진단되어야 한다. 질환은 의사가 진단 가능한 객관적인 기능장애이고 치료대상이다. 즉 신체의 병리적 변화이다. 반면, 질병은 기능장애에 대한 주관적인 느낌으로 질병은 질환의 경험이라고 할 수 있다. 불확정성 원리에 따른 양자의학은 객관적인 내용은 설명할 수 있지만 주관적인 내용은 설명이 가능하지 않다. 이것은 외적 경험과 내적 경험의 차이라고 할 수 있다. 따라서 증상과 무증상이 양립하기 때문에 정신신체의 기능을 종합으로 다루는 심신의학과 자연의학의 통합이 요구된다.

  양자물리학은 결정론보다는 불확정성에 대한 이론이다. 입자인 동시에 파동인 양자이론은 상호보완(complementary)적인 특성을 갖는다. 보이는 사물과 동시에 의식을 다룬다. 즉 물질과 정신을 동시에 이해해야 하며, 물질의 기본구조인 양자와 정신의 근본인 본성에 대해 깊이 이해하여야만 한다.

  심신의학은 고대 인도의 전통치유과학인 아유라베다와 현대의학을 접목하여 디펙초프라(Deepak Chopra)가 창안하여 미국과 유럽에서 열풍을 일으켰으며 현재는 전 세계 25개국에서 심신의학을 전파하고 있다.

  에너지는 어떤 물체나 측정 가능한 성질을 나타내는 물리량이다. 영국의 과학자 토마스 영(Thomas Young)이 최초로 사용했다. 에너지의학은 과학적이고 실용적인 다학제적 주제이며, 의료기기 혹은 신체에서 감지되거나 생성되는 에너지를 이용하여 질병을 진단하거나 치료하는 것이다.

  신체의 장(field)은 분자가 그 내부의 전하의 움직임에 의해 에너지장을 형성하는 것처럼 분자보다 더 큰 세포나 조직, 기관들도 장을 형성한다. 특히 심장이나 다른 기관에서 전기가 발생하면 그 주변에 자기장이 형성되는데 이를 생체자기장(biomagnetic fields)이라 한다. 또한 정밀한 척도로 분자나 원자 그리고 아원자 수준 이하로 내려가면 양자물리학적 방법으로 인식할 수 있는 마이크로 세계가 존재한다. 사람의 감각으로는 볼 수 없는 세계인데 우리 신체 전체에 걸쳐 있을 뿐만 아니라 우주 공간과도 연속적이기 때문이다. 즉 공간에서 일어나는 활동은 신체와 더불어 우주 공간과도 연속체(continunm)이기 때문이다.

이와 같은 심신의학의 내용에 대해 반감을 갖지 않는 이유는 정신치료의 역사를 살펴보면 알 수 있다. 영혼의 치유에서 정신치료에의 변화는 미국 내에서의 목양적 돌봄에의 역사(History of Pastoral Care in America)라는 저서에서 홀리필드(Holifield)는 1905년 미국 보스톤의 엠마누엘 교회내에 있는 감독 교회원들(Episcopalians)의 모임을 통해 시작되었다고 한다.

엠마누엘 무브먼트(movement)로 알려진 이 운동은 교회가 과학을 수용해야 할 시점이라고 보고 정기 간행물인 '정신치료(psychotherapy)'를 발간하였다. 영혼 돌봄이 영원 구원(saving souls)에서 자아실현(self realization)을 돕는 방향으로 변하게 되는 계기가 되었다. 구체적으로 정신치료의 목표는 신비적인 관념들보다는 충족되지 않은 형이상학적인 욕구(metaphysical needs)을 만족시키는 것이었다.

패티슨(Pattison)은 정신치료를 '초자연적 체계'라고 주장했다. 이제는 과학과 종교적 차원의 영혼의 개념을 양자의학적 차원에서 재해석되어야 하며, 과학을 통해 신화와 상징을 비과학적이라 폄하할 것이 아니라 우주의 신비에 대한 과학적 반격으로 새롭게 해석되어야 한다.

또한 사람은 영혼과 신체를 분리할 수 없다. 생존 자체는 영혼과 육신의 혼합체이다. 분명한 사실은 죽음과 분리된 전인(whole person)이다. 신체화 장애(psychosomatic disorder)와 바이오피드백(biofeedback)이 이를 증명하고 있다.

정신은 마음에너지로 신체는 물리적, 물질적, 생물적으로 실재하고 있다. 그러므로 마음의 의학적 접근은 양자의학의 핵심으로 신체의 이상인 질병과 질환을 구분하며 실제적으로 치유할 수 있는 장점을 가지고 있다.

심신의학을 통해 마음의 상태와 그 크기를 확인할 수 있다. 특히 마음과 신체는 하나의 실체이며 상이한 두 측면이 존재한다. 두 개의 독립된 실체가 아니라 서로 의존하는 하나의 실체이다. 또한 질병과 질환은 신체적 과정과 정신적 과정이 함께 작용하여 나타나는 하나의 경험적 실체라고 할 수 있다. 따라서 심신의학은 마음이 정신과 정서의 작용하에 신체기능에 영향을 준다는 것에 착안하여 신체와 마음을 조화시켜 질병을 치료하고 예방하고자 하는 의학이다.

특히 심신의학에 대해 아미트 고스아미(Amit Goswami)[26]는 심신의학을 증상이 신체의 우위에 있는 마음의 결과가 아니라 신체의 우위에 있는 의식의 결과라는 것을 깨닫기 전에는 이해하기 힘들다고 하면서 신체와 마음은 '양자 가능성'이라 했다. 즉 가능성의 파동이 파괴되면 의식은 붕괴된 물질적 실체의 일부에 의미를 주기 위해 마음을 이용하며 또한 정신적 의미의 표현을 만드는 것이다. 의식 또한 정신적 의미를 변화시킬 능력이 있어 치유가 가능하다. 정상적인 정신과정에 대한 심신의학을 이해하면 정신신체장애 및 질병을 치료할 수 있다.

## 1. 정신신체의학(Psychosomatic Medicinc)

### 1) 개념

"신체는 정신의 집이고 정신은 신체의 주인이다." 일견 단순한 것 같지만 과학적으로 접근하면 해결이 요원한 문제이기도 하다. 정신과 신체를 학문적으로 정립한 것은 프로이드(Freud)와 파블로프(Pavlov) 등에 의해 정신신체적 접근방법 및 정신체의학이 본격적으로 시작되었다. 1920~1930년대 정신신체의학이 독일과 오스트리아에서 의학의 기계시대에 대한 반동으로 일어났다. 프란츠 알렉산더(Franz Alexander)는 미국에서 정신분석적 방법을 사용해서 1939년 정신신체의학(pychosomatic medicine)이라는 잡지를 발간하여 정신신체의학의 창시자의 한사람이 되었고, 또한 1935년에 플랑드르 던바(Flanders Dunbar)[27]가 정서와 신체

---

[26] 이론물리학자로 1964년 인도 캘커타 대학에서 물리학 박사 학위를 받았고 오레곤 대학 이론물리학 연구소에서 32년 동안 물리학을 가르쳤다. 2004년 〈양자물리학의 이해(What the bleep Do we know?)〉영화에 출연하였다.

[27] 미국 정신신체의학 및 심리학에서 중요한 초기 인물이며, 의사와 성직자가 아픈 자를 돌보는 데 협력하였으며, 환자를 심령과 일부, 몸과 영혼의 조합으로 여겼다. 1942년에 미국 정신신체학회

변화(Emotion and Bodily Changes)를 출간하였다. 1943년 홀리데이(Halliday)에 의해 발간된 정신사회의학(psychosocial medicine)은 영국에서 정신신체의학의 새로운 장을 열었다.

　프로이드는 심인성인 전환성 히스테리(Hysteria)에서 신체적 관여가 일어나며, 사지의 마비 등 항상 일차적인 원인 및 의미를 가지고 있다고 하였는데 무의식적 갈등의 상징적인 대체표현이라고 했다. 수의적 신경-근육 또는 지각-운동 신경계에 의해 지배받는 기관들만이 관여한다고 했다. 반면 호나이(Horney), 홀리데이(Halliday), 미드(Mead) 등은 정신신체질환의 발병에 있어서의 문화의 영향을 강조하였다. 어머니가 먼저 영향을 받고 아이가 모자 관계를 통해 다시 영향을 받는다고 주장하였다.

　정신과 신체는 직접적으로 연관되어 있어 신체를 통해 심리적 차원과 접촉할 수 있다. 심리치료 과정에서 신체 자각의 중요성을 강조하고 이를 치료과정에 접목시킨 대표적인 기법으로는 게슈탈트 심리치료와 포커싱이 있다. 몸과 마음, 영혼의 통합을 지향하는 요가에서도 신체 감각과 마음 상태에 대한 주의 깊은 관찰과 자각을 강조하고 있다. 특히 정신질환은 개인의 '영혼'에 영향을 미치며 신경학적 질환과도 미묘한 차이가 있지만 대체적으로 지향성, 의식, 가치 또는 기호적 기능에서 생기는 변화와 관련이 있다. 결국 정신신체의학은 마음 이론이며 특히 모든 정신질환이 물리적인 변화에 근거한다는 것이다.

### 2) 의식에너지장

　인간은 의식(consciousness)을 가진 존재이다. 의식을 가지고 자의적으로 행동할 수 있는 능력이 있다. 자기가 원하는 것을 사고와 경험 또는 기억을 통해 행동하는 자유의지가 있는 것이다. 의식이 인식의 형식과 구조에 영향을 받지만 결국은 정신작용이라 할 수 있다. 이러한 정신현상은 심층심리에 기반을 두고 있다. 인간의 마음속에서 일어나는 모든 일은 의식을 통해 알게 된다. 감각과 지각을 통해 얻어지는 정보 역시 의식을 통해 이루어진다. 모든 경험 역시 의식에서 일어나는 것이다.

---

　를 설립했다.

다니엘 대닛(Daniel Dennett)은 의식을 능동적인 행위로 만드는 특별한 재료 혹은 정신질료(mind stuff)라고 했으며 인간의 의식적인 마음 역시 지향적 행위(intentional action)라고 했다. 의식적인 마음은 뇌나 뇌에 있는 특정 부분이 될 수 없다고 강조한다.

그러나 로저 펜로즈((Roger Penrose)는 물리적 개념을 통해 인간의 마음을 물질의 실체로 보고 마음은 두뇌와 결부시킨다. 즉 두뇌의 물리적 활동에서 의식이 발생한다는 것이다. 제널드 에델만(Gerald Edelman) 역시 마음을 이루는 물질인 뇌에는 우주에서 가장 복잡한 배열이 있다고 주장한다. 존 설(John Searle) 또한 우주가 입자로 구성되어 있고 힘이 작용하는 장(field) 안에 이들 요소가 놓여 있으면서 모종의 체계를 구성한다는 것이다.

따라서 우주의 기본구조에 의한 기본적 사실과 인간이 스스로에 대해 가지고 있는 특정한 관념을 동시에 만족할 수는 없는 것이다. 마치 입자의 이중성 즉 중첩성과 같은 맥락이다. 인간의 스스로 의식과 자유의지를 가진 지향적, 합리적, 사회적, 제도적, 정치적, 언어적, 윤리적 존재라고 생각한다. 그러나 의식을 가지고 있고 의미를 두며 자유롭고 합리적인 존재라고 생각하는 자아상과 마음, 의미, 자유, 합리성과는 전혀 상관이 없는 물질 입자로 구성된 우주와 어떻게 병렬적 관계를 형성하는가의 문제이다.

반면 루돌프 오토(Rudolf Otto)는 눈에 보이는 어떤 객체의 상징이거나 혹은 인간의 의식에 독특한 변화를 가져오는 눈에 보이지 않는 존재의 영향을 누미노즘(Numinosum)이라고 했다. 또한 실재는 이성적이거나 과학적인 설명을 초월한다는 자각을 가리켜 '초자연적인(numinous)' 것과의 만남이라고 했다.

이와 같은 학자들의 이론을 살펴볼 때 의식은 과학적이고 실용적인 감각체험과 순수하고 실용적인 이지 체험, 요가 명상 등 영적 수행을 통한 영적 체험, 우주에 드러난 모든 현상과 생명현상, 물질, 에너지 등을 통한 유심 체험 등 모두 의식에 너지장이라할 수 있다.

우리의 물질 감각으로 분명하게 지각하는 모든 것들을 있게 하는 본질적인 실재이다. 우주는 전체적으로 혹은 부분적으로 근원적 존재의 마음 안에 존재한다는 것이다. 우주가 마음의 작용이라는 원리는 정신현상과 심령현상을 설명해준다. 이 원리는 에너지와 힘, 물질의 참된 속성을 설명하고 이들이 마음의 지배에 따르는 이유를 설명한다. 그러므로 우주의 모든 것이 정신적 속성을 띠고 있다는 진리를 이해한 사람은 자기완성의 길로 나아가게 된다.

의식에너지 즉 사고의 범주는 존재의 범주라고 할 수 있다. 의식이 뇌의 물질적 배열에 의한 창발적 발생의 이론이 있으나 개인의 환경에 의존하며 또한 고차원적 의식은 사회성 특히 언어와 연관되어 있기 때문이다. 이것을 사회의식(social consciousness)[28]이라 한다.

따라서 의식은 환경에 적응하고 이것을 이용할 수 있는 능력을 말한다. 구체적으로 감각을 통한 지각의 주관적 판단이라 할 수 있다. 지적능력을 활용하는 정신적 기능이며, 자신과 주위환경을 인지하는 능력이다. 즉각적으로 기억하는 능력과 상황에 따른 즉각적 충동과 관심을 표출하는 능력이다. 또한 의식은 사람의 뇌(brain)와 연결되어 마음을 만들어 낸다. 뇌가 살아서 활동해야 마음이 존재하는 것이다.

로저 펜로즈(Roser Penrose)는 의식을 수동적 의식과 능동적 의식으로 구분하고 통증을 느끼거나 멜로디를 감상할 때 수동적 의식이 필요하며, 활동을 하거나 운동을 하다가 멈추겠다는 의도적 결정을 내릴 때 등 의지에 따른 행동에는 능동적 의식 즉 자유의지가 개입하며, 미래의 활동을 계획할 때는 능동적, 수동적 의식이 모두 작용한다고 주장한다. 또한 의식의 특징은 '시간의 경과'이다. 시간은 시공간 사건의 좌표이다. 공간은 움직이지 않기 때문에 시간만 흐르게 된다. 그러므로 시간의 흐름은 미래를 예측할 수 있는 가능성을 열어준다. 이것이 바로 의식의 작용이다.

의식에 있어 느린 의식이 보통으로 생각하는 의식이지만 순간적인 의식 즉 빠른 반응을 요하는 의식은 무의식에 해당한다. 이와 같은 의식의 시간성을 따지는 것은 무의미할 수 있지만 1초 이하의 시간에 있어서는 매우 중요한 의미가 있다. 그

---

[28] 개인이 속한 집단이나 사회가 공유하는 의식으로 사회에 대한 관심 또는 인식을 의미한다. 사회의 모든 구성원이 공통적으로 지지하는 사고·감정·의지 등이 있다. 에밀 뒤르켐(Emile. Durkheim)은 사회의식을 집합표상(集合表象)이라 불렀다. 그는 그 특징이 개인표상에 비해서 외부적·구속적인 점에 있다고 보았으며, 따라서 이는 개인표상을 초월한 독자적 실재를 이루고 있다고 주장하였다.

렇기 때문에 시간의 양자적 측면이 바로 비국소적 측면이고 이것이 의식적 경험과 시간 사이의 관계에서 내재적인 애매함이다.

의식과 양자론의 관계는 의식과 자유의지 사이의 실제로 존재할 수 있는 인과성, 비국소성, 반사실성 성질에 관한 일치를 말하고 있는 것이다. 즉 실제로는 그렇지 않지만 어떤 행동 내지 사고가 발생할 수 있을지 모른다는 사실만으로도 행동에 영향을 미칠 수 있다. 따라서 양자적 효과가 개입될 때는 사건들의 시간적 순서와 논리적으로 보이는 듯한 결론에 도달할 때 주의를 기울려야 한다. 의식의 어떤 발현에 있어서 사건들의 시간적 순서에 관한 고전적 추론이 모순에 이르게 된다면 양자활동의 결과이기 때문이다.

무의식(unconsciousness)은 보통 때에는 의식되지 않는 정신적 요소들이 포함되지 않는 인격의 층을 말한다. 주로 생리적 욕구의 욕동 상태, 혹은 여러 가지 심리적 욕구가 꿈, 기억상실, 의도적 망각, 실수, 인격분열 등의 형태로 표현된다. 이러한 무의식적 욕구는 인간의 행동, 감정, 판단 및 대인관계에 근본적 영향을 준다. 실제로 무의식의 영역은 사람의 뇌에서 중뇌, 소뇌, 뇌간이 담당한다.

특히 의식의 주관적 요소가 감정이다. 또한 감정은 근본적으로 이원론적이다. 긍정적 호감이거나 부정적 반감으로 나타난다. 긍정적 감정의 표출이 행복감이다. 감정은 의식 안의 상태이다. 슬픔, 두려움, 떨림, 지루함 등 바람직하지 못한 감정이지만 행복, 과단성, 민첩성 등은 바람직한 감정이다.

반면에 다니엘 대닛(Daniel Dennett)은 의식과 무의식의 정확한 구분이 어렵기 때문에 의식확장(consciousness explained)을 통해 자신들의 주관적 경험을 의식의 증거로 의식을 주장하지만 사실은 주관적인 의식을 의식의 증거가 아니라 데이터라고 주장하며 마음을 자기성찰 하듯 관찰하지 말고 자연현상을 관찰하듯 3인칭 시점으로 접근하면서 타자현상학(heterophenomenology)으로 하자고 주장한다. 의식을 객관적 과학적으로 접근하면 의식의 주관성을 극복할 수 있으며 의식의 다양한 문제도 풀린다고 말한다. 또한 의식의 본질 차원에서 마음은 오로지 뇌(brain)의 작용과 관련해서만 설명할 수 있다는 유물론적 관점을 주장하며 의식은 뇌에서 작동하는 수많은 메커니즘 속에 분산되어 있다는 다중원고(multiple drafts)[29] 모형을 제시한다.

---

29) 의식 작용은 단일한 흐름이 아니라, 온갖 지각과 사고와 정신 활동이 뇌의 여러 곳에 분산되어

찰머스(Chalmers)는 의식적인 마음에서 의식을 심리적 의식과 경이로운 의식으로 구분하며, 심리적 의식은 신경화학적 상관관계 또는 행동에 영향을 미치는 역할과 같은 의식에 대한 공개적으로 접근할 수 있는 의식으로 보는 반면, 경이로운 의식은 경험으로 뭔가 현상학적으로 의식하는 것이 뭔가처럼 느껴지면 의식적이란 것이다.

또한 물리적인 실제를 소모하지 않기 때문에 물질주의는 거짓이라 주장하며, 의식은 자연의 근본적인 사실이라고 주장하며 과학과 철학은 의식의 기본 법칙을 발견하기 위해 노력해야 한다고 말한다. 의식의 기본을 익히게 되면 의식의 흐름을 알게 되고 또한 자기인식이 확대되면 자기 몸의 기 흐름을 인지할 수 있다. 의식은 존재의 근거가 된다.

데이비드 호킨스(David R. Hawkins)는 모든 병은 신체와 정신 그리고 영혼과 관련이 있다고 보고 의식지도를 주장한다. 영혼의 의도와 맥락화(contextualization)는 의학적 치료에 긍정적으로 반응할 가능성이 높다고 보았다. 고차원적인 의지를 받아들이고 물리적인 선형적 실재에서 무제한적이고 비선형적인 영적 실제로 변화된다는 희망과 믿음을 강조했다.

또한 의식과 더불어 자각(awareness)을 강조한다. 자각은 의식 안에서 일어나는 일들을 알게 해주며 마음 안에서 발생하는 모든 일을 알게 해준다. 마음은 신체에서 일어나는 일들을 오감을 통해 알려준다. 결국 물리적 신체의 에너지보다 강한 의식의 에너지가 지배하게 된다.

무신론자인 리처드 도킨스(Richard Dawkins)는 밈(meme)[30]이 뇌와 의식의 발달에 영향을 주었다고 보고 문화적 유전자의 중요성을 강조한다.

---

처리되는 병렬 과정으로 눈의 망막이나 귀, 피부에서 일어나는 일이 그대로 반영된 것이 아니라, 세상에서 얻은 정보에 여러 해석과 편집이 가해진 산물이라는 것이다. 정보는 신경계로 들어오면서 연속적으로 편집되고 수정된다. 즉 뇌의 여러 곳에는 다양한 편집 과정에 있는 다양한 이야기 조각들의 다중원고가 있다고 한다. 그리고 무의식에서 의식으로 전이될 때 그 경계선은 분명하지 않다고 한다.

30) 〈이기적 유전자〉에서 소개된 용어로 '모방의 단위'를 말한다.

## 제3장 심신의학(Mind-Body Medicine)

### (1) 의식(consciousness)

의식은 인간의 신비세계이다. 의식의 흐름으로부터 나오는 사고에 의해 존재하며 대뇌반구의 좌뇌와 우뇌의 역할에 따라 언어와 사고 및 비언어적 직관 등 신체와 정신의 문제를 해결하는 유일한 길이기 때문이다. 의식은 모든 존재의 근거로 인간의 모든 것이 의식 없이 이루어지는 것은 없다.

의식에너지는 양자적 가능성으로 양자 붕괴의 사건에서 주체-객체 인식 즉 주체가 객체를 자신과 분리된 것으로 느끼는 경험으로 나타난다. 의식은 물질로 구성된 사물이 아니라 관계(relation)이다. 양자 움직임 역시 관계이다. 다만 인간의 정신과 신체의 관계는 단순한 물리적 관계보다는 향상된 욕망과 욕구 등에 의한 지향적 관계(intending relation)이다. 지향적 관계는 어떤 대상에로 향하는 마음에너지이다. 마음에너지가 향하는 그 대상이 실재하지 않는 환각이나 환상일 수도 있다. 이와 같은 의식의 확장은 자아를 형성하고 나아가 타인과의 공감을 통해 공존하는 길이 열리게 되며 양자에너지인 파동의 흐름은 더욱 넓어진다.

의식은 용어상으로 의식(consciousness), 의식(rituals), 혹은 명료(alert) 등 다양하게 사용되는 용어이기도 하다. 양자의학에서 다루고자 하는 의식은 바로 의식(consciousness)이다.

정신의학사전에 의식은 "알아 차리고 있는 상태, 즉 정신을 바짝 차리고 있는 상태와 아울러 우리의 지각, 느낌, 감각, 심상(images) 그리고 생각 등을 포함하는 끊임없이 변화하는 즉각적인 경험, 즉 마음의 내용을 의미하는 용어이다"라고 표현하고 있다.

학자에 따라 주장이 다르기는 한데, 에(H. Ey)는 의식의 영역에 따른 개념을 주장하는데 정신적 활동이 전개되는 공간과 시간으로 구성되어 비로소 자신과 연결된다고 보고 있는데 이는 양자의학적 개념과 일맥상통한다. 또한 제임스(W. James)는 의식에 흐름에 주목하고 의식의 내용은 항상 시간과 더불어 유동하는 것이라고 했으며, 의식의 주체는 자아이고 자아가 내성에 의해 자각하는 것을 자아의식이라 했다.

한편 야스퍼스(K. Jaspers)[31]는 자아의식에는 자기가 활동하고 있다는 능동성,

현재의 순간에 자기 한 명이라는 단일성, 그전부터 동일한 인물이라는 동일성, 그리고 외부 세계와 자기를 구분하는 한계성 등으로 구분하고 그 각각의 장애를 자아의식의 장애로 기술했다.

의식의 내용으로는 감정과 목표도 중요하지만 더욱 중요한 것은 사고의 인지과정이다. 사고는 정신력에 질서가 갖추어지는 과정이다. 사고는 의식 자체에서 발생한다. 감정은 유기체를 접근이나 회피의 태세로 움직여서 주의를 집중시키며, 목표는 욕망하는 대상의 모습을 제시하여 주의를 집중시킨다. 가장 기본적인 정신작용은 원인과 결과를 이해하는 것이다. 즉 추상화된 것으로부터 구체적 현실로 이어지는 뇌의 기능의 연합작용이다. 결국 감정과 사고는 연합작용에 의한 의식적 구조라고 할 수 있다.

의식의 내용에서 중요한 것은 정신작용의 깊이에 있다. 그 깊이는 정신의 집중에 있다. 집중하지 못하면 의식은 혼돈에 빠지게 된다. 20세기 정보화 사회 이후 ADD[32]나 ADHD 등의 정신장애가 많은 것은 사회가 복잡다단하고 정보의 홍수 속에 정신이 이를 정리하지 못하는 원인에 있다. 감정의 흐름을 거슬러야 할 경우 집중하기가 쉽지 않다.

특히 인간의 각성 경험은 중요한 의식의 내용이지만 꿈 역시 중요한 의식현상이다. 의식이 지엽적으로 뇌의 신경활동에 의해 발생하고 실현된다는 것은 부인할 수 없는 주지의 사실이다. 그러나 뇌를 아무리 해부해도 근거를 찾을 수는 없는 것이다. 그러나 심신의 문제로 접근하면 문제는 해결된다. 의식 혹은 의도는 인과적으로 결부해서 뇌의 기능을 활용해서 신체를 움직일 수 있는가를 보면 알 수 있다. 뇌가 정확히 어떻게 의식 경험을 야기하는지 이런 경험이 뇌에 의해 어떻게 실현되는지가 중요한 것이다.

---

31) 칼 야스퍼스는(Karl Theodor Jaspers)는 독일의 정신과 의사이자 철학자이다. 근원적 불안에 노출된 인간의 비합리성을 간파하여 본래적 인간존재의 양태를 전개해 나가는 실존철학으로 기대를 구원하는 방법을 구가하였다.

32) 주의력 결핍장애(attention deficit disorder)는 충동적인 행동, 부주의, 지나친 활동을 특징으로 하는 유아기, 아동기, 청소년기에 발생하는 장애이다. 주의력결핍 과잉행동장애(attention deficit hyperactivity disorder)는 아동기에 많이 나타나는 장애로, 지속적으로 주의력이 부족하여 산만하고 과다활동, 충동성을 보이는 상태를 말한다.

의식은 마음뿐만 아니라 모든 존재 물질과 마음의 바탕이다. 물질과 마음은 의식의 가능성이다. 따라서 의식은 마음과 신체 사이의 중개자가 되고 물리적 신체와 치유에 관해 의식과 마음에게 심신치유의 자리를 마련한다. 그러므로 양자의학에서 마음 치유의 중요성이 강조된다.

의식의 특성은 개인적인 것으로 개체 혹은 자기에 의해 소유된다. 변화하지만 끊임없이 이어진다. 시간에 있어 선택적이다. 또한 의식은 지향성을 갖는다. 사물이나 사건에 관련된 것으로 어떤 면으로는 의지와 밀접하다.

제널드 에델만(Gerald Edelman)은 의식을 "1차의식(primary consciousness)과 고차원적 의식(higher-order consciousness)"으로 구분했다. 1차의식은 세계의 사물들을 정신적으로 자각하는 상태 즉 현재의 심상(image)을 갖는 상태이다. 반면 고차원적 의식은 감정, 생각, 정서, 자각, 의지, 상상력 같은 인지적, 감정적, 상상적, 환상적과 같은 인위적 정신적 대상들을 구성하여 자기 자신의 행동이나 감정에 대해 사고하는 주체에 의한 재인이 포함된다. 이것은 개인적 모델 즉 현재는 물론 과거와 미래의 모델을 체현한다.

또한 직접적인 자각 즉 감각기관, 감각수용체가 관계되지 않는 정신적인 사건들에 대해 직접적인 즉 비추론적이고 즉각적인 자각을 나타낸다. 우리는 우리가 의식하고 있다는 사실을 의식한다. 특히 문화에서 고차원적 의식은 사건과 정신적 대상들과의 지시하는 문장들 사이의 관계에 관한 연구인 논리학까지 범위가 넓어진다. 더 확대하여 보면 물리학과 생물학의 융합을 통한 인간 물리적 측정에 어떻게 영향을 미치고 인간의 지각이 인간과 자연그리고 우주와의 관계에 대한 물리적 기술이 적용되는 것이 양자의학 근본 취지인 것이다.

의식을 의학적 용어로 사용할 때 즉 환자의 의식 수준을 평가할 때 구분은 크게 명료(alert), 우둔(stupid), 무의식(coma) 등으로 구분한다. 주의력, 정위(定位), 자기 자각, 동기조절 등으로 의식 상태를 확인할 수 있으며 지각의 명료함과 기억 능력의 감소 상태를 혼미라고 한다.

특히 에델만의 의식이론은 물리학적가설과 진화론적 가설, 감각질 가설로 구분하여 물리학적가설은 물리학의 법칙에 위반되지 않으며 영혼이나 유령 따위는 축출되어야 한다는 논리이며, 현대의 양자장이론으로 모든 척도에서 물질과 에너지의 형식적 속성들을 기술해주지만 그것만으로는 명확하게 설명할 수 없으므로 유령이나 양자 중력, 멀리 떨어져 있는 물체를 움직이는 것, 초물리학 등을 인정하지 않는다.

진화론적 가설 역시 의식이 유효하다는 것이다. 반면 감각질 가설은 어떻게 이해야할까? 이 가설은 의식이 명확히 드러나는 특수한 방식으로 방법론적 가설이다. 감각질(qualia)33)은 현상적 상태로 대상을 인식하는 것이다. 전반적인 통일성을 이루는 가운데 정신적 인식은 그 강도와 선명도에 있어 생경한 느낌에서 고도로 정교한 식별까지 가능하다. 따라서 깨어 있는 상태 즉 의식이 명료한 상태에서는 감각질은 시공의 연속성이라는 감각을 수반한다.

특히 인간은 자의식을 가지고 언어를 구사하는 유일한 동물이다, 이는 동시에 현재와 무관한 세계를 꿈꿀 수 있으며 그 꿈이 실현되며 물리나 생물에서 발견되는 상황과 연결이 가능하다. 즉 예측이 가능하다. 이 예측이 통계이다. 이 통계는 결국 양자역학이고 양자이론을 바탕으로 하는 양자의학은 과학적 근거에 입각한 대체보완의학이다.

감각질 가설은 고차원적 의식과 1차적 의식을 구분해 준다. 고차원적 의식은 언어와 기록이 가능한 주관적 삶을 향유하는 인간에게 집적적인 자각이 일어난다는 사실이다. 1차적 의식은 시상과 같은 현상적 경험들로 이루어져 있지만 측정 가능한 현재 주변에 특정 시간에 속박되어 자기(self), 과거, 미래에 대한 개념들이 결여되어 있어 1차적 의식만을 가진 존재는 의식에 관한 이론을 만들 수 없는 것이다. 인간이 상호 주관적인 의사소통을 유지하고 과학적 상호 관계를 수행하기 위해서는 반드시 감각질이 가정되어야 한다.

의식에 대한 실증적 지식은 신경생리학과 실험심리학을 통해 의식의 물질적 과정이 확립되었으며 따라서 인간의 의식은 두뇌의 작용에 의한 현상으로 정신 활동의 물질적 토대는 생리학적 활동이며 사회적 산물이라 할 수 있다.

이와 관련된 대표적인 질환이 바로 뇌손상, 뇌출혈, 뇌경색 등에 의한 뇌졸중이다. 사고의 복잡 다단한 현대생활은 각종 뇌질환을 발생시키는 원인을 제공한다. 어떻게 보면 환경과 상황이 질병을 유도하고 있다고 보는 것이 옳다. 그래서 오늘날 반드시 필요한 것은 치유의식(therapeutic consciousness)이다. 즉 자신의 깊숙한

---

33) 특정한 향이나 냄새의 특징 및 본질을 구분하는 데 필요한 모든 후각적 정보로 자각에 수반되는 개인적 경험인 감정, 감각의 집합이다. 로저 펜로즈(Roger Penrose)는 의식의 수동적 측면의 감각, 또는 본질적 속성, 자질로 표현했다. 반면 의식의 능동적 측면은 자유의지로 표현했다.

느낌, 감정, 생각과 대면하고 따져 보고 분석하는 능력이 필요하다. 개인적인 의식의 성장과 자기의 확장 등 인격의 도덕적 정서적 성장은 질병의 예방과 치유의 지름길이다.

### 가. 1차적 의식

1차적 의식의 첫 번째 시스템은 뇌간(Brain system), 대뇌변연계이다. 성행동 및 정서행동, 공격적인 행동을 조절한다. 수면과 섭식의 주기를 통제하며 기억과 학습에 관여한다. 또한 동기화를 조절하며 후각과도 연관된다. 이 시스템은 가치계로서 신체기관, 호르몬계, 자율신계와 연결된다. 특히 심박률과 호흡률, 발한, 소화기능 및 유사한 작용들을 통제한다. 변연-뇌간 시스템은 고리형태로 연결되어 있고 상대적으로 느리게 반응하며 신체기능에 맞추어진 내부시스템이다.

두 번째 시스템은 신경계(nervous system) 조직으로 시상피질계(thlamacotic system)이다. 시상(thalamus)과 피질(cortex)로 구성되어 동시에 작용한다. 감각수용체로부터 신호를 받아들여 수의근에 신호를 보낸다. 변연-뇌간시스템과 달리 대뇌피질(cerebral cortex)은 대규모의 층을 이루고 여러 장소에서 위상적으로 배열된다. 시각, 촉각, 미각, 후각, 청각 등 오감과 관절감각 등의 다양한 감각들을 통해 신체외부의 신호들을 동신에 받아들인다.

복잡한 운동행위와 외부 사건들의 범주화를 위해 변연-뇌간체계 보다는 늦게 발달되었다. 반면 공간과 시간을 다루는 소뇌, 기저핵, 해마 등의 피질부 속기관은 운동과 기억 양쪽의 연속을 다루는 피질과 더불어 발달되었다.

따라서 학습이란 뇌간-변연계시스템에 의해 조정되는 생리적 욕구와 가치에 도움이 되도록 선택되었기에 두 시스템은 그 기능이 조화를 이루도록 연결되어야만 가능했다. 즉 학습은 가치라는 배경 위에 범주화라는 가치를 만족시키는 행위의 적응이다.

그러므로 뇌(brain)는 개념적인 자기범주화 과정을 수행한다. 과거의 지각 범주를 가치체계로부터 신호와 연결됨으로써 자기범주화가 만들어지는데 이 과정은 개념 기능이 가능한 피질계에 의해 수반되는 것이다. 이렇게 가치범주시스템은 재입력 연결을 통해 외부의 사건들과 신호에 의해 지각범주화를 지속적으로 수행하는 뇌 영역과 상호작용하게 된다. 지속적 지각범주화에 대한 개념적 기억에 의한 상호 연관은 지각경험이 생겨나고 이것이 1차적 의식은 기억된 현재가 되는 것이다. <그림 5> 대뇌변연계 참조

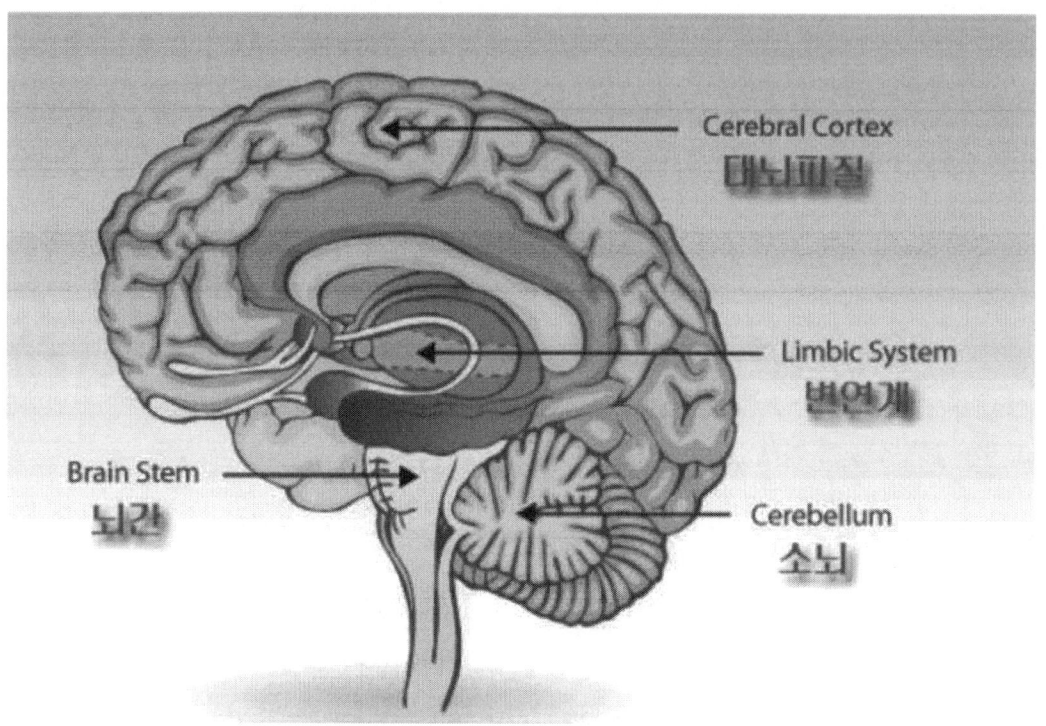

<그림 5> 대뇌변연계(출처 : https://greatzorba.tistory.com)

나. 언어와 고차원적 의식

1차적 의식을 가진 피조물은 심상을 가지고 있지만 사회적으로 확립된 자기(self)라는 유일한 관점에서 그 이미지를 볼 수 있는 능력이 없다. 오직 고차원적 의식의 결과로 존재는 1차적 의식의 작용을 감상하기 위해 하나의 심적 이미지를 같은 열의 옆 이미지에 연결시킬 필요가 있는 것이다. 지각 범주화는 외부 세계로부터의 신호 즉 감각판이나 감각기관으로부터 신호들을 취급한다. 반면 개념 범주화는 뇌 내부에서 작용하며 지각범주화와 기억을 필요로 하고 일부 전면적 지도화의 활동들을 그것의 기질(subatrate)로 삼는다.

또한 사회적 커뮤니케이션과 사회적 전달을 통해 가능한 일인데 여기서 가장 발

달한 형식은 언어이다. 인간이 언어를 가진 유일한 동물이기 때문에 고차원적 의식이 가능했다는 것이다. 의식은 사고이며 사고는 언어와 상호작용한다. 사고와 언어는 인간의 두뇌 발달에 결정적인 영향을 주었으며 두뇌를 완성하는데 가장 중요한 요인이다. 특히 사회가 발달하면서 인간의 사회적 활동은 사고와 언어를 더욱 발달하게 하는 추동력이 되었다.

따라서 언어가 마음을 형성하는데 중요한 역할을 하였다고 볼 수 있다. 언어가 가진 논리적인 구조는 직관적 사고에서 비롯된 통찰의 진실성을 증명하여 타인에게 전하고 설득하는 도구가 되었다.

다. 언어와 신체

언어와 신체는 사회적 구성물의 핵심내용이다. 사회학자들은 건강(health)과 질병(disease)이 사회적 구성물로서 분석될 수 있다고 주장해왔다. 또한 사회의학은 사회적 맥락 속에서 이해하고 건강과 질병의 문제를 해결하고자 노력하고 있다. 특히 의료사회학의 선구자 루돌프 비르효(Rudolf Virchow)[34]는 19세기에 2,000편이 넘는 저술을 통해 의학과 인류학 분야에 공헌을 하였다. 생리학과 병리학 분야에 지대한 공헌을 하였으며 질병을 야기시키는 물리적, 사회적 힘에 대하여 해답을 모색하고자 하였다. 그의 방법론적 관점은 복합적인 인과관계에 근거한 다인론이라 할 수 있다. 다인론적 질병분석에서 가장 중요한 인과요인은 개인의 일상을 생활을 지배하는 있는 물질적 조건이라 규정하였다.

반면 푸코(Foucault)는 사회구성주의적 접근법으로서 신체를 사회적 의미의 수용체로 간주하는 입장을 훨씬 넘어서고 있다. 푸코에 의하면 신체는 담론(discourse)에 의해 의미가 부여될 뿐만 아니라 전적으로 담론에 의해 구성된다고 하였다. 담론은 인식론적 견해로 푸코의 연구에서 가장 중요한 개념이며 주로 언어와 관련되어 있다. 담론은 우리가 볼 수 있고 생각할 수 있으며 말할 수 있는 모든 것들 사이의 관계를 형성하는 토대이다.

---

[34] 루돌프 비르효(Rudolf Virchow(1892~1902), '사회의학의 아버지'라고 불리며 사회의학, 위생학, 공중보건학 등 의료사회학의 창시자이다.

신체를 정신적인 신체로 구성함으로써 간접적으로 통제한다. 정신적인 신체는 단순히 육적 대상이 아니라 의식과 의도 및 언어를 소유한 것으로 정의된다. 특히 긍정적인 힘의 사고나 언어는 정신집중을 통해 의지력을 확고히 할 수도 있으며 어떤 물리적 힘을 대항해서도 반능력을 강화시키기도 한다.

또한 언어와 사고는 신념을 공고히 할 수도 있으며 감정으로부터 추론하여 선택하는 능력이나 나쁜 습관이나 태도 등 소신을 자신의 뜻대로 변화시키는 에너지를 가지고 있다. 이러한 자유의지(free will)는 언어의 고유한 힘이 있기 때문에 가능하다. 즉 의식적인 행동 계획 능력과 언어능력 사이의 상호작용이 바로 자유의지라고 보기 때문이다.

자유의지는 외부의 요소들에 의해 영향을 받지 않은 채 자신의 행동과 의사 결정을 스스로 조절하고 통제할 수 있는 능력을 말한다. 심리학자들은 인간의 자유의지의 존재 여부를 놓고 논쟁하는데 로이 F. 바우마이스터(Roy F. Baumeister)를 비롯한 사회 심리학자들은 자유의지에 대한 다양한 연구 결과 자신의 행동이나 정서, 사고를 조절하고 통제하는 자기 조절과 자기 통제와 같은 형태로 자유의지가 표현될 수 있으며, 이러한 형태의 자유의지에서 의지력이 상당히 중요한 에너지 자원이 될 수 있다는 것이다.

반면 벤자민 리벳(Benjamin Libet)은 1983년 동료들과의 연구를 통해 인간의 자유의지를 과학적으로 증명하고자 했다. 이들은 뇌전도(Electroencephalogram, EEG) 검사를 통해 실험에 참여한 사람들에게 시계를 보도록 했으며, 시계를 보는 동안에 자신의 손가락을 움직여야겠다는 마음이 들었을 때 버튼을 누르라고 했다. 실험 결과, 실험 참여자들이 '마음을 먹었다'고 생각하고 버튼을 누르기 300-500 밀리초(ms) 전에 손가락의 움직임과 관련된 뇌파가 나타났다. 연구자들은 이러한 결과를 통해 뇌 반응은 인간의 의지에 앞서며, 버튼을 누르는 행동은 인간의 의식적인 선택이 아니라 뇌의 행동이라고 결론 내렸다.

특히 프란츠 M. 부케티즈(Frantz M. Wuketis)[35]는 자유의지는 진화과정을 통해 발달한 환상이라며 뇌의 작용은 인간의 의지가 영향을 끼칠 수 없는 뇌만의 고유한 실재를 지녔다고 주장한다.

---

35) 빈대학 교수로서 국제적으로 저명한 생물학자이자 과학철학자이다.

### 라. 신체와 행동

프랭크(Frank)는 신체가 어떤 대상과 관련 속에서 행동에 들어갈 때 제기되어야 할 네 가지 문제들을 추출해낼 수 있는 맥락을 강조한다. 즉 행동의 예측을 가능성을 포함하는 '통제'와 신체가 욕망을 결여하고 있는가 아니면 욕망을 생산하고 있는가의 여부인 '욕망'과 신체가 개체로서 폐쇄적인가 아니면 양자관계적인 존재로서 다른 사람과의 의사소통의 관계나 지배 관계를 통하여 구성되는가의 신체의 '타자 연관성', 신체가 자체의 물질성과 연관되어 편안함을 느끼는가 아니면 그것으로부터 분리되어 있는가의 신체의 '자기연관성'으로 구분했다.

신체가 이상의 네가지 행동문제에 반응하면서 분리된 전형적인 유형의 신체사용법이 나타난다. 신체의 행동을 이해할 수 있는 자기발견적 지침으로 기여하게 된다. 훈육된 몸의 매체는 통제이며, 합리적인 금욕주의적 질서이다. 반영적 신체의 매체는 소비이며 백화점이다. 지배하는 신체의 매체는 힘이며 전쟁을 말한다. 의사소통적 신체의 지배는 인정이며 공유된 서사나, 공동체 의식, 보살핌 등이다.

<그림 6>에서와 같이 신체이론을 명료화하기 위해서 훈육적, 반영적, 지배적,

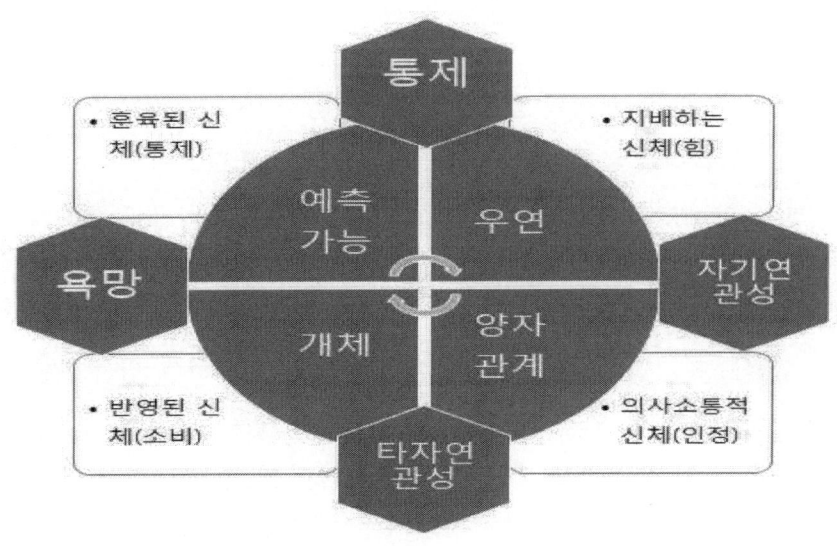

<그림 6> 행동과 신체사용법

의사소통적 유형의 신체사용법들이 각각의 행동 매체를 통하여 어떻게 통제, 욕망, 타자관련성, 자기관련성 같은 행동문제들을 해결하는가에 대해 설명하고 있다.

마. 신체와 시간

인간의 신체는 경험에 대한 의식이다. 조상으로부터 물려받은 유전인자 역시 수많은 인류의 경험의 축적이다. 질병도 경험이다. 이러한 경험의 기억을 후대에 전하는 역할을 신경과 면역, 유전이 담당한다. 신경은 지각, 기억, 인식, 감정 등을 신경세포의 작용으로 보며, 면역은 림프세포와 생성된 물질 관심을 갖으며, 유전은 유전자라는 물질에 기초하여 설명하고 있다. 이러한 생각들이 단순히 환원론적인 근거만은 아니며 부분들의 합을 이루는 기계론적 사고도 아니다. 이러한 시간과 신체의 관계는 신체의 많은 부분들이 시간의 역사 속에서 변화를 추구하는 관계라고 볼 수 있다.

신경이라는 것이 신체의 경험과 기억을 기록하고 가공하는 넓은 의미의 기억장치라고 볼 수 있는 반면, 면역은 세포들의 경험과 기억을 처리하는 좁은 의미의 기억조정 장치이다. 심한 스트레스에 시달리는 사람이 면역력이 약해지고 쉽게 병에 걸리는 것도 이 두 체계가 서로 영향을 주기 때문이다. 유전 역시 신체가 끊임없이 변하는 시간과 공간 속 경험의 흐름으로 볼 수 있다. 시간은 활시위를 떠난 화살과 같다. 시간을 되돌리는 것은 불가항력이며 비가역적이다.

시간을 한 사람의 인생에 비유한다면 흘러간 과거와 흘러가는 현재 그리고 오지 않은 미래에 대한 시간과 공간의 역학관계가 성립한다. 또한 과거를 통한 회한 혹은 반성이 현재의 경험과 체험의 준거가 되며 미래의 새로운 자기상(self-image)이 될 수 있다. 한 개인이 자기를 어떠한 인간으로 지각하고 있는가는 능력, 성취정도, 매력, 타인에 의해 인정받거나 수용되는 정도 등에 대한 주관적인 평가로 자기상은 현실과 일치하지 않을 수도 있으며 자신이 원하는 이상상과 다를 수도 있다. 이것은 시간과 공간이 절대적이지 않다는 것을 증명하는 것이다. 즉 개인의 처한 환경에 따라 변화하며 개인적인 사건(event)이 변수로 작용한다.

## 사. 의식지도

의식지도는 데이비스 호킨스(David R. Hawkins)가 인간의 다양한 문제들을 의식차원에서 지수화한 것이다. 다양한 에너지장을 수치로 측정하여 신체와 정신 영혼의 관계를 설명하고 있다. 의식지도는 자가치유와 매우 밀접한 관계가 있으며 에너지장의 방향은 중요한 의미가 있다. 에너지 장이 부정적인 방향의 에너지 장은 삶을 지지해주지 않기 때문에 "삶에 반하는 장(anti-life)"이라 할 수 있다. 반면에 진리의 긍정적인 방향을 향하는 장들은 삶을 지지하고 보살펴 준다. 지도 위쪽으로 올라갈수록 진리와의 합일에 가까워지며 수치가 높아질수록 에너지 장의 힘도 더욱 강해진다. 에너지장의 수치는 0에서 시작하여 깨달음의 상태는 600에서 1000에 이른다. 깨달음은 이원성과 개인적인 나와의 동일시를 초월한 상태를 의미한다.

건강한 사람은 외부의 사건이나 신체에 휘둘리지 않는 자아를 발달시킨다. 또한 고차원적인 에너지장이 자연스럽게 표출되기 때문에 의식지도에서 200을 기준으로 아래로 내려가면 부정적 에너지가 위로 올라가면 긍정적 에너지가 충만한 것이다. 예를들어 의식지도에서 500 이상의 에너지장은 사랑, 기쁨, 평화, 깨달음의 장이다. 따라서 감사와 용서를 통한 치유의 에너지가 넘치게 된다.

그러나 이와는 반대로 200 이하의 에너지장에서는 신체의 에너지장이 약하기 때문에 부정적 에너지가 작용한다. 특히 무의식적 죄책감은 부정적 에너지를 더욱 크게 만드는데 우리 신체의 자율신경계와 경혈에너지 체계의 균형을 잃게 만든다. 결국은 우리 신체의 부정적 에너지를 몰아내는 힘은 긍정적 에너지가 충만하여 강하게 거부하는 힘이 필요하다. 이와 같은 힘을 배양하는데 있어 의식에너지장의 역할이 중요하다.

에너지장을 측정하는 방법은 근육테스트로 확인할 수 있다. 이 테스트는 팔의 근육을 이용하는 간단한 방법이다. 피검사자가 팔을 내밀면 검사자는 팔을 누른다. 이때 마음 속에 품은 생각이 분노나 두려움, 미움처럼 의식 지도에서 200 용기와 진실의 단계 아래 있는 것이면 팔의 힘이 약해진다. 이것은 에너지장의 균열을 의미하며 에너지장이 아래로 향하는 것은 부정적인 대응을 나타낸다. 반면 사랑과 진실을 마음에 품고 있을 때 팔을 검사하면 팔의 힘이 강하게 나타난다. 예를 들면 분노와 슬픔 사이의 수준을 살펴보면 분노는 150, 슬픔은 75이므로 슬픔이 부정적 에너지가 크다는 것을 알 수 있다. 치유는 540 이상에서 일어난다. 540 이하의 부정적 에너지상태에서는 어떠한 치유도 효력이 떨어진다. 왜냐하면 긍정적에너지를 갖고 있지 않다면 내면의 성찰이나 영혼의 정화는 오히려 위험할 수 있기 때문이다.

특히 에너지의 방향이 긍정적인가 부정적인가를 보여주며 인간의 경험방식을 파악하는데 매우 중요하다. 부정적인 방향을 향하는 것들은 통증과 고통으로 경험되며 파괴적인 에너지를 보인다. 또한 에너지장들이 감정에 영향을 미치기 때문에 500 이상의 단계에 이르면 치유의 경험을 하게된다. 통증 역시 의식의 경험이 때문에 통증도 컨트롤이 가능하다.

높은 주파수의 초의식은 참나, 존재, 깨달음의 수준으로 생명과 일치하는 것이다. 생명은 자연의식이다. 자연의 삶은 단순하며 지속적이고 자연과 조화를 이룬다. 자연에서 의식의 흐름을 통해 사고를 확장하면 양자에너지의 힘에 의해 사고와 감정의 일치를 얻을 수 있기 때문에 깊은 의식을 통해 영성을 깨닫게 되고 통증과 고통으로부터 벗어날 수 있다.

의식지도에서 보이는 수준의 조정은 의식과정에서의 판단을 제거하는 방법이 있다. 의식에서 일어나는 감정이나 생각을 자각하는 것이다. 자각하는 것으로도 정제된 사고를 하도록 인도할 것이다. 분노, 두려움, 슬픔, 증오, 죄책감 등 좋아하지 않는 감정들을 느끼면서 사고를 검토하면 자신의 변형된 사고들 즉, 자신과 남을 판단하고 삶의 단면이나 크기로만 보았던 사고들이 불만스러운 감정들과 연결되어 있다는 것을 알게 된다. 이러한 정제된 사고를 통하여 의식수준을 끌어 올리면 용기로부터 자발성, 수용, 이성, 사랑, 기쁨, 평화, 깨달음의 단계로 성장할 것이다. 사고와 느낌들에 대한 자각이 스스로를 가르치게 되도록 훈련하면 인간(human being) 즉, 인간의 진정한 의미인 '존재' 혹은 '있음'을 깨닫게 된다.

존재한다는 것은 이 순간을 느끼고 그 감정으로 살아간다는 것을 의미한다. 이러한 느낌, 감정이 바로 초월에서 순수의식까지 신체와 연결되어 있음을 아는 것이 중요하다. 또한 왜 존재하는가에 대한 물음에 답은 자신이나 다른 사람들을 판단하지 않는 것이다. 이원론적 방법인 옳고 그름, 긍정과 부정, 완전함과 불완전함,

가능과 불가능 등의 잘못된 사고의 방법을 과감하게 버리는 것이다. 이렇게 되면

| 신에 대한 관점 | 자신에 대한 관점 | 수준 | 측정기록 | 감정 | 과정 |
|---|---|---|---|---|---|
| 큰나(참나) | 존재 | 깨달음 | 700~1000 | 형언할 수 없는 | 순수의식 |
| 전존재 | 완벽한 | 평화 | 600 | 지복 | 빛비춤 |
| 하나 | 완전한 | 기쁨 | 540 | 평온 | 변모 |
| 사랑하는 | 온건한 | 사랑 | 500 | 경외 | 드러남 |
| 현명한 | 의미 있는 | 이성 | 400 | 이해 | 추상 |
| 자비로운 | 조화로운 | 수용 | 350 | 용서 | 초월 |
| 영감을 주는 | 희망적인 | 자발성 | 310 | 낙관주의 | 의도 |
| 할 수 있게 해주는 | 만족스러운 | 중립 | 250 | 신뢰 | 풀려남 |
| 허락하는 | 실행할 수 있는 | 용기 | 200 | 긍정 | 힘의 부여 |
| | | ▲▼ | | | |
| 무관심한 | 요구가 많은 | 자부심 | 175 | 경멸 | 팽창 |
| 복수심을 품은 | 적대적인 | 분노 | 150 | 미움 | 공격 |
| 부정하는 | 실망스러운 | 욕망 | 125 | 갈망 | 노예화 |
| 벌하는 | 겁나는 | 두려움 | 100 | 불안 | 위축 |
| 냉담한 | 비극적인 | 슬픔 | 75 | 후회 | 낙담 |
| 선고하는 | 희망없는 | 무감정 증오 | 50 | 절망 | 포기 |
| 보복하는 | 악 | 죄책감 | 30 | 비난 | 파괴 |
| 멸시하는 | 가증스러운 | 수치심 | 20 | 치욕 | 제거 |

< 표 3 > 데이비드 호킨스의 의식지도 (출처 : Healing and Recovery)

존재의 참의미를 알게되고 시간과 환영과 공간의 정확한 위치를 알게되어 아름다운 삶으로 연결될 것이다.

결국 존재의 상태에 도달할 때 200 이하의 에너지장에서 느끼는 수치심, 죄책감 등 부정적 에너지를 몰아내고 긍정적 에너지가 충만하면 뇌의 모든 부분이 원활하게 작용하면서 사고가 숙고되고 신체를 통해 느낌으로 이해될 것이다. 200 이상에 해당하는 용기는 현실을 직시하고 삶에 대한 적절한 태도를 취하며 자신에 대한 진실을 말할 수 있기 때문에 긍정에너지가 넘친다. 또한 자신의 내적 확신에 따라 도전의 기쁨도 누릴 수 있다. <표 3> 데이비드 호킨스의 의식지도 참조

(2) 감정(emotion)

감정은 삶의 모든 것이다. 감정은 의식적 상태의 일부분이고 자기와 관련이 될 때 감각질(qualia) 개념에 연결시키는 과정이다. 갑자기 일어나는 일과성의 강한 반응이며 희열, 분노, 두려움, 불안, 황홀, 경악, 증오 등을 말한다. 주관적인 감정의 느낌에 신체적 또는 생리적 현상을 항상 수반하는 복합적인 것으로서 표정, 몸짓, 말소리 변화, 호흡, 맥박, 안색의 변화와 같은 자율신경계 반응이 수반되며 내분비계, 소화기계, 생식계 등에도 영향을 주며 강한 변화는 이성적으로 제어가 힘든다. 또한 감정은 오래 지속될 수 있으며 다른 경험에도 영향을 줄 수 있다.

그러나 감정은 정서가 아니다. 정서는 복잡한 방식으로 감정을 의지 및 판단과 혼합시키는 강한 인지적 요소를 가지고 있는데 다른 모든 과정들과 혼합되는 가장 복잡한 정신상태나 과정으로 역사적 사회적 근거를 갖는 특성이 있다.

감정은 흥분하거나 당황하거나 불안할 때 경험하는 정신상태로 신체적으로는 심장박동의 변화나 거친 호흡 등 심리적 변화를 보인다. 또한 의식적 통제나 이성적 사고가 어려워지고 불가능 상태에 이르기도 한다. 물론 순간 순간의 감정변화로 나타나는 행복감이나 기쁨도 마찬가지지만 신체적 기능과 작용은 다르다. 감정의 신체지도에서 보는 것처럼 감정의 변화는 마음의 상태에 따라 다르다는 것을 알 수 있다. 신체의 감정 유발 감각의 지형학적 변화는 정서적 장애에 대한 새로운 바

이오 매커니즘을 제공한다. <그림 7> 참조

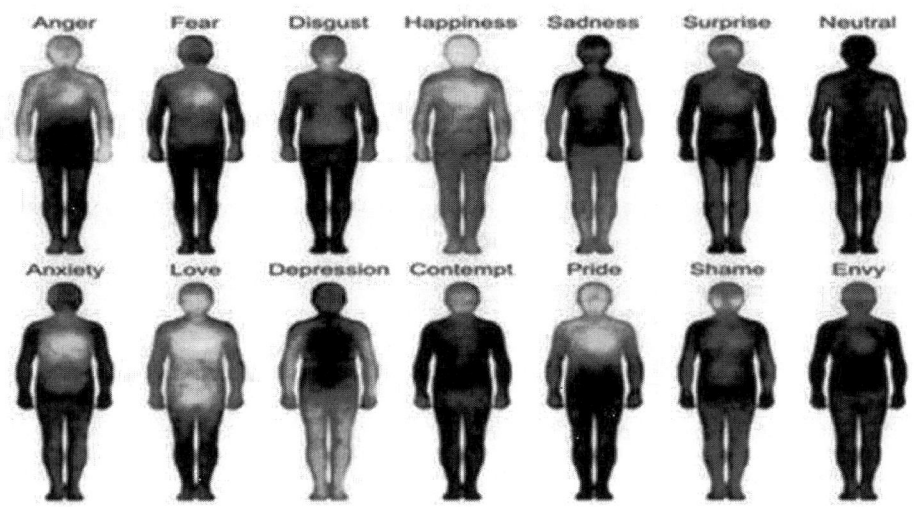

<그림 7> 감정신체지도(출처 : https://www.pnas.org)

그러므로 감정은 경험이라는 가치를 통해서 완전한 감정적 이해를 필요로 한다. 이를 감정발달(emotional development)이라 하는데 감정 전반에 걸쳐 충분하게 경험하고 또 표현할 수 있는 능력의 점차적인 증가를 말한다. 감정발달은 태어나면서부터 시작하여 성장하면서 성인에 이르기까지 계속적으로 발달한다. 특히 뇌 피질의 조절, 타인에 대한 모방, 내분비선의 영향, 가정의 분위기, 그리고 조건화의 영향을 받게 된다.

본질적으로 감정에너지는 창의적 힘과 지성의 무한한 원천이다. 따라서 감정의 활기차고 생생한 에너지를 주위 환경과 인간관계 등 모든 상황에서의 선택과 집중을 통해 깨어 있도록 지지해주고 어려움과 괴로움을 이길 수 있도록 새로운 방향을 제시해준다. 또한 긍정적인 감정의 바탕은 자신감과 자존감이다. 특히 자존감이 높으면 주도력을 가지고 자신의 신념에 따라 행동하고 의지력이 강하며 불행과 우울증을 극복하는 원천이다. 감정이야말로 마음과 몸을 연결하는 고리 역할을 한다.

감정이 이성과 대립하지 않고 세상에 대해 믿을 만한 지식을 제공할 필요가 있다.

특히 공포라는 감정은 이 세상에 위험하고 끔찍한 것이 있다는 것을 알려주지만 무고하고 무해한 것에 공포를 느낀다면 병리적인 감정이 될 수도 있다. 결국 인간이 느끼는 감정은 인지와 연결되어 있다.

따라서 감정은 신체 밖으로 표현하는 것이 중요하다. 또한 감정은 마음 속에 담아두면 썩기 마련이기 때문에 밖으로 표출하는 것은 신체와 정신 맑게 한다. 이와 같은 작용은 분노와 갈등 두려움 등 나쁜 감정을 통제하게 되며 무한한 의식의 확장을 통해 막혀있던 의식에너지를 흐르게 한다. 즉 의식이 확장되는 만큼 우리의 현실도 확장되어 새로운 가능성의 에너지가 넘쳐 흐르게 된다. 내면의 억압된 감정은 정신적 신체적 고통을 유발하므로 의식에너지장을 긍정적으로 전환하면 몸과 마음의 질병으로부터 벗어날 수 있다.

프로인트(Freunnd)는 건강과 질병에 대한 사람들의 경험이 지배와 종속의 사회적 관계에 의해서 어떻게 형성되고 변형되었는가에 초점을 맞추고 있다. 그는 건강에 대한 전체론적 관점에서 신체와 정신에 관계에 관심을 가지면서 신체의 평안이라는 것을 개인이 성취하기 위해서는 인간의 '감정양식'을 통해서 우리의 사회생활과 밀접하게 연관된다고 주장한다.

특히 건강과 질병은 '평안한 신체'를 형성하는 중요한 요소라고 보고 있다. 우선 신체는 과잉상태나 결핍상태가 아닌 '한계범위' 내에서 혈압, 체온, 호르몬 수준, 및 전해질의 균형과 같은 특성들을 유지하고 조절할 수 있어야 한다. 또한 신체와 정신의 밀접한 통합성을 충분히 감독할 수 있어야 한다. 즉 신체의 연관성에 대한 인식, 신체의 내부로부터 오는 메시지를 검토하고 해독하는 능력과 메시지를 처리할 수 있는 방식으로 신체의 자원을 동원할 수 있는 능력을 요구한다.

사람이 감정을 느끼는 것은 인간의 삶에 기본적인 것으로 이는 다른 사람과 상호작용에서 생겨난다고 주장한다. 또한 인간의 감정 양식들은 신체의 평안을 성취할 수 있는 능력을 근본적으로 형성하는 방식으로 체현된 자아를 사회적 관계에 연결시킨다. 스트레스를 가중시키는 사회적 상황은 혈압, 면역체계에 영향을 줄 수 있는 신경호르몬과 관계가 있으며, 고독과 고립, 슬픔과 상실감, 분노와 적대감, 근심과 우울, 절망과 무력감과 같은 압도적인 감정증후군들도 해로운 생리적 변화를 야기하는데 이 변화들은 주로 신경 및 내분비 체계와 연관된다. 순탄치 않은 사회적 상황이 세로토닌 물질대사의 수준을 변화시켜 우울감과 같은 기분에 영향을 미칠 수 있다.

 감정은 표정으로 느낌을 표현하며 사회적인 기능이기도 하다. 느낌은 상대방이 있을 경우와 시선교류를 할 수 있는 경우에만 표정을 통해 전달된다. 특히 인간은 표정을 통해 다른 사람에게 내적인 상태를 전달할 수 있다. 표정은 두려움, 거부감, 기쁨, 슬픔, 놀람, 분노, 경멸 등과 같은 감정의 표현 나타나는데 유전학적으로 작용함과 동시에 학습의 경험이 또한 중요하다. 태도 또한 감정의 표현이다. 사고가 인식되고 알려지는 것 역시 감정을 통해서이다.


(3) 인지(cognition)와 주의(attention)

 인지의 가장 단순한 개념은 보기, 듣기, 냄새 맡기, 맛보기, 만지기 등 오감을 의미하며 인간이 생존하기 위한 가장 기본적인 조건이다. 특히 감각기관 하나라도 사리지면 변화된 조건에 적응하기 위해 많은 시간이 필요하다. 인간의 인지는 대부분 무의식에 저장되어 있으며 어떤 자극이 의식 속에 도달하게 되는지는 충동, 욕구, 흥미, 기분에 따라 좌우되기도 한다.

 지가세포 또는 수용체는 특정한 종류의 에너지에 의해 자극을 받고 신경 삭을 거쳐 해당하는 뇌의 중심에 도달한다. 감각의 인상에 대한 해석은 자신이 이미 겪은 기대에 의해 좌우된다. 인지는 언제나 개인적인 과정이다.

 또한 인지는 "우리가 어떻게 아는가"의 문제이다. '앎'이란 인간의 행위에 있어 근본 토대이다. 인지의 개념상 인식과 이해를 구분할 수 있으며 또한 기억과도 연관된다. 인간의 '삶'이란 우리들의 일상생활에서 주위에서 일어나는 상황을 어떻게 이해하느냐에 따라 삶의 방향과 그 수준이 달라진다.

 사람들이 세상에서 일어나고 있는 일들을 얼마나 정확하게 이해하는지는 인지체계(cogntive system)가 얼마나 효과적이냐에 달려 있다. 인지체계는 사람이 가지고 있는 일련의 상호연관된 지식군(知識群)으로 개인이나 집단, 사건 또는 행동, 대상, 주제 등에 관한 구체적이면서 추상적 지식을 말한다. 한 개인은 한 가지 인지체제만을 갖는 것은 아니고 복잡성과 상호연관성의 정도가 각기 다른 여러 개의 인지체제를 갖는 것이 일반적이다. 인지체계 가운데 상호연관(interconnectivity)

성의 정도가 가장 높은 것으로 이념이 있다.

반면 관념은 상상력에 의해 각각 분리되어 따로 존재할 수 있으며 그 상상력에 의해 다시 합일되어 원하는 형태를 가질 수 있다. 상상력에 의해 원하는 형태로 합일된 관념은 모든 시간과 장소에서 어느 정도 한결같은 모습을 하고 있다. 따라서 인지체계의 역할에 따른 인간의 이념, 관념, 신념, 표상 등의 개념의 확신이 필요하다.

인지체계의 구성요소는 정보를 사용할 수 있게 해주는 특별한 종류의 인식과정을 수반한다. 특히 주의, 지각, 기억, 추리, 의사결정 및 의사소통까지 다양한 처리를 한다. 인지과정의 모델은 뇌의 형태로 제시할 수 있는데 이것이 인지 기능의 국재화이다. <그림 8>에서와 같이 제시된 내용들이 주로 감각이나 지각, 주의, 기억, 학습 등 특정한 인지적 처리들이 특정한 뇌 영역과 관련되어 있음을 알 수 있다.

구성요소의 기능 수준은 낮은 수준으로는 감각, 지각이 있으며, 중간수준은 기억, 학습, 이해 등이 있다. 발견과 지식의 협응체계인 높은 수준은 추리, 문제해결, 의사소통 등으로 구분할 수 있다. 인지능력 향상은 인지능력은 과제에 따라 다양하

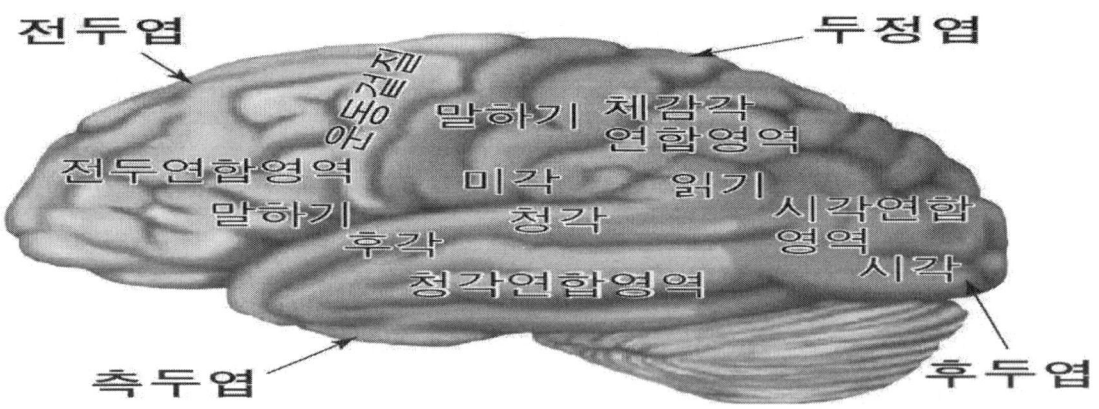

<그림 8> 인지기능의 국재화 반응(출처 : https://truman.tistory.com/128)

게 나타난다. 인지체계의 다양한 양상들은 우리가 보고 학습하고 기억하고 추론하며 문제를 해결하고 다른 사람들과 의사소통을 할 수 있게 한다. 인지체계의 기능들은 인간이 얼마나 많은 경험과 지식을 가지고 있는지에 따라 달라질 것이다.

인지는 다양한 정신적 처리들 예를 들면 지각, 이해, 기호화, 학습, 파지, 기억, 추

리, 문제해결, 의사결정 등이 기능한 결과이다. 특히 인지체계가 신체적 상태, 감정, 학습자 태도, 수행에 대한 동기, 사회적 상호작용과 같은 비인지 양상들에게 의해 영향을 받으며 비인지적 양상에서의 변화는 인지에 긍정적이거나 혹은 부정적으로 영향을 미친다. 때로는 이러한 비인지적 요소가 서로의 상호작용을 통해서 인지적 처리에 영향을 주기도 한다. 이러한 중다양상 모델을 <그림 9>과 같이 제시하고 있다.

인간의 인지능력 향상은 운동과 언어와 사고에 있다. 어떤 역할을 하는가는 매우 중요하다. 운동이 치상회(dentate gyrus)라는 두뇌의 영역에서 혈류량을 증가시킨다. 또한 치상회는 기억의 형성과 연관이 깊은 해마(hippocampus)라는 두뇌조직에 반드시 필요한 구성요소다. 운동을 하면 신체의 조직에 공급되는 혈류량이 증가하게 된다. 즉 운동이 직접 산소와 음식물을 공급하지는 않지만 운동을 하면 신체가 산소와 음식물을 더 잘 이용하게 된다. 이러한 기전은 인간이 생명을 유지하려면 물, 공기, 음식 등 세 가지가 필요하다.

특히 공기의 중요성이 강조된다. 두뇌는 산소를 공급 받지 못하면 5분을 넘기지 못하며 심각한 영구적 손상을 이룬다. 혈액이 산소를 충분히 배달하지 못하면 신체에 유독한 전자가 너무 많이 쌓이기 때문이다. 따라서 적절한 운동은 인지기능을 활성화시키는데 필수적인 요소이다.

인간은 섭생을 통해 생명을 유지하고 있다. 생명의 필수요소인 음식물의 경우 그 폐기물이 발생하는데 폐기물은 포도당 분자 속 원자에서 떨어져 나온 전자더미이다. 전자들은 세포 속의 다른 분자들에 세게 부딪치면서 분자를 인간이 아는 가장 유독한 물질로 변화시킨다. 이것이 노화를 촉진시키는 활성산소(free radical)[36]이다. 주의는 다른 자극을 차단하면서 동시에 어떤 자극에 주의를 집중할 만큼 충

---

[36] 활성산소(free radical)는 '자유기(自由基)', '유리기(遊離基)'라고도 불린다. 동식물 체내 세포들의 대사과정에서 생성되는 산소화합물로, 노화·동맥경화·암 등과 연관이 있는 것으로 알려져 있다. 우리 몸에는 활성산소를 해가 없는 물질로 바꿔주는 효소(항산화효소)도 있어 활성산소의 무제한 증가를 막아주는 역할을 한다. 또 몸속에서 자체적으로 생기는 항산화효소는 물론 외부의 식물에서도 항산화물질을 얻을 수 있다. 예컨대 비타민C(키위, 양배추 등에 다량 함유), 비타민E(아몬드, 해바라기씨 등에 다량 함유), 베타카로틴(당근, 토마토 등에 다량 함유), 셀레늄(각종 해산물에 다량 함유) 등이 이에 해당한다.

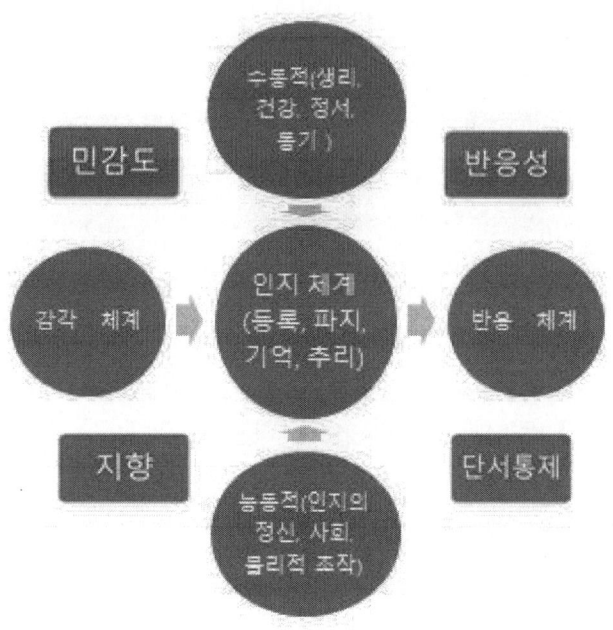

분하게 몰입되어 있는 상태이다.

<그림 9> 중다양상 모델

 감각기관을 자극하는 다른 모든 정보를 무시한채 집중 대상만을 완전히 인식하는 힘 즉 의식에너지의 핵심요소이다. 이상적인 자신의 이미지에 집중하면 뇌에 새로운 회로를 만드는 일이 쉬워지며 감각기관의 자극도 더 잘 통제할 수 있게 된다. 더욱 중요한 것은 각성상태이다. 생각과 감정의 흐름에 의식을 집중하는 것이 현재를 인식하는 각성(vigilance)상태이다. 몰입되어 있는 상태에서는 다른 생각에 주의를 기울일 수 없다. 한 번에 주의를 받을 수 있는 항목의 수는 주의폭(span of attention)이라한다.
 따라서 과제에 대한 수준의 질을 높이면 인지기능의 향상을 도모할 수 있다. 또

한 과다각성 상태에 있거나 피곤해서 각성되기 어려운 상태라면 집중하기가 어렵다. 주의는 실제 세상 과제 수행에 포함된 거의 모든 인지과정에서 중요하다. 특히 개념적 정보들을 비록 우연히 학습될 수 있는 것이라 하더라도 주의를 요한다. 주의는 추리, 문제해결, 의사결정에 중요한 요소이다. 주의를 기울이는 것은 심적역량(mental capacity)에 많은 소비를 가져오는데 가용할 수 있는 주의력이 제한되어 있다. 따라서 과제에 대한 주의 수준을 증가시킴으로써 인지수행의 질을 향상시킬 수 있다.

(4) 감각(sensation)과 지각(perception)

모든 인간은 주어진 환경에 적응하며 외부세계의 자극들을 수용하며 살아간다. 외부세계를 자기화 하는데 가장 중요한 것이 감각기관이다. 감각은 해석되지 않은 에너지를 표상한 결과이다. 감각을 통해 외부세계에 대한 정보를 등록하면 지각은 등록된 정보를 해석하는 것이다. 감각이 탐지한 것에 대해 의미를 붙이는 과정이다. 감각 정보는 부정확하거나 결여될 수도 있고 사람에 따라 정보를 재인할 수 없거나 충분한 경험을 갖지 못할 수도 있다. 또한 정보에 대한 기대로 인해 잘못 해석할 수도 있고 정서적 상태나 생리적 상태에 따라 비인지 양상도 지각에 영향을 줄 수 있다.

감각하면 우리는 보통 오감을 생각하는데 시각을 포함하여 편광감각이나 눈 없이 보는 것 즉 식물의 빛 감각 혹은 굴광성 등도 포함한다. 어떤 존재의 가시성 또는 불가시성에 대한 감각, 색소형성, 발광, 투과성, 가리기(screening) 등의 수단을 통해 자신의 존재를 드러내거나 위장하는 능력과 관련된다. 전파, X선, 감마선과 같이 눈에 보이지 않는 방사선에 대한 감수성, 전자기 감각, 또는 지구 자기장을 따라 이동하는 유기체들은 자기극성을 알게 된다.

또한 무게감각과 균형감각, 공간이나 거리에 대한 감각, 지구자전에 대한 감각, 식욕, 배고픔, 음식을 먹으려는 충동, 통증, 정신적, 영적 고통과 울음 충동을 포함한다. 두려움, 부상 혹은 죽음, 공격이나 질식, 추락, 출혈, 질병 및 기타 위험에 대한 두려움을 포함한다. 생식에의 충동, 성, 구애, 짝짓기, 분만, 모성, 부성, 양육 등을 포함한다.

이 모든 것들이 결국 감각체계가 진동이라는 것을 보여준다. 진동은 우리 내부와 주위의 존재하는 에너지의 특성이라고 할 수 있다. 에너지는 율동적이어서 항상적이지 않으며 시시때때로 변화하면서 맥동이나 진동의 형태로 나타난다.

물질적 객체를 경험하는 것은 감각을 통해서만 가능하다. 융이 성격을 유형화 할 때 감각, 생각, 느낌, 직관 등에서 하나를 선택하여 사용한다는 것이다. 의식의 가능성의 물질적 파동을 붕괴할 때 물리적 신체 경험은 감각적 경험이다. 반면 생각은 정신체인 마음의 가능성 파동이다. 또한 활력체의 움직임인 활력에너지 파동이 붕괴하면 느낌의 경험을 준다. 직관은 다른 범주에 속한 의식의 가능성의 경험 방법이다. 즉 초정신영역이다.

감각이 외부 세상의 인상에 대한 표상이라면 지각은 그것이 무엇인지 해석하는 방식으로 탐지한 것에 대해 의미를 붙이는 것이다. 실제로 오감에 의한 감각이 확실하지 않을 수도 있다. 또한 지각에 대한 개인의 믿음 역시 확실하지 않을 수도 있다. 오지각(misperception)은 수용기 충돌이 피질영역으로 연결되는 구심신경에 완전하게 전달되지 않거나 피질 탐지기가 구심 충동에 충분히 활성화되지 않을 때 발생한다.

(5) 기억(memory)과 학습(learning)

기억은 학습이나 보존(retention), 인식(recognition) 등의 정신과정에 근거를 둔 과거 경험을 재생시키는 능력이다. 인간에게 기억이 없다면 일상생활이 불가능할 것이다. 시간의 방향성과 정보저장은 인간 생활에 가장 중요한 요인이다. 특히 기억이 없다면 자신을 알지 못할 것이고 인성 또한 모를 것이다. 후손에게 중요한 정보를 전달할 수 없을 것이다. 그러므로 계속되는 새로운 것을 습득하는 과정이 모두 기억의 저장이다. 이것은 뇌의 변화에 영향을 주며 환경에 적응하기 위한 수단이기도 하다.

또한 인간의 신체적 기능 역시 기억의 범주에 속해 있다. 유전자 복제에서 면역, 신경의 반사작용, 뇌의 복합적 기능인 재범주화 등 다양한 것들이 모두 기억의 유형이다. 그리고 기억은 생각의 형성에 중요한 역할을 한다. 생각한다는 것은 기억한 것을 다시 바꿔서 배열하거나 결합하는 것이므로 사고는 기억에 크게 좌우된다. 옛날의 기억이나 현재의 생각을 재조합하여 새로운 독창적인 개념들을 만들어 내기 때문이다. 새로운 지식을 습득 처리함으로써 새로운 생각을 조직화하여 새로운 회로를 만들 수 있는 것이다. 뇌가 우리의 모든 경험을 기억하기 때문에 학습이 가능해진다. 결국 사고 능력도 기억의 특성에 따라 결정된다.

기억은 학습과 서로 관련이 있으며 학습은 학습자 스스로 무엇이 주요한 것인지 결정을 해야 하는데 반해 기억은 무엇이 기억되어져야 하는지에 대해 분명한 지시를 제공한다. 얼마나 기억을 잘할 수 있는지는 처음에 정보를 어떻게 학습하는지에 따라 달라진다. 시간에 따른 파지도 사람들이 파지하고 있는 것을 어떻게 표현하는지에 따라 달라진다는 것이며 무엇이 표현될 것인지는 우리가 기억하려고 애쓰는 대상의 인출 성공 여부에 달려 있다. 특정 순간에 우리가 알고 있는 것에 대해 의사소통하는 능력은 나중에 그 정보를 기억하는 능력에도 영향을 줄 수 있다.

인간의 기억은 때로는 과장되고 왜곡되며 대부분 잊히기도 한다. 또한 기억이 단순한 과거의 기록이 아니라 매 순간 변화하는 현재와 다가올 미래에 대비하기 위한 "경험의 질료"라고 한다. 상황이 바뀌면 기억도 바뀔 수 있는 것이다. 그러므로 기억으로 저장하는 확실한 방법은 반복 학습하는 것이다. 그리고 재활성화가 중요하다.

결국 기억한다는 것은 신경세포들의 연결을 얼마나 오래 유지할 수 있는가에 달린 것이다. 학습을 시작하고 처음 몇 초 동안 무언가를 기억하는 능력이 생긴다. 우리 뇌의 기억 시스템은 부호화-저장-인출-망각 단계로 이루어진다. 인간을 특징 짓는 인지적 재능인 말하기, 글쓰기 능력도 기억할 수 있기 때문에 가능하다. 기억은 인간의 영속성을 통한 문화를 형성하는 가장 중요한 인간의 능력이다.

학습하는 동안 신경세포는 효율적이고 강력한 뇌가 될 수 있도록 변한다. 특히 복잡한 환경 속에서 살아가는 인간은 단위 신경세포의 모세혈관 수가 많기 때문에 뇌로 전달되는 혈액 양도 많다. 그러므로 환경에 노출되어 경험된 내용은 전체적인 뇌의 기능을 향상시킨다.

성상세포는 영양분을 제공하고 찌꺼기를 없앰으로써 뉴런의 기능을 돕는 세포다. 결국 복잡한 환경에서 적응하는 인간은 성상세포가 더 많다는 것을 알 수 있다. 경험에 따라 뇌 용량이 증가하여 이들의 조화로운 형태가 나타날 수 있음을 보여주는 것이다. 사회집단이나 신체접촉과 같은 환경과의 직접적인 상호작용이 존재하는 것이 중요하다. 따라서 대뇌피질의 전체 구조는 학습을 위한 기회 노출과 사회적 맥락에서 학습으로 변화될 수 있다.

 학습의 특징은 기억의 지속성이나 취약성에 영향을 준다. 특히 동일한 대상을 기억할 때 단어보다는 그림으로 기억할 때 더 효과적이다. 학습할 때 단어와 그림을 동시에 보여주면 더 효과적이다. 따라서 학습은 기억과정과 정보 사이의 관계를 맺어 주는 것이다. 복잡한 인지과정에 관여하는 단어, 그림 등 다른 유형의 정보를 반복해서 제시하면 특정 뇌가 활성화 된다. 이러한 활성화를 통해 새로운 사상은 장기기억으로 부호화 된다. 경험은 뇌 구조 변화에 중요한 요소이다. 경험의 기억을 통해 뇌에 기록된 것에는 학습자의 정신활동도 포함한다. 그러므로 경험이 두뇌의 구조를 변경함으로써 마음의 구조를 만드는데 역할을 담당하는 것을 알 수 있다.

 학습에 의해 인간은 오늘날 문명을 이루게 되었다. 문명을 이루게 된 근원은 학습이 생물학적 면과 사회적인 면이 복합적으로 작용한다는 것이다. 생물학적으로는 인간의 상징을 통해 의사소통을 하고 생각하고, 현실에 적응하는 능력이다. 이런 능력으로 인간은 학습된 지식에 근거해서 행동하는 능력을 갖게 되었으며, 성찰성, 가변성, 정밀성, 융통성 및 현실 적합성의 특징을 갖는 언어로 발전시켰다.

 기억이 어디에 저장되는지는 뇌의 기억중추가 존재하지만 장기이식의 결과로 유추해본다면 장기이식을 받은 사람들이 생각, 감정, 꿈, 성격, 음식까지 장기기증자와 같은 성향을 보인다는 점에서 기억이 어느 특정 부위가 아닌 체세포 전체에 저장된다고 볼 수 있으며 에너지 형태로 세포에 저장되고 이미지로 기억되는 것이다. 결국 유전적 기억도 커다란 역할을 한다.

(6) 심상(image)

 심상은 영상을 머릿속에 떠올려 그리는 것을 말하며 인간의 삶 속에 가장 기본적인 정신 활동이며 소산물이다. 심상은 기억·상상, 또는 외적(外的) 자극에 의하여 의식에 나타난 직관적인 표상으로 직접적으로 지각되지 않은 것들에 대해서도 상상할 수 있는 기능이다. 기억이 외부 세계와의 관계를 정신 속에 요약하고 정리하는 기능으로 대단히 오래 지속되는데 그 이유는 인간이 기억을 이미지나 다른 상징적 대치물 속에 보존하기 때문이다. 상상은 인간 고유의 특성으로 지각된 대상이 실재하지 않더라도 지각한 것을 재생시키는 행위이다. 이미지를 만들어 머릿속에서 새롭게 조절하는 것을 말한다. 과거를 회상하는 것은 직접적이고 소박한 의미로 과거를 상상하는 것이다. 인간을 동물과 구분하는 가장 큰 이유이기도 한데 어떤 사건이나 경험의 모습을 시간과 공간의 한계를 초월하여 그릴 수 있기 때문이다.

결국 심상은 의식세계로 노출된 마음 내용물의 외현적 모습이라 할 수 있으며 시각뿐만 아니라 어떤 양상으로도 일어날 수 있다. 따라서 심상은 인격형성에 매우 중요하며 생각하는 능력이 상징들을 형성하고 또한 경험으로부터 새로운 의미를 찾는 것은 인간발달의 핵심요소이다.

심상의 특징은 과거를 회상하고 미래를 예측하며 현재를 변화시킬 수 있는 능력이기 때문이다. 상상을 통해 문제해결이 가능하며 계속적인 반복훈련도 가능하다. 마음의 눈을 통해 심적으로 이미지를 회상하며 면밀한 관찰과 관련 대상을 확대할 수 있다.

심상은 상상력이다. 상상력은 살아 있는 존재의 힘이다. 상상은 환상과 다르다. 환상은 특정한 기억을 의식의 전면에 부각시키거나 상상을 통해 무언가를 그려내는 것이다. 따라서 환상과 구별되는 심상은 인식을 가능케 하는 요소이며, 창조적 행동이고 현실의 내 마음이다. 의식적으로 작용하는 의지와 결부되어 있다.

심상은 마음속에 그리는 시각적인 것에 국한하지 않고 넓은 의미로는 논리철학자 찰스 퍼스(Charles Peirce)가 말하는 유추 및 추론 능력에 해당한다. 실제로 가장 중요한 이미지는 추상적 기호인 언어이며, 감각상 실재하지 않는 것들을 펼쳐 보임으로써 과거를 유지하고 아직 존재하지 않는 미래를 창조할 수 있는 능력을 가지고 있다는 것이다.

상상을 실험하는 것은 경험이다. 또한 사람은 정신력의 힘에 의해서 살아간다. 따라서 인간의 정신을 풍부하게 하고 감동시키는 상상력은 자연적 현실과 정서적 현실의 작용에 의해서 즉 자연과의 조화에서 그 에너지를 받게 된다. 곧 정신과 물질의 상호작용이다.

심상의 가장 큰 특징은 심상이 내면에서 나오는 것이 아니라 외부의 힘에 의해서 나타나는 산물로 자연 및 종교적 힘의 작용에 의해 발생되고 체험되는 현상이다.

또 다른 특징으로는 마음의 내용물이 뇌신경과 시각 신경운동의 기능이 정신물리학적으로 상호작용하여 의식 안에 어떤 형상을 나타낸 현상이란 것이다.

심상은 내면세계에 억압되어 저장된 정신적 어려움, 심리적 고통 그리고 외상(trauma) 등이 마음 밖으로 표출될 때는 그 내용과 모습이 상징적이고 은유적인 성질을 띠며 현재시점으로 나타나는 것이 특징이다. 따라서 심상은 잠재의식으로 존재하다가 현실에 이미지화 되면서 과거의 기억이 고통이나 혹은 즐거움으로 표현되는데 어린시절의 트라우마는 질병의 고통이 될 수도 있다. 정작 중요한 문제는 트라우마 기억은 유전적 기억과 언어 이전의 기억이 많다는 사실이다. 정신분석이 과거의 무의식적 트라우마를 끄집어 내어 의식으로 표출했을 때 과거의 아픈 상처를 더 아프게 할 수 있으므로 고도의 전문가 상담이 필요하다.

(7) 사고(thinking)

사고는 의식에너지장에 있어 매우 고차원적인 마음의 산물이다. 사고는 존재하는 모든 것의 기초이다. 생각을 하거나 어떤 일에 판단력을 발휘하여 마음속으로 결정하는 것으로 사유(reason)라고도 한다. 어떤 대상이나 상황 등에 대해서 직접적으로 지각(perception)의 작용에 직접 의존하지 않으면서도 상호적 작용으로 이해하고 파악하며 추리도 가능한 연역 과정이기도 하다. 따라서 사고는 존재하는 모든 것 현재와 존재했던 모든 것 과거와 그리고 존재할 모든 것의 궁극적인 실재이며 지고의 지성인 창조자이다. 내부적으로 이미지를 표현하고 지시하는 능력이 곧 사고이다.

A. 비네(Binet)는 창조성을 사고과정의 중심이라고 보았으며, 행동주의자인 왓슨(Watson)은 사고는 미소화(微小化)된 발어과정(發語過程)에 지나지 않는다고 하였지만 신행동주의자는 언어적 매개과정 등의 용어를 가지고 사고 과정을 그 체계 속에 부활시키려 하였다.

특히 사고와 의식은 구분할 수 있는데 사고에는 복잡한 심상이나 의도, 추측, 논리적 추론 등 여러 단계의 정신적 활동의 혼합물이다. 가장 추상적인 수준에서 기호적인 능력에 의존하는 기술이기 때문이다. 가령 이성과 지각, 감정 등 인지과정을 통한 지성과는 엄연히 구분된다. 사고는 의식적인 배경이 없이는 추구할 수 없다. 의식에 대한 생물학적 이론은 사고에 대해 필요조건을 되지만 충분조건은 되지 못한다. 왜냐하면 사고는 자기(the self)가 처한 환경에 대한 경험으로부터 지각된 것과 개념적인 것들과의 평행선상에서 이루어지며 이러한 것들은 사물들에 대한 경험에서 얻어진다. 즉 사회적, 언어적, 감정적인 것들이 상호작용하면서 혼합적으로 이루어지면서 개별화(indivdualization)가 이루어진다.

인간의 사고는 경험과 자아의식에 의존한다. 특히 인간은 똑같은 사건이나 대상을 똑같은 방식으로 경험하지는 않는다. 과거의 경험이나 다른 사람들의 경험과 비교하여 그 느낌이나 생각을 자신의 정서나 감정에 이입하여 느낌을 통한 경험을 한다. 이런 대상과 사건을 통해 다른 대상과 사물 및 인간의 폭넓은 가치와 경험에서 정보를 교류하며 영감을 얻고 사고하며 행동한다. 사고의 최고 범주는 창발성이다.

## 3) 활력에너지장

### (1) 생물사회적 신체

인간은 왜 다른 방식이 아닌 지금과 같은 방식으로 행동할까?라는 의문이 들지만 인간뿐만 아니라 모든 생물들 역시 유사성을 가지고 행동한다. 새들이 둥지를 만드는 추동력, 거미가 거미줄을 만드는 추동력 등 이는 본래적이거나 본능적인 추동의 산물이라 할 수 있다. 생물학자들을 그 뿌리를 생명의 기본단위인 유전자로 보고 있다.

유전자는 한 개체의 생물학적 차이를 결정하기도 하지만 두 개체 사이의 차이는 특정한 유전자의 차이로 추적할 수 있다. 그러나 인간의 행동만은 유전자의 차이라고는 볼 수 없다. 이것은 바로 인간의 본성과 인간이 처한 환경을 무시할 수 없기 때문이다. 실제로 사람의 성격을 타고난 유전형질에 근거할 수도 있지만 생활환경이나 성장환경에 좌우되기도 하기 때문이다. 이러한 성격의 변화는 환경의 적응문제와도 결부되어 있다. 환경은 자연환경도 존재하지만 대부분은 인위적인 것이다. 문화, 전통, 사회 등 다양한 환경에 접해서 성장 발달할 수 밖에 없는 것이다.

그러므로 에드워드 윌슨(Edward Wilson)이 1975년에 주장한 『사회생물학(Sociobiology)』[37], 1978년에 발간한 『인간의 본성에 대하여(On Human Natute)』 등에서 곤충과 동물들의 사회적 행동으로부터 얻은 통찰을 인간의 본성에 대한 연구에 적용하려는 시도를 통해 결국 다윈의 자연선택설과 유전학을 통해 인간의 행동을 설명하고자 했다.

반면 행동주의 심리학자 스키너(Skinner)는 환경에 의한 조건화를 통해 인간의 행동을 설명하려 했다. 두 학자는 강조점이 다를뿐 같은 맥락이지만 다만 스키너는 인간의 본성을 비판했는데 인간 행동의 규칙성을 강조하면서 유전자를 상정하는 것을 강력하게 반발했다. 그 이유로 자식에 대한 부모의 관심 같은 이타적 행동이 진화될 수 있지만 그러한 행동이 강화라는 우연적 요인에 의해 형성될 수도 있음을 지적했다.

이러한 비판에 윌슨은 인간정신의 특이성과 문화의 중요성을 인정해 '유전자-문화 공진화'라고 주장한다. 결국 인간정신의 특이성은 어떠한 학문이라 하더라도 정확하게 설명할 수는 없다. 따라서 양자역학의 이론에 근거한 양자의학적 접근은 인간의 본성과 행동, 자연 및 사회환경과의 괴리에서 발생하는 정신신체의 모든 문제의 핵심을 융복합적으로 해결할 수 있다고 본다.

(2) 활력체

셸드레이크(Sheldrake)는 분자생물학자들이 형태형성을 가이드하는 후생적 형태형성장의 개념을 정리하지 못한 것을 공간과 시간 밖에 있는 비물질적 비국소적 형태형성장으로 설명할 것을 제안했다. 활력체의 역할을 물질적인 것과 구분되는 형태형상의 형상과 프로그램을 제공한다. 그것은 생명의 기능, 유지, 번식 등을 위한 고안이다.

루돌프 슈타이너(Rudolf Steiner) 형태형상을 활력체(에테르체)의 기능으로 보았으며, 인지의학이라 표방했다.

---

[37] 사회학적 현상을 생물학적 지식을 이용하여 탐구하는 학문으로 윌슨은 "모든 사회적 행동의 생물학적 토대에 대한 체계적인 학문"이라고 주장했다.

활력체는 신체정신의학의 통합에 필수이다. 형태형성장의 개념 역시 경험적 개념인 차크라(chakra)와 동일하다. 차크라는 물질적 혹은 정신의학적 견지에서 정확하게 규명될 수 없는 인간 정신의 중심부로 정신적인 힘과 육체적인 기능이 합쳐져 상호작용을 한다. 모토야마(Motoyama)는 신체의 중요한 장기 근처에 차크라점이 있다는 것을 발견했다. 이 점들이 신체활력 즉 에너지를 위해 만들어진 점인데 장기가 형성되면 장기기능의 양자붕괴는 항상 연관된 활력청사진의 양자붕괴와 관련있게 된다. 활력청사진을 활성화시키는 것은 활력에너지의 움직임과 같은 것으로 이 움직임을 우리가 느낌으로 경험한다고 한다. 활력에너지는 차크라를 이해하게 해주는 현상이다.

건강체라는 것은 신체기능의 항상성(homeostasis)뿐만 아니라 활력체의 지도화된 청사진의 기능활력체 움직임의 항상성도 중요하다. 활력체의 움직임의 불균형은 활력에너지의 음과 양, 입자와 파동의 불균형을 의미한다. 육체적 수준에서 내분비 및 자율신경과 관련된 에너지의 중심점으로 진행과 전달을 담당하며 온몸 구석구석과 연결하고 있다. 물질적 세계에는 내적 의미를 가지고 있는 것이 없다. 오감과 같은 의미가 내재되어 있지 않다. 그러나 활력체에서는 오감에 대한 느낌이 있고 활력에너지는 인간의 마음을 움직이며 의미를 처리할 수 있다. 마음과 의미는 상관관계는 자율신경계와 면역의 영향이 크다고 볼 수 있다..

(3) 신체의 변형

인간은 성장 발달하는 유기체이기 때문에 언젠가는 노화(aging)를 거쳐 죽음에 이르게 된다. 이러한 과정은 생물학적인 면과 사회학적인 면으로 볼 수 있다. 생물학적으로 볼 때는 신체 형태의 변화를 초래하고 사회학적으로는 사회적 현상이나 일상생활의 변화에 따라 신체의 변형이 일어날 수 있다. 신체 변화의 주요 기능은 웨이트트레이닝을 통해 강화된 신체의 변화를 확인할 수 있는 반면 장기간 투옥되거나 워드프로세서 등 고정된 위치의 작업을 통한 신체활동은 신체를 약화시키기도 한다. 또한 과학기술의 진보도 인간의 신체를 형태, 구조, 기능을 약체로 만들 수 있다.

또한 사회적 위치와 아비투스(Habitus)[38], 개인의 취향 등은 서로 관계를 맺으면서 독특하면서 균형잡힌 신체의 형태와 체형을 만든다. 반면에 사회적 위치와 아비투스의 경향을 질병과 건강의 중요한 요인이 되기도 한다. 부르디외(Bourdieu)는 아비투스(Habitus)와 관련하여 개인이 신체는 완전하게 완성되어 있지 않다고 한다. 사회와 얽혀 있는 한 끊임없이 사회적, 문화적, 경제적 과정의 영향을 받을 수밖에 없다고 한다.

(4) 노화(aging)

노화는 사람이 나이가 들어가면서 일어나는 신체적 위축과 기능의 변화를 말한다. 노화의 범위나 속도는 개인의 특성과 환경에 따라 다르고 또한 질병과도 다르기 때문에 노화과정(aging process)에 대한 적응과 일상생활(activities of daily living)의 관리가 중요하다.

사람의 인생과정(life cycle)은 출생하여 노쇠하여 죽을 때까지 생물학적으로 수태(fertilization), 성장(growth), 발육(development), 성숙(maturity), 노화(aging process)의 과정을 거치게 된다. 즉 생체의 시작(유전자형)으로부터 형태적 크기의 증대 및 기능적 발달과 함께 최대로 기능을 유지하다가 재생감퇴에 의한 체세포수의 감소와 노쇠로 죽음에 이르게 된다.

노화과정은 가령에 의해 세포, 조직, 기관 등 개체 전체에 진행성으로 발생하는 변화를 말하며, 노화현상은 보통 40세 이후부터 시작하여 45세에서 노화의 증후가 나타난다. 또한 노화는 신체와 마음, 영혼 등에 의하여 노화과정에 영향을 준다. 실제로 노화는 가령에 따라 생리적인 노화가 일어나지만 각 개인의 경험에 의하면 직접적인 영향을 받지는 않는다. 지구상에는 장수촌이 존재함이 이를 증명하고 있다. 그렇다면 노화는 일련의 프로그램과 고정관념, 혹은 행동양식 등의 결과이기도 하다.

---

38) 부르디외의 개념인 아비투스는 특정유형의 환경을 구성하는 조건에 의해 생산되는 것으로, 실천과 재현을 발생시키고 구조화하는 원칙으로서 지속적이고 치환이 가능한 성향이다. 특정 계급이 그들의 생존 환경을 조정함으로써 영구적이면서도 변동 가능한 성향체계인 아비투스가 만들어진다. 즉, 아비투스는 사회화 과정을 거치는 동안에 개인이 획득하는 영구적인 하나의 성향체계이다.

따라서 노화를 경험하는 대상인지 아니면 경험자인지 의문을 가져야 한다. 노화를 경험하는 대상이라면 대상자의 의식에 따라 노화는 달라질 것이고 경험자로서의 입장은 분명 황혼이라는 종말의 쓸쓸함을 느낄 것이다. 신체기관 자체는 노화를 분명 느끼지 못할 것이다. 노화를 느끼는 것은 우리의 의식에서 인지하는 것이며 결국 마음의 결정에 있으며 이는 마음에너지의 충만함의 여부에 달렸다고 본다.

역연령(chrological age)에 따른 노화는 노쇠라는 의미가 있다. 그러나 나이에 대한 믿음, 주관적으로 받아들이는 방식, 세월을 받아들이는 믿음체계 등에 따라 노화의 개념 자체가 달라진다. 노년에 대한 두려움과 슬픔을 극복하는 유일한 방법은 노년의 심상을 잊는 것이다. 어떻게 그것이 가능하냐고 반문할 수 있다. 바로 양자의학적 개념이 이를 증명한다.

노화의 대상이 되지말고 관찰자의 입장에서 경험하는 것이다. 선택권이 바로 자신에게 있기 때문이고 존재자의 특권이다. 노화는 노쇠가 아니라 일생의 지혜와 지식의 축적된 보고이다.

따라서 노인은 신체에너지와 달리 마음에너지가 최고도에 도달한 사람으로 존중받아야 할 것이다. 노화도 성장이고 의식의 확장이고 자각의 기회로 인식하면 질병이 생길 이유가 없다. 그러나 안따깝지만 사회인식과 사회환경이 우리를 이러한 양자의학적 가능성을 제약한다. 즉 무의식, 혹은 집단의식 등 인간의 멍에와 굴레는 현재진행형이다.

이러한 인간의 질고는 신도 감당하지 못하는 문제이며 오직 개인 스스로가 자각하는 상황인 것이다. 죽음도 경험이며 성장과정인 것이다. 그래서 웰다잉(well dying)을 강조한다.

노인병(geriatric disease)은 노화현상이 원인이 되어 발생된 병으로 넓은 의미로는 40세 이후 발생되는 병을 총칭하며, 좁은 의미로는 60~65세 이후의 노년기에 많이 발생하며 겉으로 드러나 있는 각종 질병이다. 최근에는 인체의 노화에 수반하여 발생하는 각종 질환이 장년기에서 발병하여 노년기까지 만성적으로 진행하는 경우가 많기 때문에 성인병이라고도 한다.

인체는 대체로 40세가 넘으면 체력이 쇠퇴하고 질병에 대한 저항력이 저하된다. 따라서 노인병에는 중추신경계의 뇌졸중, 암, 심장질환(고혈압성 심장질환·심근경색 등), 골다공증, 노년정신병(치매, 파킨슨), 관절염, 전립선 질환, 당뇨병 등이 있다.

노화는 결국 활력에너지의 손실을 의미한다. 활력에너지는 다른 뜻으로 힘 (energy)이다. 노환이라는 것이 결국 원기의 상실 즉 힘이 빠져서 노쇠해지는 결과이다. 인간이 자신의 신체의 기능의 약화를 의식하는 순간부터 나약해지는 것은 결국 생명력(vitality)39)을 잃어가는 과정인 것이다. 따라서 항상 자신을 의식하면서 신체의 기능을 보전하고 특히 세포들의 건강을 염두에 두고 세포들이 손상을 받지 않도록 유의하는 것이 중요하다.

특히 신체의 노화는 반드시 사람들의 경험에 따라 다른데 단순히 생물학적 요인들에 따라 결정되는 것은 아니라는 것이다. 나이가 들수록 신체 자본을 생성하고 다른 형태의 자원으로 계속 소모하는 사람들의 능력은 저하되는 경향이 있다. 이 역시 사회계급은 특정 집단들의 노화 경험방식을 결정하는 중요한 역할을 한다. 일반적으로 노인이 되면 지위와 일을 손에서 놓게 되고 경제 자본을 축적할 수 있는 능력이 떨어지며 특정한 형태의 문화 자본도 그 가치가 절하된다. 그렇지만 특정한 위치나 지위의 사람들은 가치와 차별성을 나이가 들어서도 유지하는 경향이 있다.

피터 피터슨(Peter Peterson)은 인구의 고령화를 실버의 새벽(gray down)이라 했다. 실제로 85세 이상의 늙은 노인(old old)이 젊은 노인(young old) 보다 더욱 늘어나는 추세이며 이러한 과정을 고령자의 고령화(aging of the aged)라고 부른다.

앞으로 노화와 고령자를 연구하는 노년학(Gerontology)40)의 위상과 건강과 질

---

39) 생명력(vitality)사람이 살고 성장하고 발달할 수 있는 능력을 나타내는 용어. 생명력은 또한 에너지가 있고 활발하고 활동적이라는 것을 의미한다. 아프거나 암과 같은 질병으로 치료받는 것은 사람의 생명력을 약화시킬 수 있다

40) 노년학(Gerontology)은 인간의 노화현상을 과학적으로 연구하는 학문으로 노화의 원인 규명, 분석 등 제반 문제에 대한 적절한 대책을 강구한다. 인간의 평균수명이 늘어나고 고령층 인구가 늘어나자 이들에 대한 연구의 필요성이 제기되었고 생물학자 메치니코프(Metchnikoff) 박사가 명명했다. 미국의 노년학자 N. 쇼크는 노년학의 연구대상으로서 ① 고령자의 증가에 따른 사회경제학적 문제, 노화의 생리, 심리, 병리학적 문제 등을 제시했다. 1944년 미국노년학회 (Gerontological Society of America)가 결성되고 기관지(Journal of Gerontology)가 간행 되었다. 세계 각국은 이러한 문제를 해명하고자 연구기관을 설립, 1950년에는 국제노년학회를 결성하여 4년마다 총회를 개최하고 있는데, 총회는 생물학·임상의학·심리학·사회학 및 사회복지의 4부문으로 이루어져 있다.

병에 대한 새로운 인식의 발상이 필요하다.

## 2. 영성치료(Spiritual Therapy)

### 1) 영적 깨달음(spiritual enlightenment)

영적인 발현의 시작은 동양의 깨달음이 바탕인데 그 이유는 개오와 각성을 위주로 하는 정신수련에 있다. 동양의 깨달음은 참으로 순수한 영적 체험이라 볼 수 있다. 그러나 서양의 깨달음은 종교적 차원의 영성체험이지만 실제적 깨달음은 계몽사상의 발전이라 본다. 서양은 시간적 영역에서 동양은 무시간적 영역에서 양쪽 모두 존재의 해방을 지향한다.

서양의 근대성은 의학과 과학기술의 발전에 따라 영적인 것을 거부하게 되고 신체와 정신만 강조하게 이르게 되었다. 과학혁명의 기치 아래 영성을 무시하고 계몽주의라는 이름 하에 영성은 무시되었다. 과학론적 방법은 달성할 수 있는 지식의 범위를 물질적이거나 신체의 감각기관을 통해서 관찰되고 검증될 수 있는 영역으로 제한한다. 특히 런던 정경대학 교수를 지냈던 칼 포퍼(Karl Poper)는 과학의 판단 기준을 잠재적 반증 가능성으로 보았다. 토마스 쿤(Thomas S Kuhn)[41]은 과학혁명의 구조(The Structure of Scientific Revolution)에서 패러다임(paradigm)이라는 용어를 사용했다.

현재의 패러다임은 지속 가능한 사회를 만들기 위해서 동양의 영적인 문제에 더욱 관심을 가져야 한다. 서양의 물질 에너지 정보는 원자, 시스템, 혼돈과 질서의 복잡성 등 근대성의 한계에 봉착해 있다. 따라서 정신, 혼, 영 등 초자연적이고 초인격적인 영성을 구가해야 할 것이다. 특히 물질문명의 발전으로 디지털과 인터넷, 소셜 웹이 판치는 세상이 되었다. 모든 것이 무한도전 선상에 놓였다. 우리는 3차원의 공간에 생활하고 있으나 이제는 4차원 세계도 경험하고 존재의 의미를 확인

---

[41] 토마스 쿤(Thomas S Kuhn 1922-1996)은 하바드 대학교에서 물리학을 전공하고 1943년 같은 대학에서 최우등 졸업을 하였다. 이후 캘리포니아 버클리 대학교에서 사학과 조교수, 프린스턴 대학교에서 과학사 및 과학철학과 교수를 거쳐 MIT의 언어학 및 철학과 교수로 재직하였다.「과학혁명의 구조」는 그의 대표적 저서이다.

해야만 시대가 되었다. 특히 인류가 쌓아온 지혜는 무시되거나 가치상실로 끝나서는 안된다. 개인과 사회가 이루어 놓은 것은 역사이다. 그러므로 숨 가쁘게 변화하는 현대사회에서는 동양의 깨달음과 영적 바탕인 개오와 각성을 위해 정진해야 할 것이다. 동양의 깨달음이야말로 영적 체험의 진수이다.

살아 있는 마음의 에너지를 영이라 한다. 우리는 일상생활에서 영(spirit)적인 일을 겪는다. 물론 종교적 의식을 통해 영적인 경험을 확신하기도 한다. 반드시 종교를 통해서만 영적인 경험이 가능한 것은 아니다. 개인적인 문제나 내면세계의 움직임이나 실제 행동의 경험이나 체험에 따른 각성 등이 영적인 것으로 존재의 근거를 확인하는 작업이라 할 수 있다. 극히 개인적인 작업으로 꿈을 말할 수 있는데 예지몽은 영적인 일이다. 혹은 아주 몰입에 깊이 빠져있을 때도 영적인 현상이 나타난다. 초개인적 현상인 자아초월 역시 영적인 것이다. 자신의 의식과 에너지를 정신에 쏟아넣을 때 영적세계가 열린다. 그러므로 영적인 것은 인간의 고귀한 본능인 것이다.

영은 우리가 알고 있는 생명과 마음보다 우월하고 생명과 마음은 기계적인 에너지와 물질보다는 우월하다. 선을 이용한 영성수련은 정신, 신체적인 질환을 치료할 수 있고 마음의 문제를 해결할 수 있다.

1972년 노벨상 수상자인 콜레주 드 프랑스의 분자생물학 교수 자크모노(Jacques Monod)는 현대사회의 심각한 위험을 인구폭발이나 자연파괴, 핵무기 위협과 같은 것이 아니라 이들보다 훨씬 더 근본적이고 심각한 질환 즉 영혼의 질환에 대해 예고했다. 그는 이 질환의 근본적 원인을 관념상의 진화라고 한다. 지식의 발전은 오히려 자연선택의 기회를 줄이는 역효과를 가져오게 되는데 그 이유는 오늘날의 인간은 자기 자신에 대해서나 관계에 대해 지난 수 만년 동안 자신의 마음속 깊은 곳으로부터 간직해오고 있던 생각을 가슴 찢어지는 듯한 심경으로 재검토할 수 밖에 없게 되었다는 것이다. 재검토는 바로 자연은 객관적인 사실이라 했지만 이러한 객관성이라는 이상이 정말 맞는 것인지는 증명할 방법이 없음을 인정했다

참된 인식은 오직 사유와 실제 경험상의 체계적인 대면 외의 다른 방법으로는 얻어질 수 없다는 생각이다. 영(spirit)이란 것은 태어나면서 주어지는 에너지이고 초자연적인 현상이다. 자각만이 존재의 확신을 주며 시간의 환영으로부터 벗어나는 지름길이다.

## 2) 영적 능력(spiritual power)

영적 능력의 비밀은 영적인 생활이 바탕이다. 영적 생활은 영과 육의 개념이 중요하다. "영은 영이고 육은 육이다"라는 인식과 더불어 영과 혼 그리고 정신과 마음 등 우리가 분리해서 사고하는 모든 의미와 뜻을 정리하고 비이원적으로 통일되어야 가능하다. 보통 사람이 이러한 개념을 가지고 일상생활을 영위하기란 하늘에 별따기처럼 어렵다. 다만 매일매일 수련하듯이 생활하는 수행자는 가능하고 아주 쉬운 일이 된다.

사람은 누구나 자신의 삶이 풍성하고 번창하기를 바라며 생명에 활기가 넘치는 삶을 추구한다. 이것은 본능적인 것으로 인류의 집단무의식이라 볼 수 있다. 이 또한 인간의 자유의지의 한 표현이기도 하다. 이러한 과정 속에서 영적 능력은 발휘되고 발전하게 된다. 자신의 삶이 의미 있고 세상을 위해 필요한 존재라는 것을 깨달음 사람은 행복하다. 이러한 사람은 내적 성찰과 영적인 능력을 갖춘 사람이다.

영적 능력의 실제적 훈련은 명상이라든가 자신만의 기도방법이라든가 영적으로 성장할 수 있는 수련 방법이 필요하다. 언어적 표현은 중요한 요소가 된다. 기도말이나 아포리아(aporia)⁴²⁾ 등 최대한 표현 가능한 글귀를 작성하여 외우듯이 하면 힘이 발생한다. 우리의 삶이 곧 언어적 표현의 연속이기 때문에 언어적 표현은 필수이다. 이와 같은 언어적 표현의 연속은 영적능력을 위한 시작이며 끝이다. 오랜 시간 이어진 수련은 영적능력을 발휘할 수 있는 능력자로 만든다.

언어는 인간에게 최대의 능력의 수단이며 지혜의 보루이다. 언어적 표현이 높으면 높을수록 지혜의 진수를 맛보게 된다. 영적 변화와 지혜의 싹이 트게되면 인간의 마음의 변화가 일어나고 변화된 사람으로 거듭나면서 성장하게 된다.

또한 명상 혹은 요가와 같은 몸의 수련과 정신적 훈련이 선행되어야 한다. 매일의 수련과 훈련은 새로운 과제를 받게 되고 그 과제를 해결함으로써 능력이 성장하고 이렇게 성장한 영적 능력은 사람을 온전하게 만들며 우리 자신의 삶과 마음을 객체가 아닌 주체로 이끌어 가게 한다.

---

42) 아포리아는 그리스어로 난제라는 뜻인데, 대화를 통하여 문제를 탐구하는 도중에 부딪치게 되는 해결할 수 없는 어려운 문제이다. 어려운 문제를 어렵다고 해결하지 못하는 것으로 버리는 것이 아니라 다른 방법이나 관점에서 새로이 탐구하는 출발점이 된다.

이러한 삶은 매일의 복잡함 속에서 일관성과 질서를 찾아가게 한다. 이것은 실재의 의미를 진실로 알게 하는 지름길이다. 신체의 유기적인 면을 가다듬어 전신 감각을 터득하는 훈련이 필요하며 이렇게 훈련된 의식은 무의식적인 직관의 힘을 발휘할 수 있다. 비언어적 능력과 언어적 능력의 결합은 창조적 능력을 배가시킨다. 사람의 재능이 영적 능력인지 아니면 개인 유전정보에 따른 발휘인지는 명확하게 증명할 길이 없다. 인간은 생물학적인 한계에 따른 선택의 자유의지를 가지고 있을 뿐이다. 다양함에 의한 독특함의 존재라고 할 수 있다. 다양성이 전체를 이루지만 부분인 독특함이 전체를 넘을 수는 없을 것이다. 인간 자신의 독특함이 자존감을 높일 수는 있어도 모든 것을 해결할 수는 없는 것이다. 특히 죽음이라든가 질병에 노출될 경우 모든 인간은 실존적 깨달음에 다다르게 된다. 그 결과는 신앙 혹은 종교적 형태로 나타난다.

영적인 능력을 높이는 방법 중에는 삶의 위기에 봉착했을 때 직면하는 것이다. 오히려 위기는 영적인 능력을 체화시키는 절호의 기회이다. 이러한 기회를 이용해서 의식의 도약을 이루는 것이다. 직면은 의식의 도약을 통해 영적능력을 길러주는 과정 중 하나이다. 내적 경험으로 내재화될수록 자각의 기회는 빨리 온다. 그러나 대부분의 사람들은 현실도피와 정신적인 만족이나 육체적인 즐거움을 찾는다. 가령 음주, 약물, 오락 등 쾌락적인 방법으로 벗어나려고 노력하지만 이것은 일회성이며 잘못하면 중독(addiction)의 문제를 낳는다.

현대인은 매우 합리적 사고를 하며 살아간다고 착각을 한다. 사실은 합리적 사고는 인간의 뇌에서 일부분만 작용할 뿐이다. 마크 뷰케넌(Mark Buchanan)은 "오류는 본능이다"라고 지적하면서 인간의 오류 가능성을 강조한다. 특히 합리적 사고의 오류를 지적하며 프리스턴 대학교의 심리학자 대니얼 카너먼(Daniel Kahnemam)의 인간의 마음의 '두 시스템'을 인용하여 우리 마음의 일부만이 '합리적'이라 강조하고 대부분은 본능적으로 작용한다는 것이다. 우리는 지적욕구 경향이 강해 지혜의 힘을 추구하지만 많은 사람들이 개인의 지적능력보다는 유전적 본능의 힘과 집단적인 능력 혹은 종교적 신앙의 힘을 통해 개인의 문제를 해결하고 있다.

특히 프로이드의 무의식이나 칼 융의 집단무의식은 인간의 종교성에 버금가는 학문적 가치도 있지만 개인의 지적능력에서 집단의 우수성을 찾았다는데 의미가 있다. 따라서 우리 인간은 자신의 안과 밖에서 스스로 통제할 수 없는 어떤 힘이 존재한다는 사실을 부인할 수 없는 것이다.

### 3) 레이키(Reiki)

#### (1) 레이키의 개념

레이키는 영기(靈氣)라고도 하는데 우주에 가득 차 있는 생명에너지이다. 레이(Rei)는 '우주(universe)'를 키(ki)는 '생명력(vitality)'을 뜻한다. 눈으로는 볼 수 없고 몸으로 감지할 수는 있는 활력에너지이다. 레이키는 영성 향상의 방법 중 하나로 우스이 미카오(Usui Mikao 1865~1926)가 창안했다.

질병을 치료하는 의미도 있지만 자기정화, 수행 등 영성 향상의 방안으로 고안된 것이다. 레이키는 형체 없는 순수한 빛으로 우주에 가득하지만 그것을 받기 위해서는 높은 의식수준이 필요하며 우주공간에서 끊임없이 공명하여야 한다. 레이키는 부드러운 손기술을 통해 정신, 신체, 영혼에 평화와 균형을 추구한다.

레이키(Reiki)는 손을 이용한 힐링 요법으로 우주의 생명력이라는 개념에 기초하여 몸과 마음 영혼을 치유할 수 있다고 본다. 생명력은 요가와 명상, 침술이나 지압 같은 신체적 정신적 치료에도 적용된다. 우주의 생명력으로부터 에너지를 끌어당겨 자신의 손을 통해 치유가 필요한 사람에게 흐르게 전달하면 에너지를 받은 사람은 신체 주변에 자연스러운 흐름이 회복된다. 신체 에너지의 자연스러운 흐름을 치유하고 균형을 맞추고 나면 마음과 신체가 홀가분하고 스트레스나 고통을 떨쳐버릴 수 있을 뿐만 아니라 의식도 확장시킬 수 있다.

인간의 내면세계 또는 영적 신념과도 만날 수 있다. 물론 영성은 개인의 선택 문제이지만 영적 자각이 어느 순간 갑자기 일어날 수 있고 수년에 걸쳐 이루어질 수도 있다. 이러한 연결을 통해 한 인간으로서 더욱 발전하고 우주와 하나가 된 느낌이 들게 됨으로써 잠재력을 충분히 표출하는 것을 방해하는 의심이나 환상은 사라진다. 이때 우주 생명 에너지는 강력한 진동의 힘이다.

또한 환자가 레이키요법을 통해 에너지를 공급받으면서 심신의 질병이 치료되는 것은 레이키의 에너지가 물질적 에너지가 아니라 비물질적 생명 에너지이기 때문이다. 물질적 에너지는 방사선, 전기, 자기, 화학, 원자핵 중력에너지 등 다양하지만 생명에너지와는 다르다. 레이키 에너지처럼 생명력을 높혀주는 방향으로 작용하지 않기 때문이다. 따라서 레이키 에너지는 환자의 신체 내에서 환자의 내병 능력, 스트레스에 대한 대항 능력, 자연회복력, 면역력, 투병 능력을 높여주는 한편 신체에 쌓인 사기를 몰아내고 안심감, 평안감, 행복감을 준다.

(2) 레이키의 역사

레이키는 19세기 일본의 미카오 우스이(Mikao Usui) 박사의 경험과 헌신으로 발전하였는데 일본의 신성한 산에서 명상 중 영감을 얻었다고 한다. 불교 사원에서 연구하던 우스이 박사는 상징으로 표현된 힐링(healing)공식이 적혀 있는 원고를 우연히 발견하게 되었다고 전해진다. 그는 이 상징이 예수 그리스도나 부처와 같은 영적 지도자들의 힐링을 나타낼 수 있다고 믿었다. 명상하면서 내면으로부터 상징의 답을 찾기로 한지 21일째 되는 날 의식의 확장을 경험하고 상징의 의미를 깨달았으며 자각과 함께 자신과 타인을 힐링할 수 있는 능력을 얻었다고 한다.

(3) 힐링시스템

레이키 효과가 지속되기 위해서는 수동적 힐링에서 적극적 힐링으로 참여해야 하며 한다는 것이다. 레이키 레벨은 4단계로 구분할 수 있으며 1단계는 자신이나 타인을 위한 손 힐링법으로 신성한 의식 확장으로 자신의 내면의 진리 및 영적 차원과 접촉하도록 이끈다. 레이키 어튜먼트(attunement)[43]는 에너지를 재편성하고 레이키 마스터는 우스이 박사가 발견한 신성한 상징과 그 상징을 표현하는 특정한 만트라 즉 소리 파동을 이용해 개별적으로 어튠하여 무한한 레이키 에너지에 접근하도록 유도한다.

차크라(chakra)는 신체의 특정 부위에 진동하는 집중된 에너지의 중심점이다. 레이키 에너지가 신체를 둘러싼 에너지장 간에 부드러운 균형을 맞추어 주며 신체

---

[43] 마음과 마음작용으로 상응이라하며, 신성한 근원으로 인도하는 방법 중 하나이다.

적, 정서적 욕구 불만을 완화시킨다. 1단계 어튜먼트는 4개의 상위 차크라 즉 정수리 차크라, 제3 눈 차크라, 목 차크라 심장 차크라에서 집중된다. 이때 핸드포지션(hand position)이 중요하다.

 2단계 원격힐링은 멀리 있는 사람이나 또는 사물에 레이키를 보낼 수 있다. 레벨 1이 물리적 에너지적 신체에 적용하지만 레벨 2는 정신적, 정서적 수준에 초점을 둔다. 원격힐링은 손을 대고 힐링을 할 수 없을 때 도울 수 있는 강력한 방법이다. 간단한 방법은 한 사람에게 집중하여 몇 분 동안 그 사람을 생각하는 것이다. 상징을 시각화하고 만트라를 반복해야 한다.

 3단계 마스터 단계로 영적심화, 4단계 마스터 티쳐이다. 각 단계를 철저히 탐구하고 심화단계로 진행한다.

## 4) 사이킥 힐링(psychic healing)

 현대인들은 위기의 사회에서 불안과 공포에서 벗어날 수 없다. 이와 같은 이유는 과학기술이 급속도로 발전할수록 인간은 심리적 불안은 가중되기 때문이다. 고대로부터 인간은 신화적 설명을 만들어내고 믿음으로 승화시키고 자연을 숭배하는 사상은 불안과 공포로부터 해방을 원하기 때문이다. 즉 존재의 의미를 찾아 헤매도록 만드는 것이 불안과 공포로부터의 시작인 것이다.

 오늘날의 종교, 철학, 과학은 바로 인간이 불안과 공포로부터 자유롭기 위한 몸부림이었다. 크게 보면 모든 것이 인류문화의 유산인 것이다. 불안을 잠재우고 공포로부터 안녕을 취하는 것은 모두 내러이션 형태이다. 종교적으로 볼 때 영감에 가득찬 예언자의 삶에 대한 이야기에 근거한다. 기독교나 불교가 대표적인 형태이다. 특히 불교는 개인의 운명을 지배하는 초월적 법칙을 강조하며 영혼 불멸의 이야기를 하고 있다.

 사이킥 힐링은 다양한 유형의 직접 체험 치유로 에너지 상호작용을 통한 자기치유, 영적치유, 심령치료 및 초자연적 치료 등을 말한다. 사이킥 힐링은 레이키 훈련과정을 필요로 하는데 사이킥 힐링과 손 에너지 힐링의 기본적인 틀을 제공하고 있기 때문이다. 사이킥 힐링은 신체적 문제뿐만 아니라 정신, 영적인 문제 즉 마음의 문제를 힐링하면서 그러한 문제들에 대한 진정한 해결책을 제시해 준다.

## 양자의학

　현대의학이 질병의 증상을 억제하는 방식으로 치료를 하지만 힐링은 질병의 원인을 찾기 위해 비물질적인 원인을 해소하는 방식으로 작용한다. 질병의 정서적이고 정신적이며 영적인 원인을 찾아내어 전인적인 차원에서 힐링할 때 질병은 마침내 물질적인 신체에서 사라지게 된다.

　현대의학이 물질적인 신체를 넘어서는 차원의 존재를 부정해 왔지만 최근들어 몸과 마음이 연결되어 있다는 생각에 대해 열린 태도를 가지기 시작했다. 현대의학이 인간의 단절된 일부분만 다루면서 부작용 위험이 있는 약물 오용 및 남용에 불필요한 수술과 같은 파괴적인 방식으로 질병과 통증을 치료하기 때문이다. 질병의 치료를 위해 모든 수단을 동원하고 최첨단 의료장비의 시대에 살고 있어도 질병을 완전히 정복하는데는 한계가 있다.

　사이킥 힐링의 두 가지 기술은 정서해소와 시각화 기법이다. 명상 속에서 이루어지는 시각화 기법은 사이킥 힐링의 기초가 된다. 또한 삶의 의미, 목적, 죽음 등 실존적 문제에 당착하면 간접적 지식은 소용이 없다. 간접적인 경험이나 체험을 통해서는 아무런 효용가치가 없어진다. 오직 주관적이고 주체적이고 자신만의 특수한 체험이 있어야 한다. 과학적이란 말은 객관성과 실증 가능한 논리와 증거를 토대로 실재하며 객관적으로 관찰할 수 있는 객관적 대상이다.

　그러나 인간은 편견, 즉 자신이 원하는 것만을 보려고 하는 습성이 있다. 과학적 방법은 훈련을 통한 경험을 넓히는 노력이 필요하다. 반복된 훈련으로 단련되면 경험이 실험이 되고 그 실험은 증거를 남기게 된다.

　양자의학에서 영성의 힘은 래리도시(Larry Dossey)와 디팩초프라(Deepak Chopra)에 의해 강조되었다. 도시는 기도자를 통한 치료를 양자 비국소성의 증거라고 했으며, 초프라는 자가치유를 양자도약이라 했다.

#  제4장 심리치료(Psycho Therapy)

 심리치료는 성격의 문제점이나 적응장애, 정신장애 등을 심리적인 방법으로 치료하는 넓게는 심리치유에 포함된다. 그 근본원리는 당연히 정신분석에 있으며 실험심리학의 바탕 아래 오늘날 치료영역으로 발전하였다. 역사적 흐름은 고대철학에서 발생하여 중세 신학적 위치에서 계몽시대와 낭만주의 시대를 거쳐 19세기 생리심리학과 실험심리학을 통해 학문적 가치를 인정받게 되었다.
 특히 20세기 들어와서 심층심리학인 정신분석학, 분석심리학, 개인심리학에 반발하면서 행동주의 심리학, 인본주의 심리학 등으로 변천되었고 오늘날의 심리학의 위치를 확고하게 다지게 되었다.
 심리치료의 관점은 생물학적인 측면에서 인간을 이해하려는 관점과 내면 보다는 행동에 초점을 두고 인간을 이해하려는 관점, 인간의 무의식적 욕구를 중시하는 정신분석적 관점, 의식적 수준에서 이루어지는 인지주의적 관점, 인간은 자신이 인식하고 있는 이상의 잠재력을 개발할 수 있다는 인본주의적 관점 등 다양하다. 또한 월버그(L. R Wolberg)는 심리치료를 감정적인 본질의 문제를 해결하고 긍정적 인격성숙과 발달을 향상시켜주는 전문적인 기법이라고 했다. 심리치료의 기법에는 정서장애의 원인에 직접 개입하지 않고 부적응 상태에서 힘을 빌려주어 안정성을 되찾게 해주는 지지법, 심적 내부에 억압되어 있는 불만, 증오, 억울함 등을 들어줌으로써 발산시키는 표현법, 병의 원인과 발전과정에 대해 스스로 통찰을 가지게 하는 통찰법, 실제적 경험을 다시 하게끔 하는 훈련법 등으로 구분할 수 있다.

## 1. 심층심리학(Deep Psychology)

### 1) 정신분석(Psychoanalysis)

 지그문트 프로이드(Simund Freud)는 유기체 중에는 보편적인 물리·화학적인 힘 이외에는 어떠한 힘도 작용할 수 없다고 보는 유물론적 생리학의 영향으로 역학적 사고방식과 에너지 항존의 법칙이 적용된다는 것을 강조하였다. 특히 정신분석학은 생물학적 측면에서 정신현상이 자연과학적 인과관계를 통해 일어난다는 점을 중시하며 사람의 의지는 여러 가지 원인에 의해 규정된다는 '결정론'을 강조했다.

또한 정신분석은 인간의 정신과 마음에 관해 연구하는 학문으로 프로이드가 1895년 자신의 꿈을 분석하는데 성공하며 1896년에 '정신분석(Psychoanalysis)'이라는 용어를 사용하였으며 1900년에 『꿈의해석』을 발간하였다. 정신분석은 무의식에서 의식에 이르기까지 환상, 꿈, 동기, 갈등, 사고, 감정, 행동 및 이상행동이나 정서장애의 치료를 목적으로 한다. 특히 프로이드는 인간의 열정과 욕망을 움직이는 힘을 '리비도(libido)'라고 생각했다. 리비도는 성욕적 쾌감의 토대가 되는 심리적 에너지를 뜻하며, 성욕은 신체나 장기로부터 비롯되는 관능적인 쾌감이라고 보는 것이다. 심리성욕설(psycho-sexuality)에 근거하고 있으며, 심리 내적 과정으로 생성되는 행동이나 심리 활동을 설명하기 위해 구성된 이론이다. 1905년 발표한 『Drei Abhandlungen zur Sexualtheorie(성욕에 관한 세 편의 해석)』에서 리비도 개념을 처음 소개하였다. 그러나 정신분석의 진정한 의미에 대해 종교적 영혼 돌봄의 가치를 주장하며 "목양적 돌봄(pastoral work)"이라고 표현하였다.

한편 에리히 프롬은 인간의 가장 강한 욕구는 신체에 뿌리박은 욕구가 아니라 인간존재의 특이성에 연유한 욕구라고 하였다. 그러므로 인간의 모든 열정과 노력은 인간의 존재에 대한 해답을 찾기 위한 시도이며 이것은 바로 독특한 욕구의 충족방식으로 종교적인 것이다. 종교가 인간존재의 문제에 대한 해답을 구할 수 있는 통로라고 생각하였다. 그렇지만 정신의학의 발전으로 영혼(soul)치유에서 마음(mind)의 치료로 변천하였던 것이다. 즉 인간의 마음은 무의식이 지배한다는 것을 주장하게 된다. 결국 프로이드의 정신분석학은 정신성적(psycho sexual) 발달에서 정신영적(psycho spiritual) 발달로 성장했다고 할 수 있다.

정신성적 발달단계는 인간의 생물학 및 심리적 발달을 기준으로 하여 유전적 요인 및 생의 초기 경험이 성격 형성에 영향을 준다는 이론으로 인격발달의 구조적 틀이라고 할 수 있다. 인간 심리의 근간이 유년 시절에 형성된다는 점에 착안하여

성적 에너지인 리비도를 중심으로 구강기(생애 1년), 항문기(1~3세), 남근기(3~6세), 잠복기(6~12), 생식기(12세 이상) 등으로 발달단계를 구분하였다. 반면, 정신영적 발달단계는 하인즈 베르너(Heinz Werner)가 주장한 개통발생설(orthogenetic theory)로 발달의 핵심을 융합(fusion), 분화(differentiation), 통합(integration)을 통해 인격의 완성을 이루는 발달단계이다.

프로이트는 '자아는 신체에서 비롯된다(Ego is bodily ego)'고 하였다. 위니코트도 '자아의 발아가 대상과의 신체 접점에서 출발한다(psychosomatic partnership)'고 하였다. 신체와 마음은 불가분의 관계에 있다. 융 정신분석가이자 명상가인 아놀드 민델(Arnold Mindell)은 명상과정을 통해서 통증을 극대화하면 무의식에 있는 심리적 트라우마와 조우할 수 있으며, 이러한 연결점이 통증 감소의 출발점이 된다고 하였다.

(1) 욕망(desire)

욕망은 무엇을 하고자 하거나 간절히 바라는 마음이다. 혹은 부족을 느껴 무엇을 가지거나 누리고자 하는 마음으로 '바람'이기도 하다. 넓게 보면 꿈, 소망, 목표 등을 포함한다. 그러나 좀더 깊이 생각하면 욕망이란 단어는 그렇게 단순하지 않다. 인간은 자연과 사회에 적응하며 살아간다. 특히 자신이 원하는 것을 충족시키기 위해 본능적으로 물질과 대상에 대한 요구(needs)를 갖는다. 본능은 동물적 감각으로 욕망과는 구별된다. 욕망을 선천적인 것으로 생각할 때 본능이라고 한다. 구체적으로 욕망은 단계적으로 형성되기 때문이다. 인간의 요구가 체험될 때 욕망이 되며 희망이나 의욕 등으로 승화되기도 한다. 특히 욕망을 욕동(drive)[44]과 구별하여 욕망의 시초 형태로 충족되는 수준이며 단계적으로 욕망의 자각 상태가 뚜렷

---

[44] 욕동은 사고와 감정을 유발하는 원동력으로 프로이트(S. Freud)는 인간행동이 내부로부터 생겨나는 동기의 힘, 즉 심리적 에너지로 보았다. 또한 정신과 신체 사이의 경계 개념으로 보았으며, 유기체의 내부에서 생겨나 마음에 도달한 자극들에 대한 표상으로 정의하였다. 동기적 힘이 특정한 표현 양식과 상관없이 작용할 수 있다고 보고 신체생리적 과정에서 생긴 자극들의 정신적 표상이라고 보았다. 욕동은 선천적이고 유전적으로 결정된 잠재력에 근원을 두고 있으며 욕동 그 자체는 의식적 자각을 초월한다. 즉 욕동은 생물학적으로 유발되는 충동(impulse)이다. 성, 적개심, 공복, 배변 등 본능적 욕구의 심리적 측면이다.

해지면 희망이라 볼 수 있으나 지향의 대상과 행동의 방향이 확실하면 이것은 의욕이라 할 수 있다. 이와 같이 충동에서 의욕에 이르는 길은 자연과 사회에 대한 '욕망의 의식화'라 부른다.

정신분석학에선 욕망(desire), 욕동(drive), 본능(instinct) 등으로 혼용되지만 자크 라캉(Jacques Lacan)[45]은 욕구, 요구, 욕망으로 세분화 하였다. 욕구는 생리적인 충동으로 무의식이 원하는 것이라면 요구는 언어를 통해 욕구를 표현하지만 언어로는 자신이 품은 욕구를 완벽히 표현할 수 없으므로 욕구와 요구의 사이에 욕망이 생겨난다. 그러므로 욕망은 결코 충족될 수 없으며 다만 욕망은 감정의 시원으로 사람이 살아가는 에너지로 보았다. 욕망은 충족이 가능한 생물적 욕구나 요구와 달리 충족될 수 없는 사회적 상상력으로 다른 대상들과 상호관계 속에서 이 대상들을 매개로 삼아 욕망의 양상이 달라진다. 즉 욕망이 보다 자각적이고 의식적일수록 인간의 활동은 목적지향적이 된다.

따라서 정신분석 치료의 목표는 피분석자가 자신의 욕망에 대한 진실을 깨닫게 만드는 데 있는데, 그것은 말로 발화될 때에만 가능하다. 타자가 있는 곳에서 그 타자에게 말할 때 욕망은 그게 무엇이든 깨달을 수 있는 것이다. 정신분석에서 중요한 것은 주체에게 욕망을 나타내도록 이름을 붙이고 발화하는 법을 가르치는 것이다.

(2) 방어기전(defense mechanism)

인간은 자신이 짊어지고 있는 무거운 짐을 내려놓고 싶어한다. 어떠한 상황이나 위기에 처해 있을 때는 더욱 그렇다. 즉 자신의 주위를 둘러싸고 있어 불안을 야기시키는 위험을 해결하고자 하는 심리가 있다. 자아는 현실적인 문제해결에 실마리를 찾음으로써 위험을 다스릴 수 있다. 현실을 부정하고 왜곡하여 인성의 발달을 방해하는 방법으로 불안을 줄이려고 한다. 특히 불안, 죄악감, 받아들일 수 없는 충동, 내적 갈등, 자아에 대한 기타 위협으로부터 개인을 방어하기 위한 무의식적 반응이다.

---

45) 인간의 언어를 욕망을 통해 분석하여 독창적인 정신분석학 체계를 세웠다. 구조주의 언어학으로 재해석하여 인간의 다양한 욕망이나 무의식이 언어를 통해 구조화되어 있다고 주장했다.

자아는 불안이라는 신호를 계기로 방어기능을 동원하는데, 방어는 외부현실에 대한 적응과 내적 욕구 충족과의 갈등을 해결하고 외부현실에 적응하는 과정에서 형성되는 것이라고 보았다. 방어는 정신내부의 주관적인 안정과 외부현실에 대한 적응을 동시에 가능케하는 적응적 방어와 주관적인 안정을 얻을 수는 있지만 외부현실에 대해서는 부적응을 야기하는 부적응적 방어로 구분한다.

인간의 자아는 유기체 자체의 내재적 변화, 특히 신경계의 변화가 일어날 때 성장한다. 그렇다면 유해한 방어는 존재하는가? 방어는 유익한 자아 활동에 사용할 수 있는 에너지를 저장하고 있다. 방어가 활발하게 작용할 때는 그 방어가 자아를 지배하고 자아의 융통성과 적응성을 감소시킨다. 그러나 방어가 실패한다면 자아는 돌아갈 현실의 대상이 없기 때문에 불안에 압도당하게 되고 신경쇠약에 걸리게 된다.

중요한 방어기전의 종류에는 억압(repression), 부정(denial), 반동형성(reaction formation) 등이 있다. 억압은 고통스러운 경험과 받아들일 수 없는 충동들을 의식적으로 배제하는 것이고, 억압(repression)은 자아의 안전을 위협하는 외적 혹은 외적 존재를 거부하거나 날조함으로써 객관적 불안, 신경성 불안, 도덕적 불안을 제거한다. 특히 억압은 관절염, 천식, 궤양 등 정신작용에 의한 신체적 장애를 일으킨다. 관절의 질환은 적의를 금지하기 때문에 발병을 하는데 금지가 근육조직에 퍼져서 고통스러운 긴장상태를 이끌어 낸다. 충동성은 근육조직을 통해 밖으로 표출되어야 하는데 금지된 마음의 억압으로 인하여 긴장이 해소되지 않은 채 오래 지속되면 만성적인 관절염이 될 수밖에 없는 것이다. 천식은 억압이 호흡기까지 확산된 것으로 사람들은 우려하는 일들이 생기면 가볍고 얕은 숨을 쉰다. 이것은 호흡기 속에 충분한 산소 공급을 어렵게 하며 부분적인 질식이 일어나 숨을 헐떡이게 한다. 궤양 역시 공포로 인해 소화 작용이 충분하지 못해 발생한다.

부정(denial)은 불쾌한 현실을 지각하지 못하도록 하는 것이며, 반동형성(reaction formation)은 정반대 방향의 행동이나 태도를 취함으로써 수치스러운 행동을 숨기려는 것이다. 억압된 욕망은 꿈속에서 상징적으로 충족되는 일이 흔히 있다.

(3) 억압(repression)과 불안(anxiety)

억압은 고통스러운 경험과 받아들일 수 없는 충동들을 의식계에서 배제하는 기본적인 방어기전이다. 즉 고통이나 불쾌한 생각, 기억, 감정, 충동 등이 의식에 떠오르는 것을 방해하려는 마음의 움직임이다. 특히 억압된 불유쾌한 성적 욕구, 적대적 감정, 자아를 위협하는 경험들에 일어나는 불안으로부터 자신을 보호하기 위해서 무의식적 차원에서 작용한다. 이외에도 현실을 지각하지 못하는 부정(denial), 정반대 방향의 행동이나 태도를 취함으로써 수치스러운 충동을 엄폐하는 반동형성(reaction formation) 등 방어기전에도 작용한다.

뉴욕 의대 재활의학과 존 사노(John Sarno) 교수는 만성 통증과 다양한 질병은 무의식 속에 억압된 결렬한 분노가 원인이라고 주장한다. 불안은 두려움, 염려 등의 느낌으로 실제 상황의 공포와 비슷하지만 무의식적 갈등, 불안정감, 내적인 금지된 충동으로부터 발생하기 때문에 의식적으로 그 근원을 알 수는 없다. 불안은 인격의 발달에 중요한 역할을 하며 신경증과 정신병에도 중요한 의미를 가지고 있다.

또한 신체의 내부 기관에서 발생한 흥분이 야기시키는 고통스러운 정서적 경험이기도 하다. 이러한 흥분은 내적 자극 혹은 외적 자극으로 인해 발생하며 자율신경계의 지배를 받는다. 불안은 어떤 특별한 의식 상태이기 때문에 주관적으로 구별할 수 있는 의식 상태이고 경험할 수 없는 불안이란 존재하지 않는다.

불안의 유일한 기능은 자아에게 위험신호를 보내고 고통스럽기 때문에 불안을 제거하고자 하는 것이다. 불안의 경고를 통해 이를 잘 극복하면 건강을 유지하지만 위험을 제거하지 못하고 압도되면 신경쇠약에 걸리게 된다. 불안감이 패배감을 줄 수도 있기 때문이다.

불안의 뇌기능 영역은 전전두엽피질과 편도체와 관련된 영역에 이어져 있는 중격해마(septo-hippocampus)활동에 근거한 경고체계이다. 이러한 불안체계는 불안 개념을 방어행동이 시작하게 되는 신호로 보는 정신분석과 인지행동적 개념이 일치한다.

(4) 자유연상법(free association)

자유연상은 정신분석적 상담기법 중에서도 핵심적인 것으로, 내담자는 자유연상을 하는 동안 보통 긴 안락의자에 눕고, 상담자는 그 옆이나 뒤에 앉아 내담자의 주의를 분산시켜 생각과 감정이 자유롭게 떠오르는 것을 방해하지 않도록 한다. 자유연상을 하는 과정에서 증상과 관련된 과거의 경험이나 기억들이 차츰 드러나게 되며, 상담자는 이를 통해 내담자의 증상이 무의식적으로 어떤 의미를 지니는지를 이해하게 된다.

융(C. G. Jung)의 자유연상은 프로이트(S. Freud)의 정신기제에 대한 확정적 개념에 기반을 두고 있다. 융은 피험자들에게 단어목록에 자유연상을 요구하여 환자의 정서적 문제에 대해 통찰하도록 했는데, 1,900개의 정신의학적 훈련에서 자유연상을 실시하였다. 융은 환자가 단어연상검사를 할 때 나타나는 억압에 주목함으로써 자유연상에 대해 프로이트의 억압개념을 바탕으로 설명하였다. 자유연상의 법칙은 간단하다. 환자는 자신의 반응이 얼마나 어리석은 답인지, 얼마나 상관없는 답인지 상관없이 자신의 머릿속에 떠오르는 첫 번째 것을 말하면 된다. 어떠한 검열도 허용되지 않으며 생각과 감정을 즉각적으로 보고한다. 무의식적 소망, 환상, 갈등을 해방시키고 탐색해 들어가는 기본적인 분석 도구이다.

자유연상을 통해 상담자는 내담자의 무의식에 억압되어 있는 내용을 규명해 내고, 그 자료를 해석해 줌으로써 내담자 스스로 미처 의식하지 못했던 근원적 역동을 더 잘 통찰할 수 있도록 도와준다. 즉, 자유연상에서 환자는 훈련된 선택이나 검열 없이 마음에 떠오르는 것은 무엇이든 말한다. 환자는 때때로 자유연상검사를 할 때 평소보다 더 오랫동안 멈추거나 눈을 깜빡거리거나 침을 삼키는데, 이는 환자가 자신의 반응이 마음으로 갔다는 것을 감지했다는 표시다.

예를 들어, 만약 치료자가 환자에게 '엄마.' 그리고 '마녀.'라고 말을 한다면, 환자는 즉각적으로 반응하지 못할 수도 있다. 전문적 훈련을 받은 치료자는 환자가 첫 연상을 잘 보고할 수 있도록 격려해 준다. 환자가 독특한 연상이나 연상에서 어려움을 겪는 경우에는 환자가 가지고 있는 심리적 문제에 대해 치료자와 이야기를 나눌 수 있는데, 후에 자극 단어에 대해 각각 걸리는 시간은 정신적 손상과 관련이 있다는 것이 밝혀졌다.

자유연상은 하나의 생각을 다른 생각으로 이끌 수 있다. 이는 꿈 작업에도 사용되며, 감정은 꿈의 특성과 직접적으로 연결되지는 않는다. 자유연상을 통해 꿈에 대해 기억하고, 가정하고, 통찰함으로써 자신이 인식하지 못했던 꿈의 메시지를 발견할 수 있다

(5) 꿈의 해석(dream interpretation)

프로이드의 꿈 해석 이론은 인간의 정신현상 중에서 가장 중요한 의미를 가지고 있는데, 꿈속에 숨어 있는 욕망이나 불안을 자유연상(free association)에 의해 찾아내는 일을 말한다. 이러한 꿈의 해석은 수면 중에는 잠이 깨어 있을 때의 자아활동이 저하됨으로써 억압된 욕망이나 불안이 변형되어 의식에 떠오르는 것으로 꿈의 상징적 내용 해석에 관한 이론이다.

꿈은 우리가 자기 자신에게 보내는 전언 혹은 예언이어서 사실을 알기 위해서는 꿈을 이해하지 않으면 안된다. 꿈 해석은 유사이래 오랜기간 계속되고 있지만 과학적 근거에 의해 체계적으로 제시한 것은 프로이드가 처음이다. 꿈 해석의 중요성은 꿈이 우리 내부에 존재하면서도 깨어 있을 때는 의식되지 않는 감정과 생각을 우리에게 의식시킨다. 따라서 꿈의 무의식에 이르는 지름길이다. 또한 꿈은 인간의 창조적 행위로 보통 깨어 있을 때는 확인하기가 어렵다. 실제로 꿈 때문에 잠을 설쳐가면서도 꿈을 통해 평소 자기의 원망이 충족되는 것을 경험하게 된다.

그러나 꿈의 해석은 원망충족일 수도 있고 단순한 불안을 표현하는 것일 수도 있다. 꿈은 자기 자신과 타인에 대한 깊은 통찰까지도 표현할 수 있다. 특히 각성시의 상태에서 사고와 감정은 우선적으로 환경을 지배하고 자신을 지킨다는 것이 강하다. 각성시 인간은 생존의식이 지배한다. 그러므로 현실에 종속적으로 작용할 수 밖에 없다. 생물학적으로 인간은 시간과 공간을 벗어나서는 생존할 수 없는 한계성 때문이다. 반면에 수면 중에는 현실의 법칙에 종속되지 않는다. 자신의 내부세계만 보고 외부세계는 볼 필요가 없다. 사고와 감정을 포함해서 수면 중의 정신활동은 각성시의 상태와는 매우 다르다. 수면시의 생활과 각성시의 생활은 인간존재의 양극으로 각성시의 생활은 행동의 기능과 연결되어 있으나 수면은 행동으로부터 독립되어 있다. 수면은 자신이 경험한 내용과 관계가 있다. 따라서 잠에서

깨어나면 바로 행동의 영역으로 이동하고 기억은 그 속에 작용하기도 한다. 의식은 현실에 전념하는 상태로 시간과 공간의 상황에서 행동하는 정신적 활동이며 일이기도 하다. 반면 무의식은 우리와 외부세계와의 전달이 끊어진 상태이며 행동이 아니라 자신의 경험에 의존하고 있는 정신적 경험일뿐이다.

꿈은 비언어적이고 감정적이며 이미지로 나타나면서 질서와 시간의 경과가 결여되어 있기 때문에 직관의 작용이라 할 수 있으므로 꿈의 상기나 해석을 통해 무의식의 마음을 알 수 있도록 훈련이 필요하다. 무의식은 마음을 표현하는 것으로 행동과는 분명히 다르다. 자기의 마음을 들여다 보고 그것을 묘사, 분석할 때 언어를 사용한다. 그러나 사고나 기억 등의 영역은 언어영역과 다르기 때문에 무의식적 마음과 많이 결부되어 있다.

### (6) 대상관계 이론(Object Relation Theory)

인간은 본능적 욕구로 유발된 긴장을 감소시키기 위해 동기화되는 것이 아니라 대인관계를 형성하고 유지하려는 욕구에 따라 동기화된다고 본다. 이것은 정신분석적 틀을 재구성하는 것이라고 해도 과언이 아니다. 즉 프로이드(S. Freud)의 정신분석적 역동모델이 대상관계이론의 관계모델로 확장되었다고 볼 수 있다. 대상(object)이라는 용어는 전통적으로 타자와의 관계를 반영할 때 사용되는 개념이므로 인간 대상을 지칭하는 것으로 이해할 수 있다. 개인이 어떻게 관계 속에서 자기 자신과 다른 사람에 대한 표상을 형성하며, 이러한 내면화된 표상이 자신과 주변 사람들에 대한 지각과 경험, 관계양식과 문제에 어떤 영향을 미치는지를 이해하는 데 유용한 이론적 틀이 된다.

영국정신분석학회는 제2차 세계 대전을 전후로 3개의 그룹인 프로이트(S. Freud)를 중심으로 전통정신분석의 맥락을 계승하는 그룹, 클라인(M. Klein)을 중심으로 하는 그룹, 그리고 페어베언(W. R. D. Fairbairn)과 위니콧(D. W Winnicott)을 중심으로 하는 영국 중간학파(British middle school)로 분리되었다. 전통정신분석학파는 욕동지향적(drive oriented)으로 내적 실재(internal reality)의 중요성을 강조하였고, 클라인학파는 생물학적으로 추동된 욕망보다는 정서적 관계의 본성과 특질에 관심을 두고 발달의 문제를 윤리적 가치와 연결시켰다. 즉 개인은 처음부터 생물학적인 욕동들에 의해서 보다는 어머니와 유아 사이의 관계들 즉 최초 상호교환에 의해 형성된다고 보았다. 중간학파는 대상 지향적(object oriented)이면서 외적 실재(external reality)를 중요하게 생각하였다.

미국의 오토 컨버그(Otto Friedmann Kernberg), 해리 스텍 설리반(Harry Stack Sullivan)은 개인을 본능적 충동의 표현이라는 측면에서보다는 상황 속에서 기능하는 존재라는 측면에서 보았다. 설리반에서 상황은 실제적이거나 가상적인 사람들에 의해 결정된다. 따라서 그는 모든 구체적인 대인관계적 상황 안에서 각 참여자는 그가 경험했던 과거의 대인관계를 통하여 실제적이거나 가상적인 다른 개인들과 상호작용을 한다고 제안했다. 자기체계의 중심적 역동을 결정하는데 엄마-아이의 초기 관계가 결정적인 중요성을 갖는다고 주장했다.

또한 자기체계의 구조를 결정하는 초기 인격화(personification)의 중요한 것을 어머니에 의해 욕구 해소와 다정함을 제공하는 관계 안에서 발달하는 '자기'인 "좋은 나(good me)", 생리적 욕구나 다정함에 대한 욕구가 좌절된 경우 경험하는 '자기'인 "나쁜 나(bad me)", 극도의 좌절이나 나 외상에 의해 발생하는 지극히 고통스럽고 무서운 그래서 해리된 자기 경험의 측면을 나타내는 '자기'인 "아닌 나(not me)"로 구분하였다.

설리반학파의 심리치료는 대인관계 영역 안에서 부정적인 왜곡을 해소할 필요성을을 강조하며 현재의 긍정적인 대인관계의 영향 아래 자신의 성격을 발달시키고자 노력하는 환자의 자연적인 성장 경향성에 의존한다. 곧 자기가 확장되는 것과 왜곡되고 파편화된 경험, 불안, 해리를 감소시키는 것을 의미한다.

### (7) 의식과 무의식의 양자적 관계

프로이드는 의식을 무의식에 비해 빙산의 일각이라 했다. 또한 무의식의 내용들을 의식으로 이끌어 내는 것을 중요하게 생각하였다. 물론 이후에는 의식과 무의식 존재는 약화되고 인성의 조직인 이드(id), 자아(ego), 초자아(superego)로 대체되었다. 인성의 역학은 인성 전체에 미치는 에너지 분포의 변화를 통해 이루어진다. 인간의 행동은 인성 역학이 결정한다. 초자아가 에너지를 지배하면 도덕적이 되며, 자아가 지배하면 현실적인 되고 심리적 에너지의 원천인 이드가 지배하면 충동적이 된다. 따라서 인간이 어떤 사람이 되는가는 심리적 에너지(psychic energy)가 분배된 양상에 따라 달라지게 된다.

이와 같은 인성조직의 주체-객체 분리의식은 양자붕괴(proton decay)에서 발생한다. 프로이드가 인성(personality)의 구조를 의식과 무의식으로 구분하고 대부분이 무의식의 작용을 강조하는 이유가 있다. 인식이 양자의 붕괴로부터 생겨나는 과정을 알고 있지만 양자붕괴가 일어나지 않으면 무의식 상태가 존재한다. 무의식은 무인식과 같은 것이다. 무의식은 활력에너지의 흐름을 차단하고 억압한다. 따라서 이 에너지의 차단은 질병 경험을 인식할 때 장기의 기능 이상을 초래한다. 반면 양자도약(proton hopping)[46])은 양자 가능성의 파장이 퍼져 나가는 것으로 비연속성을 가진다. 그러므로 무의식은 창의적 통찰력을 가지며 양자치유가 가능해진다.

창의성은 인간의 정신능력에 있어 가장 중요한 지적 개념 중 하나이며 인간의 특질이기도 하다. 즉 창의성의 본질은 지능적 요소와 기질적 요소의 특이한 조합이다. 따라서 양자치유의 가능성은 의식과 무의식의 차이를 깊이 이해하고 무의식의 창의성 관계를 통해 신체와 정신 그리고 영혼의 창의적인 특이성을 개발하는데 있다. 창발적인 사람이 어떻게 가능성 있는 문제와 해답의 실마리를 찾아 내는지를 살펴보면 효율적으로 에너지와 시간을 배분하고 단계적으로 탐구하여 철저한 연구가 필요할 때와 손을 놓을 때를 정확하게 알고 있다는 것이다.

창의성과 관련된 또 하나의 양자적 관계는 이중성이다. 데이비드 봄(David Bohm)의 양자이론 중 하나인 이중성은 입자와 파동으로 구분된다. 파동(wave)에서 '파(wav)'와 입자(particle)에서 '입(icle)'을 따서 파립(wavicle)이라는 합성어를 만들었다. 이 파립의 실제 모양은 그것이 상하운동을 하는 것으로 보인다. 운동현상에 주목하면 파동이 되고 운동의 주체에 주목하면 입자가 되는 것이다. 이러한 양자현상은 인간의 입장에서 본다면 피조적인 동시에 창조적인 것이라는 것을 알 수 있고 그러므로 인간은 완성된다고 볼 수 있다.

특히 인간이 창조된 사실과 진화에 따른 유전 현상과의 괴리를 논하기 전에 인류의 무의식적 삶이 본능에 의한 생존의 문제라면 그 당시에는 현재만 존재할 뿐 과

---

[46]) 닐 보어(Niele Bohr)는 전자가 한 궤도에서 다른 궤도로 점프할 때 궤도 사이의 공간을 통과하지 않는다고 하였다.

거나 미래를 꿈꾸지는 않았을 것이다. 오늘날 우리의 과거와 미래는 자아 혹은 의식이 만들어 낸 관념과 경험의 인식된 상태로 볼수 밖에 없다. 왜냐하면 양자는 무의식에는 존재하기 어렵고 의식과 본능에 존재하기 때문이다. 곧 양자세계는 뇌의 생리화학적 영역에 속하는 대뇌피질에 존재하는 것이며 양자적인 작용이 바로 이성에 의한 본능의 명령 지배 체계이다. 양자 중첩성은 인간의 뇌에서 여실히 드러난다.

(8) 정신질환과 신경학적 질환

정신질환의 신비성은 한 개인의 영혼의 문제까지 포함한다. 한 사람의 개인사는 인생의 목적이나 목표, 신념 등에 따라 좌우되기도 하며 아니면 인생의 변환점(turning point)에 의해 달라지기도 한다. 예를 들면 매우 심한 질병을 앓고 나서 개인의 인생이 완전히 뒤바뀐 경우, 인생의 롤 모델(Role model)을 만나 갑자기 성숙해지는 경우, 혹독한 정신 신체적 수행이나 수련을 마친 경우, 종교적으로 교리나 영적 체험을 통해 새로운 인생을 사는 경우 등 다양하다.

이러한 모든 경우들의 수를 놓고 볼 때 정상적인 행동의 개념과 정신병이나 신경증 등의 비정상적인 행동의 차이를 설명할 수 있는가이다. 우선 본인은 본인의 변화에 대해 무감각하지만 주위에서 보아왔던 사람들을 확연하게 느낄 수 있다. 또한 신경증(neurosis)이나 정신병(psychosis)이 뇌기능의 직접적인 장애를 일으키는 것이라는 신경학적 장애(neurological disorder)의 증후를 확신하기가 어렵다. 실제로 이와 같은 정신과 마음의 문제는 의식적 혹은 무의식적 인간의 지향성 특히 양자의학적 차원의 잠재적 가능성, 가치, 개인의 취미나 몰입의 상태 등 다양한 경로를 통해 변화하는 것이라고 할 수 있다. 이러한 변화는 모두 물리적 변화에 근거하기 때문에 양자의학적 접근이 요구되는 것인데 이유는 현대의 첨단의학으로도 해명이 불가능하다.

이러한 점에서 프로이드의 정신분석학은 재조명된다. 그는 신경증의 문제를 해결하는 데 인간의 잠재적 가능성에 대한 깊이 있는 통찰을 통해 이문제를 해결하고자 했다. 인간의 행동이나 정서까지도 변화된다는 사실은 뇌기능의 변질을 의미하기도 하지만 반드시 그렇지만은 아닌 것으로 보기 때문이다. 물론 뇌의 손상으로 인한 변화된 행동이나 마음의 상태는 당연한 물리적 변화라고 할 수 있다. 이러한 신경학적 질환으로는 운동피질 영역에 문제로 인한 마비, 기저핵에 의한 파킨슨, 해마의 문제로 인한 기억감퇴, 기억상실증, 소뇌에 의한 운동실조증, 통합조절 부전 등이 있다. 그러나 기질적인 변화나 혹은 점진적인 신념의 변화 혹은 정서상태의 변화는 엄연히 구별된다. 이러한 경우를 의식적 혹은 무의식적 장애로 보며 대표적인 것이 정신분열증(schizophrenia), 조울증(manic depressive psychosis), 편집증(paranoia)등이다. 그러므로 정신성적발달(psychosexual development)의 문제에서 정신영적발달(psychospiritual development)단계의 문제로까지 확장이라고 할 수 있다.

이것은 양자중첩성과 같다. 의식이 개인의 실재라면 무의식의 타인과의 공유가 가능한 것이다. 바로 텔레파시에 의해 생각의 일치가 가능하다. 프로이드가 정신성적문제에 천착했다가 말년에 정신영적 문제로 영역을 넓혀갈 수밖에 없는 것은 인간의 양자적 스펙트럼이 무한히 넓기 때문이다. 인간의 잠재의식을 깨우고 무의식적 사고를 외시적 사고에 비유해서 자아를 방해하는 물질적 두뇌의 기능에만 의존하지 말고 깊은 사고 즉 무의식적 사고에 관심을 가져야 한다.


2) 분석심리(Analytical Psychology)

(1) 분석심리 개념

칼 융(Carl Jung)이 프로이트(Freud)가 주장한 심리성적발달과 인생 초기에 성격이 결정된다는 결정론에 반대하여 인간 정신에 대한 분석을 주관적 체험과 현상학을 바탕으로 체계화하여 보다 새롭고 정교화한 이론이다

도덕적 성격(Morality)이라는 것도 두뇌의 능력(intelligence)과 같이 천부적으로 주어지는 것이라고 했다. 소질이 없는 사람에게 그것은 무리하게 요구하게 되면 성격의 파탄이 올 수 있다며 인간은 열등한 존재라는 했다. 모든 사람이 자기의 그림자(shadow)를 가지고 있고 인간의 의식 속에서 구체화되는 것이 적을수록 더욱 어둡고 농도가 짙어진다는 것이다. 자아에 의해 가려진 의식은 의식하지 못하거나

의식하고 싶지 않아서 거부한다는 의미가 있다. 그림자는 어둠 혹은 암흑 같은 불안과 공포의 부정적 감정의 영역에 놓여 있는 것이다. 부정적 감정인 열등 부분도 의식화되면 교정될 수 있지만 의식으로부터 억제(repressed)되고 고립되는 경우에는 결코 교정될 수 없다고 했다. 억제나 억압은 신체의 질병으로 나타난다.

그러므로 우리는 상당한 노력을 통해 자신을 무거운 짐으로부터 해방시킬 수 있으며 이것을 성공시키지 못하면 신경증(neurosis)이 될 수도 있다. 여기에는 반드시 강화된 세력의 그림자가 있는데, 의식적인 인격과 그림자를 공존하게 하는 방법을 찾아야 한다. 그림자는 악한 면과 선한 면이 공존하기 때문에 그림자를 인식하는 훈련을 통해 개별화(individuation)[47]를 추구하여 인격완성을 달성하자는 것이다. 개별화는 자기 속에서 전체화(holism)가 어떻게 이루어지는지를 이해하고 하나의 전일성을 지닌 본래의 자기가 되는 것이다.

인간의 심리적 측면이 가지고 있는 넓이와 궁극적 성격을 결정짓는다는 것은 거의 불가능하다고 보고, 인간이란 경계를 정하기 어려운 총체를 단지 상징으로만 표현할 수 있다는 것이 양자적 측면과 대등하다고 볼 수 있다.

인간의 총체는 결국 의식과 무의식의 문제로 대두되고 본능(id), 자아(ego), 양심(super ego), 자기(self) 등으로 표현되는 것이다. 이러한 문제의 실제적 근원의 동양의 정신적 가치의 산물인 것이다. 특히 인도의 철학과 종교 사상의 원천이며 사람·신·우주의 이치를 주장하고 있는 우파니샤드(Upanishad)는 우주적 실체인 브라만과 인간 내면의 자아인 아트만(atman)의 궁극적 일치를 주장한다.

영적인 측면을 강조하며 심리치료는 성직자나 신학자의 역할까지도 수행하여야 한다는 것이다. 결국 심리치료는 의학적, 심리적, 종교적, 영적인 측면에 근거하여 해결해야만 가능한 것이다.

칼 융의 분석심리에서는 정신분석과 목양적 돌봄은 영혼을 치유하는 일이라고 주장한다. 구체적으로 인간 내에 존재하는 온전함(wholeness)에 대한 욕망에 의한 영혼치료라고 한다면 목양적 돌봄은 개인의 이해를 넘어서서 의미를 추구하는 점이 다른 것이다. 그가 주장하는 개별화(individuation)는 인격의 의식적인 면과 무의식적인 면이 통합(whole)되는 과정으로 일생동안 지속되는데 의식세계의 중

---

[47] 융(Jung)의 개별화(individuation)는 무의식을 가능한 의식 차원으로 개발하는 것을 의미한다. 가령 명상은 정신의 안정뿐만 아니라 몸의 건강까지 추구하는 전일성을 지향하는 수련법이다.

심인 자아(ego)와 무의식의 깊은 세계인 자기(self) 사이의 관계를 정립하고자 했다.

결국 융의 주장은 종교적 영성을 벗어날 수 없음을 자아와 자기의 관계를 통해 종교적 과정으로 보고 있는 것이다. 이 과정에서 주요한 역할을 하는 것이 그림자(shadow)의 통합이라 할 수 있다. 이렇게 자기체계를 확고하게 정립할 때 자기초월의 길로 나아가게 된다.

초월은 의식 속에 무의식적, 비이성적 요소들을 포함하여 꿈과 환상에 주목하며, 한편으로는 이성과 논리를 사용하면서 무의식의 힘으로 그러한 의식의 과정을 조정한다. 초자연적이며 영혼적인 현상에 관심을 가지고 신비한 것을 수용한다.

또한 인간의 고통과 절망, 무감각하고 목적도 없으며 무의미한 느낌은 성격의 무의식적 기초와의 접촉 상실로 인해 초래된다고 보았다. 이러한 접촉 상실은 현대의 과학과 지식만을 추구하는 삶의 지표로 신봉하는 추세에 있다는 것이다. 현대인은 너무 한쪽에만 치우쳐 무의식을 희생시켜 버리고 의식적, 합리성만을 강조하는 존재임을 강조하고 있다고 보는 것이다.

(2) 집단무의식(collective unconscious)

현대인의 대부분이 미신적인 신앙으로부터 자유로와 졌지만 그 과정에서 인간 영혼의 가치와 자연과의 합일점이 상실되었다. 비근한 예로 현대사회는 인간의 비인간화의 문제가 매우 크다. 오죽하면 "우리시대의 일반적인 신경증"은 과거와의 영적 결합의 상실로 인한 직접적인 결과라고 주장한다. 따라서 치료방법은 집단무의식을 이해하고 공감하는 것이다.

모든 인류가 공통적으로 가지고 있는 무의식 영역으로 개인적 경험과는 별개로 조상 또는 종족 전체의 경험이나 사고의 영향으로 감정, 공포 등 원시적 성향 등이 포함되어 있다. 융은 정신병에서 환각과 망상 등의 내용들이 인류의 문화적 유산인 신화(myth)와 전설 등 상징과 의식, 종교 등에서 유사성이 많은 것을 발견하고 프로이드의 무의식과 구별하였다.

집단무의식은 성격의 가장 접촉하기 어려운 가장 깊은 수준에 존재하며 한 개인의 성격의 토대가 된다. 특히 현재의 모든 행동을 지시하며 성격에 있어 가장 강력한 에너지가 잠재되어 있다. 인류나 조상들로부터 물려받은 공통된 경험과 유사한 주제와 상징성 등 보편적인 경험들은 우리 내부의 심상으로 나타나거나 표현되는데 이를 원형(archetype)48)이라 했다.

따라서 개인무의식이 복합체(complex)인 것과 마찬가지로 집단무의식의 내용은 원형(archetype)으로 충만하다. 원형은 인간의 마음속에는 인류의 축적된 경험으로부터 오는 마음의 구조적 부분이 존재하는데 이를 원시심상(primordinal image), 성상(imagos), 신화적 심상(mythological images)이라고 했다. 이들은 모두 집단무의식에 저장되어 인간이 세상을 보는 견해뿐만 아니라 개인의 인격형성 구조 여하에도 중요한 역할을 한다. 원형의 대표적이 것이 아니마(anima), 아니무스(animus), 페르소나(persona), 그림자(shadow), 자기(self)등이 있다.

### (3) 원형(archetype)

원형은 인격형성에 절대적으로 필요한 것이다. 원형의 유형 중에 아니마(anima)는 남성의 여성상이며 아니무스(animus)는 여성의 남성상이다. 그림자(shadow)는 인격의 어둡고 바람직하지 않은 면을 가리킨다. 의식적 인격을 발달시키는 동안 인간이 좋아하는 것의 이미지를 사람들 마음속에 구체화하려고 하는 경향이 있는데도 불구하고 자신이 원하는 것과 일치하지 않고 거부된 것들이 그림자를 만든다.

남자는 자신의 아니마를 이루는 여성성을 가지고 있지만 그의 그림자는 낯선 자아처럼 행동하는 거부된 남성적 속성들을 드러내 보여준다. 분열된 인격의 경우는 그림자가 자아의 역할을 빼앗을 수도 있다. 일반적으로 그림자가 능동적이라 생각한다. 화를 내거나 정욕적인 삶을 살려고 할 때 우리 안에 있던 성향이 의인화한 것이 그림자라 생각한다. 그러나 그림자는 수동적인 형상일 수도 있으며 우리가 거들떠보지도 않는 약점이 의인화한 것일 수도 있다.

따라서 그림자 인격은 다 살아보지 못한 삶으로 볼 수도 있고 가치 있는 속성을

---

48) 본능과 함께 유전적으로 갖추어지며 집단무의식을 구성하는 민족이나 문화를 초월하여 신화, 전설, 의식 등 오랜 역사 속에서 겪은 인간 조상들에 의한 상징이나 무의식적 경험을 토대로 형성된 고유의 통합적 정신 기질이다.

가지고 있음을 알 수 있다. 그림자를 단지 부정적인 것으로만 볼 것이 아니라 활력을 주는 속성을 많이 가지고 있으므로 바르게 관계를 형성한다면 삶의 에너지가 될 수도 있다.

 예를 들면 인생의 노년기는 황혼기(twilight years)라 한다. 그러나 여명(gray down)으로 표현되는 이유는 무언가 새로운 에너지를 필요로 한다는 의미이기도 하다. 물론 어두운 측면에게 구체적으로 살아가라는 자유를 주는 것이 아니라 정신사회적으로 그림자를 통합하는 의미이다. 또한 분노의 경우 분노는 참을 수 없는 상황에 대한 건강한 반응이므로 그림자가 없다면 견디기 어렵고 건강을 잃을 수도 있다. 따라서 그림자는 그것을 적절하게 이용하고 적절하게 관계를 맺을 수만 있다면 인격에 큰 도움이 될 수도 있다.

 그림자가 주는 또 다른 도움은 유머 감각이다. 웃음은 대부분 그림자 영역이다. 유머의 특징은 인간 내면의 열등 감정이나 두려움 등을 표현해주기 때문에 유머를 이끌어 내기 위한 수단이 필요하다. 이러한 유머감각은 많은 훈련을 필요로 한다.

 그림자는 자아이상(ego ideal)과 관계가 있지만 자아와 그림자가 동일시되는 것은 막아야 한다. 우리가 그림자를 가지고 있는 피할 수 없는 이유는 원형이기 때문이다. 자기는 가장 중요한 원형 중 하나이다.


(4) 융의 심리학적 유형


 융의 심리학적 유형은 판단기능과 인식기능으로 구분된다. 판단기능은 사람이나 사물을 인식하는 방식으로 판단의 근거는 사고(Thinking)이며 유형은 무엇이 '옳은 것인가?' '무엇이 틀린 것인가?'에 따라 판단한다. 주로 업무 중심 타입이며 진실과 사실에 관심을 가지며 논리 분석형이며 객관적으로 사실을 판단한다. 원리와 원칙을 따지며 논평하기를 좋아한다. 감정형보다 현실적이다. 감정(Feeling)은 인간관계 중심 타입으로 '무엇이 즐거운가?' '무엇이 즐겁지 않은가?'에 따라 판단한다. 사람과의 관계에 주로 관심을 가지고 판단한다. 포괄적이며 주변 상황을 고려하여 판단한다. 의미, 영향, 도덕성을 중시하며 우호적인 협조와 공감하기를 좋아한다. 사고형 보다는 이상주의적이다

 인식기능은 감각기능과 직관기능으로 구분되며 '거기에 무엇이 있는가?'로 이해

하며 판단하지는 않는다.

감각(Sensing)은 외부의 사실을 지각하는 오감이나 경험에 의존하며 현실적인 타입이다. 실제의 경험을 중시하고 지금에 초점을 맞추어 일처리 한다. 생각, 느낌, 직관과는 대조적이며 즐거움의 생활을 영위한다. 직관(Intuition)은 내면의 사실에 입각하여 직관 및 영감에 의존하며 이상주의적인 타입이다. 아이디어를 중시하고 추상적이며 미래지향적이고 개연성과 의미에 초점을 맞추어 신속하게 일처리 한다. 비유적으로 묘사하는 경향이 있다.

융의 분석심리학 모델을 바탕으로 마이어스-브릭스 유형 지표(Myers-Briggs-Type Indicator, MBTI)가 만들어졌다. 이자벨 브릭스 마이어스(Isabel B. Myers)와 캐서린 쿡 브릭스(Katharine C. Briggs)가 개발한 성격유형 선호 지표로 사람의 성격을 두 개의 태도 지표(외향-내향, 판단-인식)와 두 개의 기능 지표(감각-직관, 사고-감정)에 대한 개인의 선호도를 밝혀서 4개의 선호 문자로 구성된 개인의 성격 16가지의 유형으로 나누어 설명하는 형식이다. <표 5> 참조.

| 구분 | | 16가지 성격유형 | | | |
|---|---|---|---|---|---|
| | | T | | F | |
| | | J | P | J | P |
| I | S | ISTJ | ISTP | ISFJ | ISFP |
| | N | INTJ | INTP | INFJ | INFP |
| E | S | ESTJ | ESTP | ESFJ | ESFP |
| | N | ENTJ | ENTP | ENFJ | ENFP |
| I(내향) | E(외향) S(감각) | N(직관) | T(사고) | F(감정) J(판단) | P(인식) |

<표 5> MBTI 성격유형

(5) 분석심리와 차크라

칼 융은 고대 인도의 차크라 상징을 토대로 개인의 실제적인 경험과 연결되는데 차크라는 자기실현으로 보고 있다. 개인의 차크라 상징들은 개별화 과정의 구체적인 단계들에 기억을 돕는 것이다. 개별화는 한 개인으로서 성장하여 다른 사람들과 다르게 되는 과정이다. 즉 한 개인의 특성이 발달되어 가는 차별의 과정이라 할 수 있다. 결국 무의식이 의식화됨으로써 의식영역을 확장하여 자기실현을 이루는 것이다. 칼융의 차크라는 생명의 상호 연결망을 의식한 양자에너지 즉 파동에너지의 개념을 이해하고 인체에 적용한 것으로 파동의학의 선구자인 것이다.

의식화 및 자기실현을 이루는 추진력은 자아(ego)에서 나오는 것이 아니라 정신의 전체인 자기(self)에서 나오며 자기실현(self actualization)은 내적 전체인 자기가 지금 상황에서 나에게 원하는 것이 무엇인지와 나를 통하여 성취하고 싶은 것이 무엇인가를 아는 것을 말한다.

이러한 과정에서의 다양한 현상은 무의식과 조우, 그림자의 통찰, 투사의 철수, 아니마 혹은 아니무스와의 조우, 자기체험 등 차크라의 체계에서 정신의 이러한 면들을 드러난다. 차크라는 인간의 신체를 에테르 몸, 정서의 몸, 마음의 몸, 영혼의 몸으로 구분하였다. 사람의 물리적인 몸을 감싸고 의식에너지가 미세하게 신체에 통해 흐르는데 이 에너지를 '쿤달리니(kundalini)'[49]라고 한다. 쿤달리니는 척추의 가장 아래 쪽에 감긴 상태로 수면을 취하고 있다. 명상에서는 이 쿤달리니를 일깨워 의식에너지를 흐르게 하여 질병을 치유한다.

인간의 본질이 다차원적 존재라는 사실과 더불어 신체는 상호작용하는 많은 에너지장 가운데 가장 밀도가 높다. 각각의 에너지장은 다차원에 걸친 빛의 몸으로 에너지실(energy threads)로 된 복잡한 네트워크를 매개로 물질적인 세포구조에 연결된다. 이 생명 에너지 통합망은 세포성장 패턴과 인간의식 확장에 대한 유도 효과를 통해 고차 파동의 힘이 신체에 전개되도록 한다. 유입된 미세에너지는 최초의 중계점에서 하강해서 세포기질과 통합되는 그 중계점으로서의 독자기능을 맡은 것이 차크라인 것이다.

차크라는 특정 주파수 특성을 갖는 파동에너지만 처리한다. 더 나아가 에테르 수준, 아스트랄 수준, 고차 파동에너지 수준의 정보를 변환시켜 내분비계를 매개로 생물학적 변화를 가져온다. 내분비계는 세포의 유전자 발현에서 중추신경계 활동까지 광범위한 생리학적 변화를 조절하는 중요한 조절체계로 뇌와 상호작용하여 기분이나 행동을 조절한다.

특히 정신신경면역학(PNI: Psycho-Neuro-Immunology)은 정신면역학(精神免

---

49) 척추 미골부위의 뿌리차크라 내에 잠재 에너지로 저장되는 영적 계통의 창조에너지이다. 적절하게 방출되면 신체의 모든 주요 차크라의 활성화와 정열을 유발할 수 있는 미세에너지이다.

疫學, Psychoimmunology)이라고도 하는데, 뇌, 내분비계, 면역계 사이에 상호작용을 통해 스트레스나 우울증, 면역력 저하 사이에 관련이 있다고 보는 것이다. 개인의 의식 또는 마음가짐이 심신의 건강에 큰 영향을 준다는 것이다. 마음이 자연치유력을 높이는 것이다. 뇌는 면역계를 포함한 모든 신체의 기능을 조절하기 때문에 뇌가 건강해야 면역력이 증가하여 질병에 잘 걸리지 않는다고 보고 뇌기능 조절을 통한 질병 치료를 연구하고 있다.

특히 앤드류 와일(Andrew Weil)박사는 "생물에는 모든 치유 능력이 있다"라고 하면서 정신신경면역학은 정신이 신경을 통해 면역에 영향을 준다고 하며 '자연치유'를 강력히 주장한다.

결국 차크라는 의식상태의 변화에도 관여해서 감정의 변화까지도 유발하는데, 차크라와 미세에너지계가 정상적으로 작동할 때 감정의 균형을 이루고 있는 것으로 볼 때 감정이 질병을 초래할 수 있는 원인을 제공한다고 볼 수 있다.

### (6) 차크라 점

차크라는 에너지 센터를 말한다. 신체에 분포하고 있는 차크라 점은 수없이 많지만 주요 신경총이나 내분비샘을 연결하여 중요한 기능을 하는 일곱 개의 차크라 점이 있다. 차크라는 미세체에 접속하여 다차원 세계로 연결되는데 이곳에서 받아들인 고차의 파동에너지는 차크라에 의해 처리되고 흡수되어 신체에 변화를 가져온다.

그림<표 5> 차크라의 에너지 기능에서 보는 바와 같이 차크라는 장기와 관련이 있는데 심장 차크라는 심장 및 순환기계와 관련이 있고 목 차크라는 기관지나 갑상샘과 관련이 있다. 각 장기계의 균형과 세포의 기능이 적정하게 유지하려면 각각의 차크라가 바르게 기능할 필요가 있다. 신체의 각 부위에 미세에너지가 공급되어 생명에너지로 발현되어 세포분자계를 흐르고 있을 때는 신체의 생명력은 탈 없이 유지되는 것이다. 특히 영양소가 분자 수준에서 세포의 성장과 항상성을 증진하고 파동에너지는 차크라나 경락계를 통해 운반되어 에테르체의 안정성이나 통합성을 유지하는 작용을 한다.

미세에너지는 정수리 부분에 있는 왕관차크라에서 몸속으로 흘러든다. 독맥경(督

脈經)의 경혈로 표현하면 백회(百會)에 해당한다. 유입된 에너지는 신체의 중심인 척수나 신경절과 밀접하게 연결되어 에너지가 필요한 각 부분으로 미세에너지를 분배한다. 미세에너지가 차크라에 도달하면 생리적 정보로 변환되고 각 차크라에 이어져 있는 내분비샘에서 호르몬의 형태를 취한 신호로 변환된다. 호르몬의 작용은 강력해서 혈류에 방출되는 양이 극미량이라도 온몸에 영향을 준다. 또한 신체의 같은 영역에서 같은 주파수로 공명하는 장기들에게도 생명 에너지를 분배한다. 차크라의 기능장애의 원인은 정신, 감정, 영적, 행동 패턴 상의 문제 등에 기인한다.

| 차크라 | 신경총 | 장기계 | 내분비샘 | 위치 | 내적측면 | 힘 | 성질 |
|---|---|---|---|---|---|---|---|
| 뿌리(미골) | 천골·미골 신경총 | 생식기계 | 생식샘 | 척추하부 | 접지(接地) | 쿤달리니 | 생리적 |
| 천골(비장/생식샘) | 천골신경총 | 비뇨생식기계 | 라이디히세포 | 배꼽아래 | 감정, 성욕 | 프라나 | |
| 대양신경총 | 대양신경총 | 소화기계 | 부신 | 상복부 | 개인의 힘 | 저차 아스트랄 | 개인적 |
| 심장 | 심장신경총 | 순환기계 | 흉선 | 흉부 | 사랑 | 고차 아스트랄 | |
| 목(인후) | 흉추신경절, 연수 | 호흡기계 | 갑상선 | 경부 | 대화, 의지 | 저차 멘탈 | |
| 미간(제3의 눈) | 시상하부 뇌하수체 | 자율신경계 | 뇌하수체 | 이마 | 직관, 내적시각 | 상위 영역 | 영적 |
| 정수리 | 대뇌피질 솔방울샘 | 중추신경계 | 솔방울샘 | 정수리 | 영적 탐구 | | |

<표 5> 차크라의 미세에너지 기능(출처 : 파동의학, 리처드 거버)

(7) 차크라 상징

차크라는 개별화 과정을 위하여 신체가 개인의 고유한 기억을 회상하도록 돕는 기능을 한다. 차크라는 제1차크라에서 제7차크라까지 일곱단계로 구분되어 있다.
첫째, 뿌리(미골)차크라는 쿤달리니 자리며 모든 에너지가 담겨 있지만 활성화되지 않았다. 원소의 개념은 흙이다. 분석심리적 관점에서 보면 의식세계로 아직 무의식상태는 활동하지는 않고 있으며 개별화로 가기 위한 첫 단계이자 자아가 존재한다. 장기는 생식기계이며 위치는 척추하부에 있다.
둘째, 천골(비장/생식샘)은 물의 세계로 "세례"는 상징적 행동이다. 물에 빠짐으로써만 다시 태어날 수 있으며 "재생"을 뜻한다. 장기는 비뇨생식기계에 해당하고 배꼽아래 위치하며 내적측면은 감정과 성욕에 해당한다. 의식과 무의식의 보완관계가 성립하며 서로 상충하기도 한다.
셋째, 태양신경총은 불의 세계로 강한 힘의 원천이 되며 장기는 소화기계이다. 평소에는 억압되어 있다가 모든 감정들이 속박에서 벗어나며 개인의 힘이 발휘된다. 생명에 필수적인 스테로이드 호르몬과 관계있다.
넷째, 심장차크라는 피와 공기에 해당하며 심장과 폐는 대기의 영역에 속한다. 또한 장기계는 순환기계에 속하며 내적 측면은 "사랑"에 해당하여 상처를 입기도 하는데 참지 못할 고통을 겪는 것이 아니라 겪을 수 있을 정도로만 느낀다. 프로이드가 말하는 에로스(eros)를 느끼지만 고통이 심하면 죽음(Thanatos)도 생각할 수 있다.
다섯째, 목(인후)차크라는 장기계는 호흡기계로 원소는 에테르이다. 정신적 현실세계이며 내적 측면은 대화 및 의지를 나타낸다. 또한 상징의 세계로 인간은 항상 자기 자신을 상징으로 드러낸다. 가장 강한 상징은 자신 안에 존재하는 신을 드러내는 것이다.
여섯째, 미간(제3의눈)차크라는 지시를 의미하며 장기계는 자율신경계(autonomic nervous system)에 해당한다. 내적 측면은 직관 및 내적시각이 활성화되어 법이나 규율과는 상관없이 신성한 의지의 표출이며 총체적 의식의 상태이며 영적인 힘을 발휘한다. 외계의 미간에너지가 흡수되면 직관력이 높아지고 물질을 넘어선 수준에서 주위를 관찰할 수 있는 이를 원격투시라 한다.

일곱째, 정수리차크라는 장기는 중추신경계에 해당하며 융은 경험을 넘어선 브라만(brahman)50)만 존재한다고 하였다. 즉 존재하지 않으면서 존재한다는 것이다. 바로 정수리차크라는 양자역학에서 말하는 전자와 중성자와 양성자로 이루어지는 핵인 것이다. 7차원의 세계는 찬란한 그 자체이다. 찬란함의 중심핵에서 경이로운 섬광이 일어난다. 그 중심핵이 양자이고 양자는 생명과 같은 것이다. 중심핵에서 사고가 생성되고 사고로부터 지속성과 모든 생명의 의식을 부양하고 확장되어 나갈 것이다. <그림 10> 차크라와 엔도크린 시스템 참조

리처드 파인만(Richard Feynman)이 "양자는 아무도 모른다"라는 말은 모두가 침묵해야만 하는 순간인 것이다. 따라서 칼 융이 주장하는 개별화와 똑같이 차크라 역시 완성된 단계로 수직 상승하지 않기 때문에 반복연습을 강조한다. 경험이 완전히 고착되어 정신적 일치감을 느끼는 삶을 살아가는 것이 인간의 참다운 목적이다. 인생의 본질에 관한 내적탐구에 정신을 집중할 때와 명상이나 영적수준의 능동적 탐구를 할 때만 작용한다.

---

50) 브라만은 『우파니샤드』의 중심 사상이자 우주의 근본원리를 가리키는 인도철학 용어로서, 우주 최고의 존재자, 일원론의 궁극적 실재 즉 유일자이다, 개인의 본체인 아트만(atman, 我)과 함께 범아일여(梵我一如) 사상의 주요개념이다. 산스크리트어로 '힘'을 의미한다

양자의학

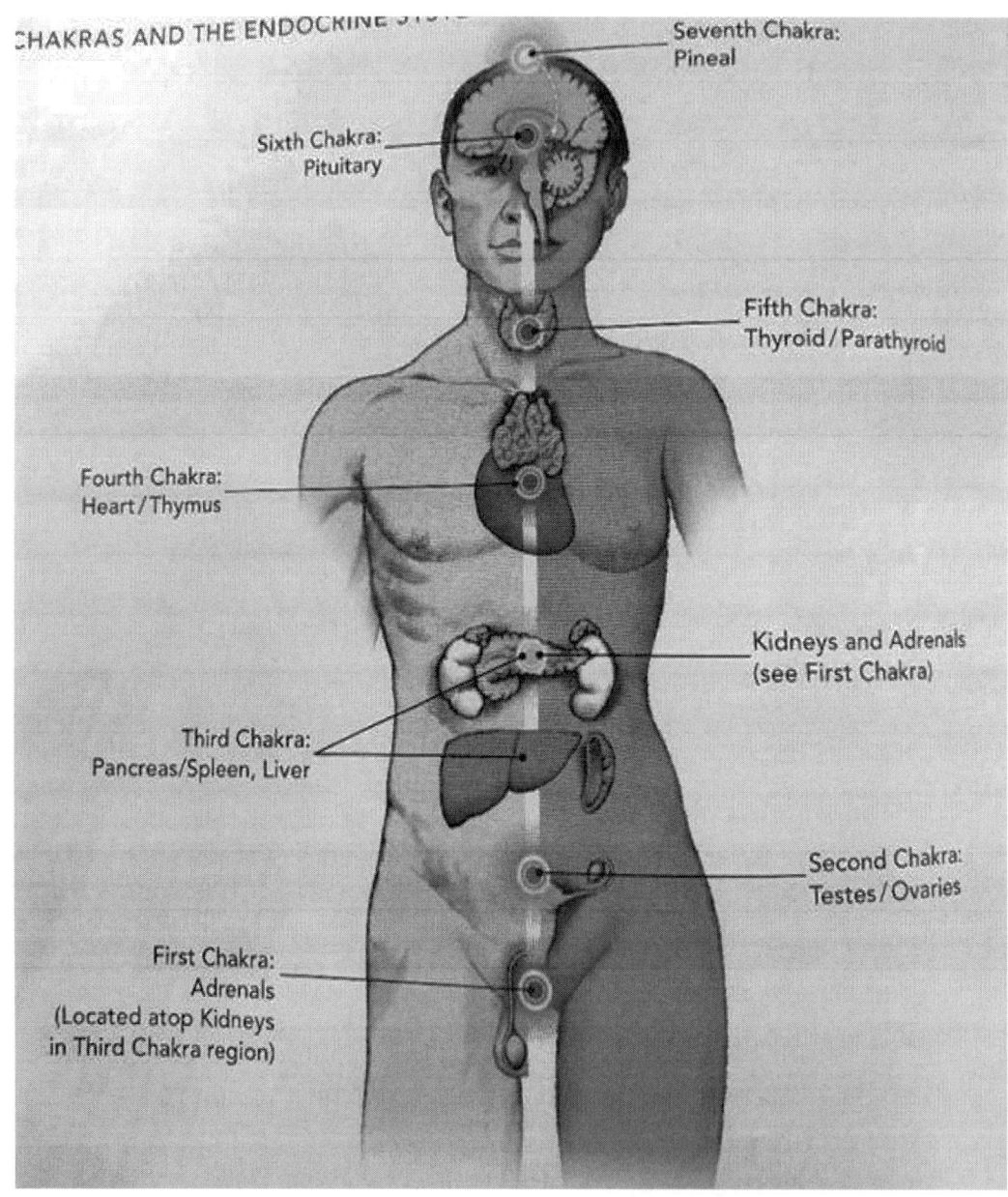

<그림 10> 차크라와 엔도크린 시스템(Cyndi Dale, The Subtle Body)
출처 : https://blog.naver.com/graceingrace/

## 3) 개인심리(Individual Psychology)

알프레드 아들러(Alfred Adler)는 정신문제의 원인을 프로이드의 결정론과는 전혀 다른 목적론적인 입장에서 찾고 있다. 특히 사람은 기관의 열등성 등에 의하여 열등감을 갖게 되는데 이 열등감을 보상하고자 권력에의 의지(will to power)를 발전시키게 된다는 것이다. 이러한 자기 나름의 과제를 통하여 성격이 형성되는데 이것을 생활양식(life style)이라고 하였다.

개인심리는 양자(Quantum)의 움직임과 같이 무한한 자연현상 속에서 자신과의 관계를 형성한다. 특히 정신의 움직임을 목표성에 두고 있다. 인간의 정신이 정체되어 있는 것이 아닌 일관된 목표를 향해 동적인 에너지를 사용하고 있다고 본다. 다시 말해 내재된 정신에너지와 활동성이 지향하는 목표 없이는 정신생활을 영위할 수 없다고 보는 것이다.

오늘날도 인간은 마음이 신체를 지배하는지 신체가 마음을 지배하는지 혼란스러워한다. 철학자들 역시 이문제에 대해 여러 의견을 내고 있지만 확실한 결론을 내기는 어렵다. 다만 개인심리학은 신체와 마음이 상호작용하는 것으로 이해하고 있을 뿐이다. 신체와 마음을 전체로 이해하고 신체의 움직임 즉 운동의 방향은 마음의 중심적인 원리라 보고 있기 때문이다. 운동 방향을 마음이 결정하는 기능은 생명체의 지배적인 위치를 차지하는 뇌의 기능이라 할 수 있다. 움지이지 않으면 안 되는 것이 신체의 주된 역할이다. 더욱 중요한 것이 신체가 발달할 수 있는 한계에 국한해서만 마음이 신체를 조정할 수 있다. 이것은 생식세포에 이미 이상적인 목표가 설정되어 있다고 볼 수 있다.

인간이 태어나면서 죽음에 이르기까지 끊임없이 성장과 발달 그리고 쇠약해지기까지 프로그래밍 되어있기 때문에 마음과 신체는 마음에너지와 활력에너지의 결합으로 서로 협력하여 모든 잠재력을 활용한다. 불가역적으로 진행하며 앞으로 진행하는 원동력의 결과가 곧 죽음인 것이다. 물론 프로이드의 심리학에서 이것을 본능(instinct)으로 표현하여 삶의 본능(Eros)과 죽음의 본능(Thanatos)으로 대별하기도 하였다.

감정 또한 마음의 작용에 크게 작용하는 요소 중 하나이다. 목표가 설정되어 있다면 언제든지 감정은 목표달성을 위해 스스로를 적응시킨다. 다만 개인심리학에서 개개인이 자기 마음의 통일성을 확립하고 신체와 마음의 관계를 구축하는 것은 인생의 최초 4~5세로 보고 유전적 요소와 환경의 적응을 통해 인격이 형성된다고 보고 있다.

 내분비계 역시 이 시기에 완성된다는 것이다. 특히 마음의 긴장은 수의조직인 근육이나 신경에도 매우 큰 영향 미친다는 것이다. 결국 하나의 감정 표현이 신체 전체에도 영향을 주기 때문에 마음·신체 관계는 상호작용하는 관계라는 것을 알 수 있다.

 에른스트 크레츠머(Ernst Kretschmer)는 『체격과 성격(Physique and Character)』이라는 저서를 통해 내분비계통의 특징에 따라 인간의 체질을 분류하여 정신분열증은 비쩍 마른 세장무력형과(leptosomic-asthenic type) 관계가 있고 조울정신병은 통통하고 살이 찐 비만형(pyknic type)으로 구분하였으며 정상인 역시 분열기질형(schizothymic)과 순환기질형(cyclothymic)으로 구분하였다.

(1) 의지(Will)

 의지는 인간의 가장 큰 힘이다. 부족함을 느끼는 감정인 열등감으로부터 충분함에 도달하려는 움직임이다. 그러나 의지는 매 순간 사용하면 고갈되기 때문에 반드시 에너지 형태로 저장되어야 한다. 정작 필요할 때 저장된 에너지를 긴히 사용해야 할 것이다. 인생의 행로는 먼 여정이다. 따라서 의지력으로 지탱해야 할 때 생존의 에너지로 이용되어야 한다.

 또한 의지는 모든 유혹으로부터 자유롭기 위한 자기절제나 인내심의 저장소이다. 사람은 사회적 동물이기 때문에 모든 것을 자신의 마음대로 살아갈 수는 없다. 사회적 성공을 꿈꾸면서 지적능력과 인내심, 자기절제, 대인관계 등 모든 것이 자기인식과 자신의 생각을 조절해야만 가능한 것이다. 이런 감정이 바로 공동체감이다. 공동체감은 정신의 중요한 기능 중 하나이다.

 특히 현대생활의 복잡성 때문에 표면적으로는 서로 연관이 없어 보이는 일과 욕구가 사실은 내면적으로는 같다는 사실이다.

 의지의 힘은 어떻게 배양해야 하는가가 논점이 되는 동시에 의지력은 에너지로 환원된다. 프로이드(Freud) 역시 자아는 에너지 변화를 수반하는 정신적 활동으로 보았다. 자아는 또 다른 의지의 표현이고 의지는 자기절제의 바로미터이기 때문에 의지력을 키우는 훈련은 반드시 선행되어야 한다. 의지훈련은 범위가 좁고 편협한 현재에 중점을 둔 훈련보다는 반드시 범위가 넓고 추상적이며 장기적인 미래의 목적과 목표를 둔 훈련이 자기절제 및 자기통제에 도움이 된다. 뿐만 아니라 의지력은 금욕이나 금연, 금주, 약물중독 등 정신적인 질병이나 장애를 극복하는데 필수적이다.

의식과 의지는 별개의 문제이다. 의식은 환경에 적응하고 이것을 이용할 수 있는 능력을 발휘하는 것이며, 지각의 주관적 판단이다. 또한 지적능력의 정신적 기능이며, 자신과 주위환경을 인지하는 능력이다. 즉각적으로 기억하는 능력인 동시에 상황에 따른 충동과 관심을 표출하는 능력이다.

반면 자유의지는 지향적 현상으로 의식의 내용으로 사고의 인지과정에서 발생하는 판단의 문제이다. 조건반사적 행동의 범위가 아닌 믿음, 희망, 바람, 두려움, 공포 등 추상적 내용들의 지각이다. 자유의지는 곧 믿음이다. 믿음이 중요한 이유는 잘못된 믿음이 신체의 질병과 증상을 일으키는 원인인데 반하여 진실은 믿고 그 믿음을 계속 유지하면 질병을 치유하는 길이 열리기 때문이다.

칼 융이 강조한 집단 무의식의 원형이 바로 인간이 생존을 위한 집단대응으로 사회적 활동을 통한 관습과 같은 것이다. 인류는 서로 협력하며 공통의 정향성을 통해 존재해 왔다고 본다. 따라서 의식에 따른 행위와 자유의지에 따른 행위는 분명히 구분되는 것이다. 그 이유가 양자이론의 불확정성이다. 불확정성은 임의적인 것으로 의지와 자유의지를 구분하는 이유가 되는 것이다. 자유의지의 중요성이 강조되는 이유가 우리의 삶의 대부분이 자유의지가 작용하기 때문이다. 의식의 구조에서 자유의지는 핵심적 작용을 한다.

(2) 자아(ego)와 자기(self)

심층심리에서 자아와 자기를 구분하는 것이 쉽지는 않다. 정신분석학적으로 자아는 지각, 사고, 감정 및 행동 등의 정신기능을 관장하는 인격의 중추기관을 의미한다. 프로이드는 처음에는 자아를 본능적 욕동, 즉 무의식과 대립시켜 이것을 통제하는 의식과 같은 개념으로 사용하였지만 자아 기능의 일부가 무의식적이라는 것을 무의식적 욕동에 대한 환자의 자아방어의 적용 자체가 의식되고 있지 않는 사실을 알게 되면서 의식과 무의식이라는 정신의 국소론으로부터 자아(ego), 상위자아(super ego), 이드(id)라는 정신구조론으로 발전시켰다. 즉 자기의식과 무의식으로 대별하여 의식의 일부로 본 것을 본능과 자아, 상위자아로 구분하게 된 것이다.

사실상 정신분석적 자아 개념만으로는 자아를 설명하기에는 부족하다. 자아는 이해, 견해, 지식, 감정 등의 관련지어 구성되고 재형성 된다. 자아의 형성에 자기해석과 실천적 이해가 결정적으로 중요하다. 왜냐하면 프로이드는 자아가 억압된 욕망의 의해서 균열된다는 이론을 통해 자아경험이 의식적이고 이성적인 사고와 무의식적이고 환상과 기억사이에서 철저히 분열되고 갈라져 있다고 주장한다. 그러므로 자아는 고정된 실체라기보다는 능동적으로 구성되는 것이기에 개인은 자신의 정체성을 실명하는 지식을 통합하고 수정하는 능력이 있다.

자기라는 개념은 정신분석에서 의식 또는 무의식, 신체적 정신적 모든 특징적인 속성으로 이루어지는 개인이 지니는 그 자신에 대한 전체적인 개념을 말한다. 융은 개체화 과정에서 서서히 발전해 나오는 것이며 후기 성숙기에 이르기 전까지는 완전한 것이 되지 못한다고 하였다.

아들러(Adler)는 자기를 자아와 혼용하여 그 개인의 생활양식(Life style) 즉 만족감을 추구하는 양상이라고 표현하며 일생에 걸쳐 작용하는 개인의 행동과 정서적인 반응으로 보았다. 유년기의 4~5년에 기초가 만들어지고 기억이 동기를 개인에게 보존해 준다고 주장한다. 이것은 오늘날에도 변함없이 사람들의 라이프 스타일(life style)에 영향을 끼치고 있는데 어린시절 자아에 영향은 평생을 유지한다고 주장한다.

자아의 중요한 기능은 개인을 지배하는 힘이다. 의지 역시 인간의 큰 힘이며 에너지 형태로 저장되어 있다. 자아와 의지는 분명 다르지만 자유의지라고 표현하면 의미는 비슷하다. 왜냐하면 우리 인간의 집단무의식이나 집단지향성은 유전정보로 이어지고 있으며 자신의 자아는 현재 상황이나 본능적 행동에 따라 판단력이 좌우된다. 그러므로 우리는 자아를 어떤 존재로 보느냐에 따라 자신의 운명도 달라지기 때문이다. 자아는 힘의 존재 즉 에너지 형태의 장을 형성하기 때문에 이상적 자아상을 형성하기 위해서는 미래를 추구하는 자아상 확립과 초월적 자아를 추구하는 노력이 필요하다. 자아의 경계가 확장되면 초월의식을 느끼게 된다.

특히 자아의 절대화에 따른 비정상적 행동은 분노, 원망, 교만, 방탕, 태만, 폭식 질투 등이다. 반면, 인간사회가 요구하는 이상적인 자아는 신뢰, 신의, 열린 마음, 진리에 대한 믿음, 정체감, 미덕 등이다. 결국 개인을 판단하는 기준은 공동체 인간이라는 보편상이다. 자아를 초월하는 몰아는 자아의 틀 밖에서 자신을 성찰하는 유일한 시간이다. 자아는 마음과 물질 사이를 중재하는 역할을 하며 인간의 내적 세계와 외적 세계를 엮어주는 그야말로 양자물리학의 양자상태(quantum state)[51]와 닮은꼴이다.

인간은 사회와 문화 속에서 자아의 틀을 형성한다고 볼 수 있다. 왜냐하면 우리 사회는 서로 다른 자아상을 만들어 내기 때문이다. 이러한 상이한 자아를 하나로 통합하는 길을 요원하다. 다만 인간의 정신영역에서 무수한 자아 속에서 더 넓은 세상을 경험하기 위한 욕구에 따른 자아 통합은 가능하다. 무한대의 경험하고자 하는 인간의 욕망은 끝이 없기 때문이다.

따라서 양자역학에서 핵의 중요성이 강조되듯이 인간의 자아 통일의 핵은 가능하기도 하지만 프로이트가 주장하는 자아(ego)는 무의식적 욕망의 하인이라고까지 폄히했다. 의식과 마음의 혼란 속에서 특히 자기의식이 마음이라고 믿고 있는 대다수의 사람들은 이러한 자아의 합리화를 통해 인간의 양가적 감정의 상태에서 벗어나지 못할 때 고통을 겪는다.

(3) 열등감 복합체(inferiority complex)

아들러는 열등감 복합체는 의존성과 무능감에서 오는 부족감과 불안감을 말한다. 이러한 감정은 일생을 통해 영향을 준다. 인간 심리의 근간이 초기 유아시절부터 형성되기 때문에 신체적, 정신적 결함 혹은 사회적 결함들에 의해 더욱 조장되는 경향이 있다. 이것은 유아기의 모든 체험, 인상, 태도들을 성인이 된 후에 심리상태와 서로 연결되기 때문이다.

---

[51] 양자계가 가질 수 있는 상태. 양자수에 의하여 특정되며, 양자수가 다르면 이 상태도 서로 다르다.

그러나 이 복합체는 좋은 점도 있다. 정상적인 상태에서는 열등감에 의해 자질향상, 성취, 보상의 좋은 방향으로 이끌어 가는 수도 있다. 문제는 인격 장애를 가지고 있는 경우 경쟁으로부터의 도피 혹은 지나친 경쟁의식으로 과보상(overcompensation)의 방향으로 모색할 수 있다.

열등감은 낮은 자존감(low self esteem)에서 비롯된 부족한 느낌과 자신의 가치를 무시하는 감정이며 좌절감을 가져온다. 열등감은 사람들에게 커다란 정신적 영향을 미치는데 특히 잠재력의 손실을 가져온다. 유아시절부터 형성되는 열등감은 자신에 대한 불신감과 미래에 대한 불안감으로 인해 심리적 갈등을 일으킨다. 성인이 되어서도 마음속에 머무르게 되며 심하면 우울증이 발생하기도 한다.

어린시절의 부정적인 사회적 관계의 영향은 아이가 어릴 때 경험했던 불행이나 역경은 한평생 동안 영향을 미칠 수 있을 만큼 강력하다. 가령, 아이들이 경험하는 역경은 신체적, 성적, 또는 언어적 학대 또는 가족 간의 불화나 폭력, 부모의 이혼과 같은 가정 내의 불화 목격 등을 포함한다.

어린 시절의 역경 경험에는 특히 부정적이며 손상적인 사회적 관계가 직간접인 원인 제공을 하고 있다. 일반적으로, 아이가 이 세상에 태어나서 양육을 받게 될 때 가장 첫 관계를 가지는 대상들은 부모 또는 양육인이나 보모를 비롯하여 교사, 친구, 또한 이웃이나 사회 환경 등이다. 특히 부정적인 사회적 관계에 의해서 영향을 받을 범주와 요소와 기회 등은 더욱 많다. 흡연, 음주, 약물중독, 열등감, 우울증세, 불안, 공황장애, 자살 충동, 정신증 및 정신병 등이 나타난다.

## 2. 신프로이드 학파(Neo-Freudian)

### 1) 카렌 호나이(Karen Horney)의 자기분석(Self Analysis)

카렌 호나이는 베를린 정신분석연구소에서 미국으로 망명한 학자로 에리히 프롬(E. Fromm), 설리번(H. S. Sullivan), 카디너(A. Kardiner) 등과 더불어 신프로이드학파이다. 이들은 프로이드 등의 정신분석학자들이 본능이론 또는 생물학적

이론에 치우치는 데 비판적 태도를 취하고 신경증의 원인으로 대인관계에서 생기는 갈등이나 퍼스낼리티 형성에서의 문화적 요인을 중시하였다. 따라서 신경증적 경향(neurotic trend)를 깨닫고 이해함으로써 그러한 태도를 변화시키는 것이 심리적 이상을 극복하는 근본적 방법으로 생각했다. 또한 이러한 작업을 위해서는 인격 전체에 대한 철저한 자기분석이 필수라고 주장했다.

한 사람의 일생을 통해 일상생활을 그 자체가 인격발달의 가장 중요한 요인이다. 특히 신체기관의 질병, 고독, 고립 등은 인생을 살아가면서 겪게되는 어려움 중의 하나이다. 그러나 우정, 사람들과의 접촉, 집단을 형성하고 상호협조하는 일 등 생활 자체가 가져다 주는 활력소이다. 이러한 여러 인자들은 인간능력을 최대한 개발하는데 도움을 준다, 그러나 생활에서 오는 이러한 도움은 불리한 조건을 수반하기도 한다. 유용한 인자라고 하더라도 사람들이 필요로 할 때 항상 오는 것이 아니기 때문이다.

인생에 있어 여러 가지 곤란한 일들이 단순한 도전에 그치는 것이 아니라 인간의 대응력을 넘어서 인간을 좌절시키기도 한다. 따라서 인간 생활 자체에서 오는 도움을 유용하기에는 너무나도 벅찬 심리적 문제 얽매여 있을 수도 있다. 이러한 문제를 해결하는데 자기분석 필요하다. 특히 사회가 복잡다단해짐에 따라 더욱 필요하게 되었다.

자기분석은 인간의 심리적 문제를 진지하게 제기하고 거기에 따르는 곤란한 문제에 대해 적절한 설명을 하는데 있다. 이러한 설명은 자아실현의 기회를 가져다 준다. 자아실현은 유용하게 활용하지 못하도록 억제당하고 있는 어떤 특수한 재능의 개발만을 의미하는 것은 아니며 한 인간이 지닌 모든 잠재력을 개발하여 강하고 온전한 인간이 되며 모든 강박관념에서 벗어나서 자유로워지는 것이다. 즉 정신질환의 원인이 되는 불화, 오해, 증오, 불안, 가슴 아픈 상처, 취약점 등을 정화(catarsis)할 수 있다.

정화는 무의식적으로 억압받고 있는 감정, 갈등, 욕구 등의 수용적, 공감적인 환경에서 자유롭게 표출되는 것으로 심적 긴장을 완화하는 방법이다. 심적 외상에 이르게 한 체험의 충격이나 공포를 완화시키는 역할을 한다.

2) 에리히 프롬(Erich Fromm)
  - 인간주의적 정신분석(Humanistic psychoanalysis) -

 에리히 프롬은 신프로이드학파의 거장으로 '자유의 의미' 추구에 전력하였으며 사회구조 변혁과 인간의 심리적 문제를 해결하는 "인간주의적 정신분석"을 제창하였다. 복잡한 현대사회에서 인간의 '로봇화'라는 위기에 봉착해 있는 상태에서 벗어나 정신적인 건강한 사회를 만드는 데 중점을 두고 그 실현 방법은 사랑과 인간성의 존중이라는 데에 집약된다고 주장하였다.

 또한 그는 인간주의적 정신분석의 기본명제를 인간의 기초적 정열은 본능적인 욕구에 근원을 두고 있는 것이 아니라 인간존재의 특수조건 즉 인간 이전단계의 원초적 관계를 상실한 다음에 인간 및 자연과의 새로운 관계를 찾아보려는 욕구에 근원을 두고 있다고 주장한다. 그는 개인병리 보다는 사회병리를 더욱 중요하다고 보는 것이다.

 정신건강의 징후를 단적으로 보여주는 것은 우리 사회가 자살, 살인, 알콜중독 등으로 물들어 있다는 사실이다. 자살이 한 가지 이유만으로 자살의 원인이 된다고 가정하는 것은 어렵지만 정신적 안정과 건강을 잃었기 때문에 발생하는 것은 부인할 수 없는 사실이다. 즉 우리의 생활방식과 추구하는 목표에 무엇인가 근본적인 결함이 있는 것이 아니냐는 근본적인 문제를 보여주고 있는 것이다.

 에리히 프롬의 인본주의적 정신분석 이론은 합리주의, 인본주의, 비판적 태도, 메시아주의 등 유럽 문화 전통의 기본 요소를 통합했다. 그의 주요 작업은 합리주의와 인본주의의 기준과 정신분석학의 방법으로 자신이 속한 공동체와 사회의 사람들을 분석하고 이상적인 사회를 달성하고 인간 개발을 실현하는 방법을 모색하는 것이다. 프롬은 인간 본성의 관성과 합리성과 독립성을 향해 움직인다고 보고 현대인이 경험한 불안에 입각하여 권위주의, 민족주의, 소비주의의 병리적 기제를 심층 분석하고 인본주의 원칙에 입각한 사회개혁 프로그램을 제안하였다.

 프롬은 자신의 사회적 가치와 개인적 학문적 사명의 본질은 깨달음이라고 본다. 깨달음은 우리가 모르는 것을 알고, 발견하지 못한 것을 발견하고, 제약 없이 비판의 권리를 행사하고, 자주성의 외로움을 견디고, 성숙하고 책임감 있는 인간으로 생각하는 것을 요구한다. 인간의 완전성이 존재하고 우리 인간에게 개선의 여지가 있는 경우에만 깨달음은 인간의 자아실현에서 그 역할을 계속 수행하고 인간 발달의 전제로서 기능할 것이다. 자기 성장과 인간 본성의 퇴행적 관성을 극복하는 일은 쉽지 않다. 이러한 갈등은 계속 존재할 것이기 때문에 프롬의 인본주의적 정신분석 독특한 가치가 있다.

### 3) 빌헬름 라이히(Wilhelm Reich) 신체심리치료

빌헬름 라이히(Wilhelm Reich)는 개인의 중요한 면을 자세(posture), 호흡(breathing), 행동(behavior) 등으로 보았다. 특히 성격구조에 초점을 두고 오르가즘에 도달할 수 있는 능력은 건강한 사람의 필수적인 조건으로 성의 억압은 신경증의 원인으로 보았다. 건전한 성 인지는 인간에게 있어 건강의 핵심으로 보고 "금속은 에너지를 반사하는 반면 유기체는 에너지를 흡수한다"라고 하였다.

신체에는 억제된 감정과 경험이 있으며 이는 상처(Trauma)로부터 자신을 보호한다. 신체와 정신이 매우 긴밀하게 연결되어 있지만 치료 과정에서는 신체를 우선하여 긴장이나 행동의 실수는 내면 에너지 흐름을 저해하여 중단할 수 있는 저지현상이라고 보았다. 즉 에너지 흐름은 인간의 감정과 생각에 결정적인 영향을 미친다. 그러므로 호흡과 근육운동을 하게 되며 신체를 집중해서 느끼게 한다.

오르곤 에너지란 근육긴장 속에 저장된 억압된 정서를 호흡 기법과 함께하는 근육압박 기법으로, 자극하고 해소시켜 생물학적 에너지의 막힘인 뭉친 근육을 풀고, 에너지의 흐름을 얻게 하는 신체심리치료(body psychotherapy)[52] 기법이다

"오르곤 에너지(orgone therapy) [53]는 바닷가에 뜨거운 모래에서 발생한 바이온이 다른 바이온 형체보다 더 먼거리에서 훨씬 더 효과적으로 세균을 죽였다"라고 하면서 이러한 현상을 바탕으로 오르곤 에너지라 명명했다. 결국 '오르곤 축적기'

---

[52] 신체심리학은 라이히(Reich)가 페렌치(Ferenczi)의 신체외상치료(somatic trauma therapy)를 체계화한 것이다. 페렌치는 프로이트(Freud)의 추종자로서, 임상적 주제로서의 신체개념을 표면화하여 신체외상치료를 개발하였고, 라이히는 이를 더욱 체계화하였다. 라이히는 심리학적 사고에 신체개념의 중요성을 복원시켰을 뿐만 아니라, 인간의 신체를 우주의 영적 과정과 이미지를 반영하는 체계로 간주하였다.

[53] 근육 긴장 속에 저장된 억압된 정서를 호흡 기법과 함께하는 근육 압박기법으로 자극하고 해소시켜 생물학적 에너지의 막힘인 뭉친 근육을 풀고 에너지의 흐름을 얻게 하는 신체심리치료기법이다. 7개의 신체부분인 눈, 입, 경추, 목, 흉곽, 복부, 골반과 관련하여 원시적 수준의 정서들을 이끌어 내어 해소하는 치료를 하였다.

라는 기구까지 만들게 되었다. 라이히의 오르곤 에너지를 발견한 경로는 "빛에 대한 주관적 인상"이라 볼 수 있다. 대부분의 사람들이 태양에너지를 받고 살아 가지만 그 에너지의 효율성에 대해서는 무관심 하다. 마치 공기와 같은 존재로 보는 것이다. 그러나 뉴턴이 빛을 분석하였듯이 라이히 역시 과학자의 시각으로 보았던 것이다.

생물학과 물리학 그리고 의학에서 라이히에 대한 패러다임의 변화에 대한 논의가 시작될 것이다. 특히 의학적 개념의 변화가 크게 일어날 것이다. 특히 라이히가 암 연구에 바이온을 적용하여 '병에 대한 저항'의 문제로 초점을 옮기고 면역은 유기체의 자연적인 반응으로 보았다.

또한 그는 정신의학적 차원에서 암심신증(cancer biopathy)이나 종양 뒤에 숨겨진 병을 임상적으로 일반화했다. 그가 암환자를 보았을 때 성격학적으로 매우 온화한 감정과 체념을 보여주었지만, 심장혈관 심신증은 감정적으로 불안하고 초조하며 쉽게 폭발하는 경향이 있었다.

두 종류의 환자들 모두 성적으로 정체 상태였지만 심장혈관심신증 환자들은 성적 흥분이 생물학적, 심리학적, 생리학적으로 살아남아 있었다고 보았다. 암환자는 고질적인 감정상의 평온함은 반드시 세포와 혈장 내 에너지의 고갈과 상응한다고 주장하였다. 자연에너지의 힘이 유기체에 핵심에 작용한다는 것을 증명한 것이다.

신체심리치료에서는 '나는 하나의 신체를 가지고 있다(I have a body).'가 아니라 '나는 하나의 신체다(I am a body).'라는 개념을 중요시하면서, 신체에 대한 긍정적인 태도로 신체를 경청하고 욕구와 필요를 존중한다. 인간의 신체개념을 심리적 과정으로, 또한 생명에 기본적인 우주에너지 흐름의 장(field)으로 확대하여 인간을 총체적으로 이해하고자 하였다.

일부에서는 그의 신체 사상과 신체적 개입방법을 직접적으로 적용하였고, 특히 이것은 1960~1970년대 개인의 초기외상(primal trauma)의 신체치료에 적용되었다. 이와 같이 직·간접적으로 라이히의 신체심리학의 영향을 받은 신체 중심 치료는 다음과 같다. 로웬(Rowen)의 생체에너지기법(bioenergetics), 펠덴크라이스(Feldenkrais)의 동작을 통한 자각기법, 롤프(Rolf)의 구조적 통합기법인 롤핑(rolfing) 기법, 셀버(Selver)의 감각자각기법, 스톤(Stone)의 양극치료(polarity therapy) 등이다. 이들은 처음에는 순수한 전통적 신체작업의 분야에서 시작했지만, 라이히의 신체심리학의 영향을 받아 심리치료모델로 편입되었다.

특히 모세 펠덴크라이스(Dr. Moshe Feldenkrais)는 의학, 해부학, 치료운동, 신체역학, 기계 및 전기공학 등 다양한 분야를 공부하고 동작을 통해 의식의 범위를 넓히는 심신학을 연구한 결과 정신과 육체의 상관성을 "동작을 통한 자각(awareness through movement)의 관점에서 스스로를 치료하는 신체조절요법을 체계화했다. 이것을 '펠덴크라이스 요법(Feldenkrais therapy)'이라 한다.

펠덴 크라이스는 오랫동안 익숙해진 자신의 나쁜 버릇들과 습관들이 육체적·정신적 문제를 야기시킨다고 보았으며 이미지트레이닝을 통해 치료하고자 했다. 동작에 있어서 잘못된 습관의 패턴을 스스로 인식하고 마음으로부터 이를 버린다는데 있다. 평범한 일상에서 사용하는 신체의 움직임에다 자신의 의식을 집중하기 때문에, 동작을 통한 명상과도 같은 것이다.

이론적 가정은 라이히의 근육무장 이론과 같은데 과거에 습득된 개인의 정서와 신념이 특정한 신체 부위에 특정한 패턴의 긴장으로 축적되어 자세, 태도, 제스처, 동작 및 성격으로 일반화되어 있다. 이러한 것을 통해 그 개인 전체 삶의 경험을 알아낼 수 있다고 믿었다.

비일상적이고 친숙하지 않은 1천여 가지의 수많은 동작을 고안하여 피교육자에게 매우 이완되고 느린 동작을 되풀이하도록 연습시켰다. 그중 한 가지 예를 들면, 걷는 동작에서 오른쪽 골반뼈를 어깨 쪽으로 가까이 들어 올리면서 천천히 이완된 상태로 앞쪽으로 이동시키면, 오른쪽 다리가 들리고 이번에는 골반뼈를 아래로 내리면서 발을 바닥에 댄다. 그다음 왼쪽 골반뼈를 오른쪽 골반뼈가 했던 것처럼 하면서 되풀이하는 골반 걷기를 연습한다.

이렇게 자신의 자발적 근육을 익숙한 패턴이 될 때까지 반복하면, 내담자가 과거에 친숙했던 유형의 정서적 반응을 되풀이하면서 조건화되었던 근육패턴 대신 새로운 이완된 움직임을 습득할 수 있고, 근육과 성격을 억압하고 있던 무장이 풀린다. 동작을 통한 자각을 사용하는 이유는 빠른 동작 및 긴장된 동작, 그리고 동작 자체가 가지는 무의식적 특성에 대한 알아차림을 촉진하기 위해서다. 이 방법은 알렉산더의 기법 및 목표와 같이 개인의 자발성과 좋은 기분을 이용해서 자유로움, 가벼움, 균형의 감정 등을 얻는데 효과가 있다. 또한 비일상적이고 친숙하지 않은 수많은 동작을 연습함으로써 내담자의 습관적 행동패턴을 변화시키는 데 도움을 준다.

　동작을 통한 자각은 단순성에 있으며 수많은 일반적인 신체적 움직임의 제한에 적용할 수 있다는 점에 있다. 특히 구르기(Roll over) 동작은 일상적인 동작군을 주로 형성하는 발달 동작을 나타내는 중요한 동작의 예이다. 발달 동작의 단계를 어느 하나라도 빼먹거나 생략하는 것이 신체 구조상의 어려움이나 동작상의 어려움이 소인이 되는 논점이다. 구르기 동작을 사용하면 표면상의 어려움이나 특수한 상해를 초래할 수 있는 기초적인 기능장애에 패턴을 발견하는데 아주 유용하다.

　구체적으로 동작을 통한 자각(ATM)을 근막경선으로 분석하면 구르기에 필요한 나선형 근막경선의 움직임과 관계된다. 똑바로 누워서 무릎을 왼쪽으로 움직이기 시작할 때 좌측 후면 근막기능선에 의해 동작이 시작되고 우측 후면근막 기능선은 점점 근처에서 현(string)처럼 신체를 끌어당기기 시작할 때까지 신장된다.

　오른쪽 골반을 오른쪽으로 움직이며 왼쪽 흉곽이 당겨지는 동작도 우측 나선형 근막경선과 좌측 전면 근막기능선에 의해 일어나지만 주된 장력의 발생은 후면 근막기능선을 통해서 일어난다. 좌측 전면 기능선은 장력이 옆구리 쪽에서 복부로 이어지도록 만들고 우측 후면 근막기능선은 장력이 옆구리에서 등으로 발생하도록 만들면서 - 두 개의 나선형 근막경선과 모두 조화를 이룬 상태에서 - 동작을 완성한다.

　좀더 구체적으로 살펴보면 동작의 각 단계에서 수직형 근막경선들이 바닥에 대해 열려 있는 것(open)을 알 수 있다. 똑바로 누운 자세에서 천층후면 근막경선은(바닥에 대해) 열려 있고 천층전면 근막경선은 가까워지고 짧아진다. 오른쪽 측면 근막경선을 개방함으로써 오른편으로 움직이게 된다. 오른쪽 옆으로 누워 있을 때 오른쪽 측면은 전반적으로 보다 많이 열려 있다. 그리고 왼쪽 근막경선은 보다 짧아진다(반드시 수축만으로 볼 수 없으며 수동적으로 짧아진 것일 수도 있다).

　오른쪽에서 앞쪽으로 그룰 때 천층전면 근막경선은 열리고 천층후면 근막경선은 닫힌다. 아기의 경우 이러한 현상을 볼 수 있다. 성인의 신체에서는 이러한 현상은 나타나지 않지만 느낄 수는 있다. 왼쪽으로 계속 누워있기 위해서 왼쪽 측면 근막경선은 열려 있고 오른쪽 근막경선은 닫혀 있어야 한다. 이런 동작을 익히고 자유자재로 구르기 동작을 할 수 있게 되면 우리가 바닥에 가까이 다가갈수록, 근막경선들이 바닥쪽으로 열리는 것과 동시에 신체의 어느 부위가 움직이는 능력을 붙잡고 구속하는지 느낄 수 있다. 이 주요 동작을 완수할 수 있는 키 포인트는 이와 같은 바닥의 열린 자세이지 동작의 시발점인 나선형 근막경선의 당김이 아니다. 수직형 근막경선 가운데 어느 부분에 움직임이 제한되어 있고 어느 경선이 작용하여 움직이는 가를 살피는 것은 기능적 근막경선이나 나선형 근막경선으로 분석하는 것보다 이 일련의 과정을 보다 용이하게 할 것이다. 따라서 미세하고 기본적인 경선의 움직임이 동작에 적응하도록 하는 열쇠가 되며 이러한 기초적인 동작의 조절은 언어습득 이전에 이미 몸에서 경험적으로 학습되어 이루어지는 것이다. 기본적인 나선형 근막경선을 통한 움직임은 자세패턴에 제한을 주거나 해결하도록 하는 한다.

### 4) 프리츠 펄스(Fritz Perls) 게슈탈트(Gestalt) 기법

프리츠 펄스의 게슈탈트(Gestalt) 치료 기법은 1951년 게스탈트 치료(Gestalt Therapy)를 발표하면서 발전하였다. '게스탈트'라는 단어는 독일어로 형태(form), 모양(shape), 체제(organization)를 뜻한다. 게슈탈트심리학의 기본전제는 "전체는 부분보다 크다"라는 것이고 완전함의 의미이다. 카렌 호나이의 정신분석 기법과 라이히의 신체이론 등 종합하여 개체와 환경을 하나의 통합체로 보는 유기체적 시각에서 탄생하였다.

인간은 명확하고 정돈되며 의미가 내포된 정보를 추구한다. 특히 명확성의 경향에 따라 분명함, 구조성, 유사성, 규칙성, 단순성 등을 통해 좋은 형태가 만들어 진다. 대표적으로 원형, 정사각형, 정육면체 등은 명확한 형태로 표현된다. 게슈탈트라는 용어는 치료적인 개념으로 "개체가 지각한 자신의 행동 동기"를 의미한다. 개인의 욕구나 감정을 등 정신적인 욕동이 의미 있는 행동 동기로 조직화된 지각이다. 경험하는 것은 모양이 갖추어진 형태로 역동적인 편성이 이루어진다는 점에 초점을 두며 통찰적 기억에 적용된다.

또한 게슈탈트의 의미를 모든 유기체는 전체 혹은 완성을 지향하는 경향이 있다는 항구적이고 보편적인 인간 기능화(human functioning)의 법칙으로 사용하였다. 한 인간의 모든 측면들이 하나의 형태를 형성하는데 만약 모든 측면들이 하나의 형태를 형성하지 못할 때 성격의 전체성은 분쇄되고 개개의 측면들은 의미를 잃게 된다.

 심리적 건강을 위해 유기체 내의 균형이 유지되어야만 한다. 그 균형이 깨트려지면 즉 게슈탈트 형성을 막으면 부적응의 형태가 나타나고 불균형을 경험하게 될 때는 균형을 회복하려는 동기가 유발된다.

 특히 현재에 나타나 있는 개인의 욕구를 충족시키도록 함으로로써 잠재되어 있는 긍정적 욕구와 동기가 표현될 수 있도록 하는 것이 특징이다. 또한 현재의 행동에 치중하고 치료자의 개인적 참여를 욕구하는 것도 특징이다. 심리적 과정에서 어떤 두 요소가 상호대립 되거나 양극화되면 부적응 행동이 유발되는 것으로 보며, 이러한 불일치 내지 불협화는 한 개인의 심리적 과정내 에서만 아니라 사람과 사람 사이에서도 존재하는 것으로 본다.

 치료 개입은 최근의 부적응 행동을 표현하거나 설명하도록 하며 체험을 중시하며 이러한 체험이 대안적 이해와 적응적 행동을 훈련시킨다. 가능하면 생리적, 감각적 구성요소와 기억, 사고, 감정에 대한 체험을 강조한다. 과거 경험, 최근의 감정, 미래의 결의를 행동화하도록 유도하며 감각, 정서, 운동 등 직접적인 연결을 통해 행동과 인격의 변화를 추구한다.

 특히 체험은 뇌의 신경망을 활성화하고 감각체계는 중요 신경망을 활성화하여 과거의 기억으로 구성된 뇌기능 회복과 자기감수적인 경험의 요소들을 촉진시킨다. 운동은 과거 학습을 탐색하면서 운동체계와 협력하면서 행동화를 촉진시킨다.

 게슈탈트 기법에 뇌 기능 역할이 중요한 이유는 특정한 체험이 긍정적 변화와 어떻게 관련되는지 보여준다. 예를 들면, 불안이 체험 상 필수적인 부분임을 재인식하는 것은 새로운 체험발달의 한 부분으로 불안을 효과적으로 극복할 수 있게 해준다. 게슈탈트 기법의 목표는 성장, 자아실현, 자기 자신에 대한 전적인 책임이다. 치료를 받는 그 순간에 가장 중요한 경험과 행동을 다루는데 현재의 감정을 반영해주는 전체적인 형태가 만들어진다.

 특히 상황과 욕구의 인식에 대한 섬세함을 얻게 되며 자기치료에 자극을 얻게 된다. 과거에 해결되지 않은 것이 있다면 대화, 역할극, 연상법 등을 통해 현재화하고 그것을 경험하게 되면 억제된 감정과 기억이 표현되고 해결되지 않은 문제가 종결된다. 본질에 접근하기 위해서는 슬픔이나 분노와 같은 부정적인 감정도 허용해야만 한다.

게슈탈트 치료의 본질은 " 자신의 실존에 대한 모든 책임은 자신이 져야 한다"것이다. 현재의 행동에 치중하고 치료자의 개인적 참여를 요구한다. 현재를 유일한 실재로서 촛점을 두고 "지금 여기(here and now)"을 제외하고는 아무것도 존재하지 않는다고 주장하였다. 현 시점에서 지금 당장을 적절하게 이해하지 못하면 인간은 과거 혹은 미래로 도피하려는 충동이 생기게 된다.

따라서 게슈탈트 치료는 인간의 의식과 사고작용의 본질이 전혀 새로운 견지에서 사태를 다시 보는 데 있다고 하여 생산적인 면을 강조하였으며 자신의 실존에 대한 책임은 본인에게 있다는 것을 자각(awareness)[54]하는데 있다는 것이다.

게슈탈트와 실존의 관계는 일맥상통한다. 형태와 실존은 그 자체이다. 현실을 자각하는 것이 중요하다. 왜냐하면 인간은 고정된 모습으로 존재하지 않으며 양자(quantum)와 같이 움직이는 존재이다. 끊임없이 변하며 무언가가 되어가는 불확정한 존재이기도 하다. 이것은 자유롭다는 것이며 인간 역시 자유를 구가한다. 하지만 제약이 따른다. 자유에는 책임이 있듯이 자신의 행동에 반드시 책임이 따른다.

프로이드의 정신분석이 인간의 본능을 욕망으로 표현하고 충동을 억제하고 그에 따른 불안으로 신경증과 정신병으로 규정했듯이 행동에 따른 결과를 수용해야만 한다. 좋은 결과 혹은 나쁜 결과는 죄책감이나 죄의식에서부터 감정신체지두에서 보는 것처럼 화(anger), 공포(fear). 혐오(disgust), 행복감(happiness), 슬픔(sadness), 놀라움(surprise), 불안(anxiety), 사랑(love), 우울증(depression), 경멸(contempt), 긍지(pride), 수치심(shame), 질투(envy)등으로 체현된다.

인간은 실존이 본질에 앞서기 때문에 현실을 있는 그대로 받아들이고 자기 이해를 통해 새로운 인생을 창조해나가야 한다. 특히 성실하고 진정성 있게 긍정적으로 노력하여야 한다. 의미를 추구하는 삶을 살아가는 것이 중요하다.

영국의 정신과 의사이자 심리학자인 로럴드 데이비드 랭(R. D Laing)은 정신병과 정신분열증의 정신상태를 실존주의 용어로 정의하며, 『 The Divided Self; An Existential Study in sanity and Madness(분열된 자기: 제정신과 광기에 대한 실존주의 연구』를 통해 정신이상은 분열된 자를 경험하는 것이고 치료를 통해 성장

---

[54] 자각은 게슈탈트와 같은 의미. 게슈탈트라는 말의 의미는 개체가 자신의 욕구나 감정을 하나의 의미 있는 전제로 조직화하여 지각한 것을 뜻하기 때문이다.

하는 것이라고 보았다. 그러므로 인간의 일생은 성장의 연속인 것이다.


5) 알렉산더 로웬(Alexander Lowen) 생체에너지기법(bioenergetics therapy)

빌헬름 라이히(Wilhelm Reich)의 이론을 발전시킨 로웬(Alexander Lowen)의 생체에너지기법으로, 수직적 접지하기(vertical grounding) 및 걷기, 근육 늘이기, 호흡 등을 강조하여 에너지 수준을 향상시키는 방법이다.

 로웬은 목뒤, 가슴 윗부분, 어깨에 심한 통증을 느끼며 살아왔는데, 라이히에게 치료를 받은 이후 그의 제자가 되었고, 이를 계기로 생체에너지이론을 정립하게 되었다. 그는 중추신경계에 따른 자아(ego)의 현실 숙달과 의식적 의지를 중시하는 자아심리학의 전통을 강조하였다. 생체에너지기법은 마음의 응어리가 근육의 응어리와 호흡의 정체로 나타난다고 보고, '성격'이란 '에너지' 및 '응어리(정체)'와 삼위일체를 이루고 있는 것이라고 설명하였다.

 이 기법을 치료에 적용할 때는 말의 교환을 주로 하는 전통적인 치료법과는 대조적으로 몸을 조정하는 방법을 취한다. 예를 들어, 라이히의 비물질적인 생명력인 오르곤(Orgone) 치료에서 내담자의 몸을 마룻바닥에 눕혀서 수평적 접지하기(horizontal grounding)를 통해 중력에 신체를 맡기고 무의식으로 퇴행시키는 대신에, 로웬은 내담자가 일어서서 발바닥을 직립/접지하는 능력을 주창하면서 걷고 움직여서 세상으로 나아가는 연습을 강조하였다.

 알렉산더 로웬에 따르면 생체에너지는 신체와 신체에너지 과정(energetic process)이라는 차원에서 인격을 이해해야 한다는 것이다. 즉 생체에너지 내에서는 신체는 에너지로 보는 것이다. 이러한 에너지는 근육운동으로 발산되며 자세와 근육의 문제를 통해 성격이 나타난다고 보았다. 신체발달은 욕구와도 긴밀한 관계를 가지고 있는데 욕구가 충족되지 못하면 신체는 근육 긴장 등을 통해 스트레스 반응을 보이며 스트레스가 누적되면 만성적인 긴장상태가 지속되면서 성격의 변화를 초래한다. 특히 어린시절의 갈등과 꿈이 성격에 결정적인 영향을 준다고 하였다.

 어린시절의 발달은 자궁안에서의 행복한 존재, 출생 이후 많은 욕구를 갖는 상태,

어린 자아의 독립성 시도, 엄마에게로의 복귀와 안락함에 대한 추구, 새로운 저항과 부모로부터의 독립, 성적인 깨달음과 오이디푸스적 갈등 상황의 발생 등이다. 이러한 복잡한 발전 단계를 거치면서 스트레스를 경험하게 되며 성격에 각인된다.

로웬은 성격유형을 다섯 가지로 나누었다. 정신분열적 성격은 친근함을 기피하는 대신 고립을 선호한다. 구두적 성격은 친근함을 추구하며 어린이 같은 성향을 보인다. 자신이 완전한 통제력을 가질 경우에만 친근한 관계를 가질 경우에만 친근한 관계를 허용하는 사람은 정신병적 성격을 가지고 있는 것이다. 마조히즘 성격은 자신이 완전히 복종할 수 있는 관계를 추구한다. 경직된 성격은 조심스럽게 관계를 추구하며 신체적인 관계를 통해 구속되는 것을 싫어한다.

이러한 성격의 문제는 신체적인 긴장상태를 해결해야 하는데 가장 중요한 것은 신체에너지가 흐를 수 있도록 마사지, 지압, 등 도수치료가 필요하다. 특히 자의식 강화를 위해 호흡운동이 필요하다. 이러한 치료기법 등의 경험은 결국 욕구와 관련된 저항 간의 긴장을 해소하는 것이다. 가장 흔한 10가지 부정적인 감정은 화, 슬픔, 질투, 증오, 슬픔, 격리, 굴욕, 무가치함, 불안, 충돌이다.

정서적 통증 차트(Emotional Pain Chart)는 신체가 부정적인 감정에 어떻게 반응하는지 보여준다. 매일 행복에서 슬픔, 극도의 기쁨과 우울증에 이르기까지 다양한 감정을 경험하면서 우리 신체는 생각하고, 느끼고, 행동하는 방식에 대해 반응한다.〈그림 15〉 정서적 통증 차트(Emotional Pain Chart) 참조

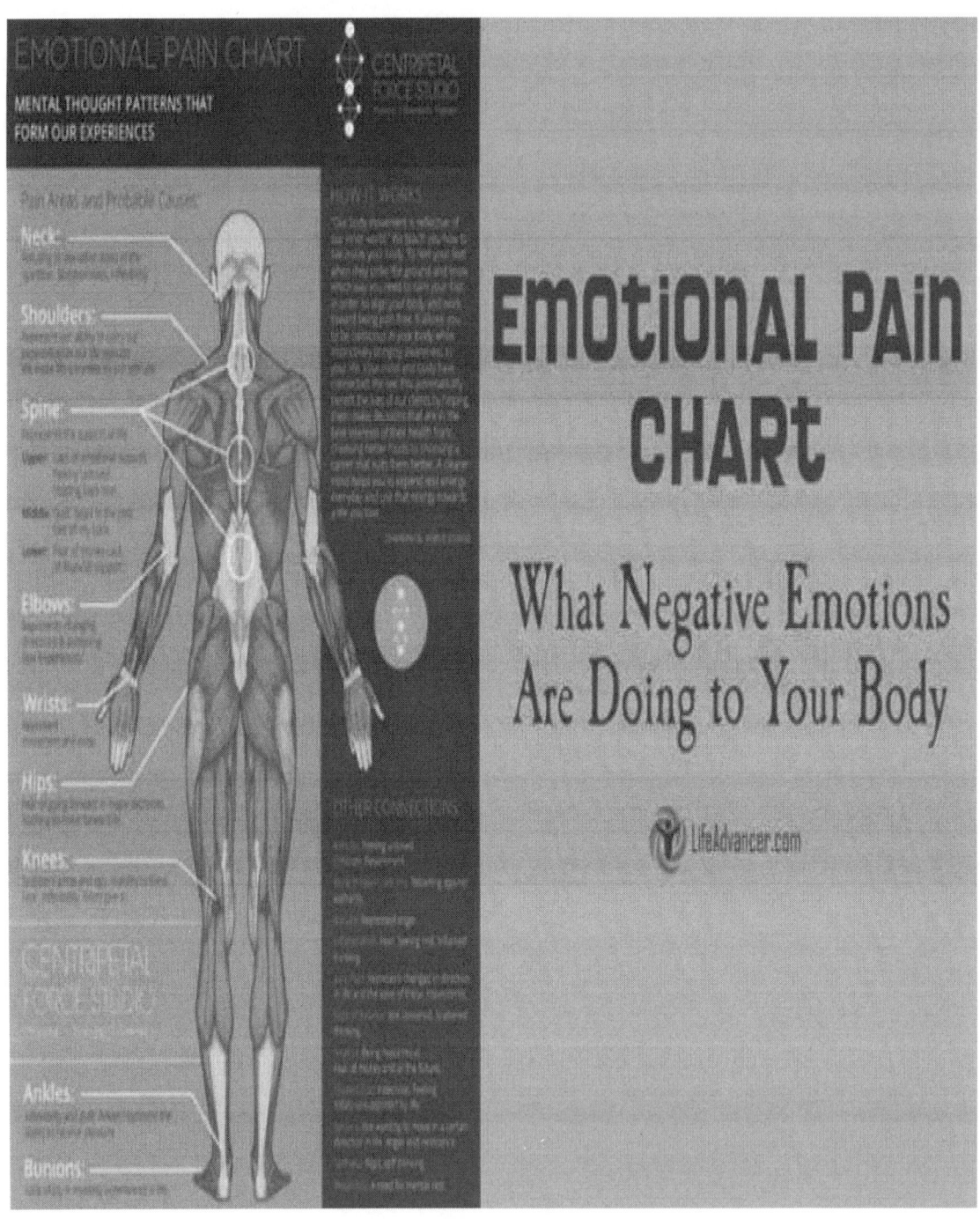

<그림 15> 정서적 통증 차트(출처 : https://www.lifeadvancer.com)

## 6) 하르트만(Heinz Hartmann) 정신분석학적 자아심리학

현대정신분석학의 대표적 이론가로 정신분석학적 자아심리학(ego psychology)을 발전시켰으며, 정신분석학을 단순히 신경증의 이론을 넘어선 심리학적 이론이 되었으며 정신분석학과 일반심리학의 통합이 가능하게 되었다. 그는 자아심리학으로 가장 잘 알려졌고, 갈등과 욕동이론으로도 유명하다.

하르트만의 개념 중 중요한 것은 적응(adaptation)이다. 그는 자아의 작용을 방어로 보지 않고 적응이라는 관점으로 보았다. 자아의 발달에 적응을 강조하면서 정상적 정신발달적 관점에 정신분석의 이론을 접목하였으며 자율적 자아, 갈등 외 자아 영역, 자아 장치, 전의식적 자동성 등을 도입하였다.

특히 기존 프로이트의 관점에서 보던 추동심리학(drive psychology)에서는 인간 존재에 중점을 두었지만, 하르트만은 인간을 환경에 따라 변화하는 순응적 존재로 보았다. 인간은 내적으로 갈등을 일으키기만 하는 존재가 아니라 환경과 상호작용하며 적극적으로 변화하고 바뀌는 적응하는 존재로 본 것이다.


## 7) 에릭 에릭슨(Erik Erikson) 정신분석학적 자아 심리학(ego psychology)
 – 심리사회적 발달이론(psychosocial developmental theory) –

에릭 에릭슨은 독일 태생의 미국 정신분석학자로 자아심리학의 대표적인 이론가이다. 그의 이론은 영유아기에서 노년기까지의 발달 이론으로 안나 프로이드(Anna Freud)와 정신분석학을 연구한 학자이며 주로 정신분석학과 문화적 통찰이 특징이다. 즉 개인의 생물학적 욕구보다는 환경의 영향을 받는 사회적 관계가 성격 형성에 더 중요하다고 보았다. 실제로 개인과 사회와의 상호작용을 통해 변화와 성장은 죽음에 이르기까지 계속된다. 특히 청소년기와 성인초기, 중년기, 노년기의 사회적 상호작용의 본질이 서로 다르기 때문에 성격발달 자체가 달라진다.

1950년 『유년기와 사회(childhood society)』에서 후성설 발달(epigenesis)이 이론을 전개하여 인생의 8단계의 심리사회적 발달단계를 제창하였다. 또한 1956년에 발표한 『자아 주체성의 위기(problems of ego identity)』라는 저서 속에서 청년기 경계례 환자들에서의 주체성 확산 증후군(identity diffusion syndrome)을 기술하고 청년기 심리적사회 정신발달 해명에 공헌하였다. 그의 자아주체성 연구는 주체성 위기(identity crisis), 주체성 확산(identity diffusion), 부정적 주체성(negative identity) 등 주체성과의 관계에서 청년기의 위기를 이해하는 견해를 발전시켰다. 따라서 자아주체성에 대한 이론은 단순히 정신분석학에서 끝나는 것이 아니라 넓게는 현대정신의학, 심리학, 사회과학, 인간과학의 영역에 상당한 영향을 주었으며 주체성이라는 용어는 광범위한 영역에 사용되는 일반용어로 되었다.

인생의 8단계의 심리사회적 발달단계를 살펴보면 다음과 같다.

1단계. 신뢰 대 불신(Trust vs. Mistrust): 생후 1년

프로이드는 생애 첫 단계를 구강기(oral stage)라고 칭했다. 즉 입 주변에 성적인 만족감을 얻는 시기이며, 신생아들이 보이는 빨기 반사나 모유 수유의 행동을 이러한 틀에서 설명하고자 했다. 이 시기의 유아는 배고프거나 기저귀가 젖어 있을 때 자신을 돌보아 주는 사람이 자신의 기본적 욕구를 충족시켜줄 것이라고 확신한다.

에릭슨의 이론은 입으로 빠는 행동 자체를 넘어선다. 모유 수유의 과정은 필연적으로 영아와 엄마와의 상호작용을 만들어내며, 여기서 심리적 특징이 발달한다. 절대 양육자인 어머니와 관계의 질이 결정되는 것이다.

에릭슨은 신뢰(trust)를 "타인에 대한 기본적인 믿음뿐 아니라 자신의 가치에 대한 느낌으로 정의한다. 신뢰를 형성한 영아는 엄마가 자신이 배가 고플 때 음식을 주고 두려움이나 고통을 느낄 때 위로를 준다는 기대감을 형성한다. 아기는 또한 자기 자신에 대한 믿음과 통제력을 발달시킨다. 엄마와 신뢰감을 형성한 아이는 엄마가 잠시 자리를 떴다 하더라도 그녀가 다시 돌아올 것을 믿으며, 지나친 불안이나 걱정을 보이지 않는다. 반대로 부모의 행동을 예측할 수 없거나, 필요할 때 부모가 자신에게 없을 것이라는 불신감(mistrust) 역시 이 시기에 발달된다.

에릭슨은 각 단계마다 긍정적인 요소와 부정적인 요소가 갈등을 일으키며 발달한다고 보았다. 역설적이지만 신뢰감을 형성하기 위해서는 적절한 수준의 불신 역시 어느 정도 경험할 필요가 있으며, 이를 통해 자아가 발달한다. 연령과 상관없이 어떤 사람이 믿을 만한 사람인지 그렇지 않은지를 파악하기 위해서는 어느 정도는

불신의 능력이 필요하며, 이는 우리의 생존에도 긍정적인 영향을 미친다. 즉 유아가 분별 있는 신뢰감을 발달시키려면 어느 정도의 불신을 경험해야 한다. 이 시기에 형성된 불신은 이후 정체감 혼란, 우울증 등의 문제를 야기할 수 있다.

2단계. 자율성 대 수치와 회의(Autonomy vs. Shame and Doubt): 1~3세
  프로이드의 두 번째 단계는 항문 주위가 성적 쾌감의 시작이 되는 항문기(anal stage)에 해당한다. 리비도가 항문이나 요도에 집중되어 항문 부위의 감각이 자극과 쾌감의 주요 원천이 되는 것이다. 프로이드는 이 시기의 유아들에게서 배설물을 보유하고 참거나, 최종 배설의 쾌감을 극대화시키는 행동이 나타나고, 배변 훈련이 시작된다는 점에 집중하여 항문기의 개념을 제안했다. 특히 배변훈련은 자신의 행동에 대한 독립심을 키우고 자율성을 획득하는 데 기초가 된다.
  에릭슨 역시 이 시기의 행동이 보유와 배설을 중심으로 이루어져 있다는 점에 동의한다. 이러한 행동 양식은 단지 항문 부위에 국한된 것은 아니며 물건을 잡거나 던지는 행동 역시 같은 패턴으로 이해할 수 있다. 2단계 유아에게서 나타나는 두드러진 신체적 변화는 이들이 걷고, 말하고, 소위 '환경에 대한 통제'가 가능한 시기가 된다는 것이다. 2단계의 유아들은 환경에 대한 통제를 통해 어떠한 사건을 취하고 어떠한 사건을 놓아두어야 하는지 선택하는 경험을 시작한다. 항문기의 '배변 훈련'이란 이러한 관점에서 본다면 아동의 의지와 사회 규제 간의 갈등이다.
  자율성이란 생물학적 성숙에 근거하여 어떤 일을 하는 능력을 발달시킴으로써 대두된다. 반면 이러한 행동에 사회의 기대와 압력을 의식함으로써 수치와 회의가 생성된다. 이 두 번째 위기를 긍정적으로, 즉 자율성과 회의감을 적절히 경험하여 해결한다면 아동은 의지(will)를 발달시키게 되며, 이것은 개인이 사회에서 기능하는 구성원이 되는 단초 역할을 한다. 그러나 계속적으로 의존하도록 키워진 아동은 세상에 성공적으로 대처하는 자신의 능력을 의심하게 되고 무기력하게 될 것이다.

3단계. 주도성 대 죄의식(Initiative vs. Guilt): 3~6세
  프로이드의 남근기(phallic stage)에 해당하는 초기 아동기이다. 프로이드에 의하면 이 시기의 아동은 자신의 성기에 관심을 집중하며, 이성 부모에 대한 사랑과 동

성 부모에 대한 경쟁심을 발달시키는 단계라고 보았다. 이 시기의 아동이 오이디푸스 콤플렉스를 해소하고자 초자아를 형성하고, 부모에 대한 동일시를 이룬다고 보았다.

에릭슨 역시 이 시기에 아동의 동일시가 발달하고 성적인 발달보다는 사회적 발달 강하다고 보았다. 남근기의 아동이 성에 대해 관심을 갖는 것은 무엇을 만들어 내는 행동으로 목표를 형성하고 수행하며 주제넘게 경쟁하는 행동이라고 보았다. 따라서 목표를 달성하기 위해 얼마나 경쟁의 노력을 기울이는가, 즉 주도성(initiative)이 이 시기 발달의 핵심 개념으로 대두된다. 그러나 유아의 신체활동과 언어활동을 제한하고 간섭하여 스스로 결정을 내리지 못하게 하거나 그들의 선택을 비웃거나 하면 아동은 자기주도적 행동에 대한 좌절과 죄책감을 느끼게 되어 다른 사람이 자신의 결정을 대신해 주길 바라게 된다.

4단계. 근면 대 열등감(Industry vs. Inferiority): 6~12세
이 시기는 프로이드의 잠복기에 해당한다. 프로이드에 따르면 네 번째 발달 단계인 잠복기는 사실 다른 시기에 비해 두드러진 충동이 표출되지 않는 시기이다. 에릭슨 역시 이 시기에는 상대적으로 다른 시기에 비해 내적 갈등과 새로운 성취를 향한 갈등이 적다고 보았다.

사회화에 필요한 핵심적인 인지적, 사회적 기술을 습득하는 시기이기 때문이다. 실제 4단계의 시기는 학령기의 연령대로, 이 시기의 아동들은 학교에 입학하며, 사회에서 규정한 공식적인 학교 상황에 적응하고 가정이나 지역사회 또래와의 놀이 맥락에서도 다양한 유형의 학습 기회가 제공되는 시기이기도 하다.

이 시기의 성공적인 경험을 통해 아동은 근면감(industry)의 획득, 즉 유능감에 대한 감정을 발달시키도록 만든다. 이 경험이 실패하면 자신의 부족함을 느끼고 열등감이 생긴다. 물론 열등감을 느끼는 것은 보다 나은 상태로 이행하고자 하는 동기 부여의 기회를 제공할 수 있지만 지나친 열등감은 적응에 좋지는 않을 것이다.

이 시기의 아동에게 성취할 기회를 제공하지 않거나 성취한 결과에 대해 비난하거나 무리한 요구를 하여 좌절을 경험하게 하면 아동은 열등감에 빠지게 된다.

5단계. 자아 정체감 대 정체감 혼란(Identity vs. Identity Confusion): 12~18세
이 시기는 프로이드의 성기기(genital stage)에 해당한다. 에릭슨은 주로 안나 프로이트와 교류한 인물로서, 그의 이론이 특히 청소년기 발달 이론으로 가치가 높은 이유가 여기에 있다.

청소년기는 사회적 요구와 생물학적 성숙이 최고조에 이르는 시기이며, 이에 따른 역동의 결과로 이 시기의 특수 발달 과제가 생긴다. 생물학적으로 볼 때 청소년기는 신체적, 성적인 성숙이 급격하게 일어나는 시기이며, 이러한 급격한 성적 성숙은 자아가 위협을 감지하는 정신분석적 원인을 제공한다. 또한 사회와 문화에서 요구하는 가치에 대한 갈등 역시 청소년기 때 두드러진다. 현대 사회의 청소년은 아동도 아니고 성인도 아닌 중간 단계로 인식되고 있으며, 이에 따라 상충되고 모호한 요구가 증가하는 시기이다. 따라서 청소년기는 개인 정체감의 형성이라는 발달적 갈등을 겪는 시기이기도 하다.

이러한 생물학적 변화와 사회 문화적 변화는 자기 자신에 대한 근본적인 물음을 던지게 한다. 그와 동시에 청소년기는 다양한 가능성이 제시되는 시기이기도 하며, 청소년들은 이러한 가능성에 자신을 던지며, 실제로 가능성을 탐구하고, 이를 통해 어떻게 살아야 하는지에 대한 통찰을 얻는 시기이다.

이러한 의미에서 청소년들은 이 시기에 내가 누구이고 이 사회에서 나는 어떠한 위치를 가지고 있는가에 대한 개념, 즉 자아 정체감(ego identity)를 형성한다고 보았다. 수많은 가능성과 불분명한 역할이라는 역할 혼미(role confusion)의 위기를 통해 자신의 위치를 찾는 시기이다.

자아 정체감 형성은 무의식적으로 이루어지지만 모든 청소년이 이 시기를 인식하지 못하고 자연스럽게 넘어가는 것은 아니다. 때로는 그들은 미래의 가능성에 압도당하고, 최종 결정을 내리지 못해 방황하기도 한다.

이러한 정체감 형성의 과정이 없다면 정체감 혼란이 발생한다. 그러므로 정체감 형성과정에서는 모델이 중요한 역할을 한다.

6단계. 친밀감 대 고립감(Intimacy vs. Isolation): 18~35세
프로이드 발달 이론에서는 청소년기 이후의 발달은 모두 성기기로 통칭된다.
청소년기를 지난 성인 초기의 단계는 친밀감 대 고립감의 단계라 일컫는다. 청소

년기의 단계는 기본적으로 자기 몰두에 해당된다. 반면 청소년기를 지나면서 이들은 자기뿐 아니라 타인에 대한 관심도 넓힐 필요가 있다. 즉, 성인 초기의 발달 과제는 타인과의 의미 있는 대인 관계를 형성하여 친밀감(intimacy)을 넓힐 필요가 있는 것이다. 친밀감은 확고한 자기 정체감이 선행될 때 가능하며 자신을 유지하면서 타인을 받아들이는 능력을 말한다.

 이 단계의 발달 역시 친밀감과 고립감의 갈등을 통해 드러난다. 적절한 수준의 고립감은 건강한 발달을 위해 필요하기도 하며, 완전히 배제할 수도 없다. 아무리 친한 사람끼리라 하더라도 완전한 내가 아닌 이상 차이가 있을 수밖에 없으며, 그에 따른 반목과 고립감을 필연적으로 경험하게 되기 때문이다. 하지만 이 두 경험을 통해 적절한 수준의 친밀감을 형성한다면 보다 성숙된 자아 역량을 발휘할 수 있다.

 그러나 친밀감을 형성하지 못한 성인은 사회적 관계를 회피하며 다른 사람을 거절하고 친밀감을 나타내는 것을 자신의 정체감에 대한 위협으로 생각하고 친밀감을 두려워 한다.


 7단계. 생산성 대 자기 침체(Generativity vs. Self-Stagnation): 35~60세
 성인 중기에 이르러 두 사람간의 친밀감을 형성하게 되면 이제 그 관계는 두 사람을 넘어서도 적용되기 시작한다. 즉 자신과 타인이 함께 창조적으로 살아가는 방법을 배우게 된다. 다음 세대를 '생산'하고 가치를 전수하는 단계로 이행하게 된다. 생산성은 좁게 말해서 자녀를 낳고 기르는 것이지만 넓은 의미의 생산성은 다음 세대에게 자신의 능력이나 가치를 전수하는 모든 활동을 의미한다.

 이 부분이 제대로 되지 않을 경우 과도한 자기 몰두, 공허, 지루함 등의 자기 침체가 나타난다고 보았다. 대부분의 성인들은 일시적인 자기 침체기를 겪지만 이러한 위기를 얼마나 슬기롭게 극복하는지는 중년기의 위기 극복에 있어서도 핵심적인 문제가 된다. 생산성의 과업을 성취하지 못하면 다음 세대에 대한 관심과 배려가 없고 자신을 제외한 누구에게도 관심을 주지 않게 되며 인간관계는 황폐화되어 침체에 빠지게 된다.

8단계. 자아 통합 대 절망(Integrity vs. Despair): 60세 이상

성인후기는 신체적, 사회적으로 상실을 경험하는 시기이자 지금까지 자신의 삶을 되돌아보는 시기이다. 신체적 노화에 적응해야 하고 사회적으로 은퇴하며, 배우자와 친구의 죽음을 직면하게 된다.

인생의 마지막인 노년기에 대한 전형적인 관점은 이 시기가 쇠퇴기이고 부정적이며, 정적인 시기라고 보는 것이다. 즉 자아통합과 절망이다.

에릭슨은 이 시기 역시 내적인 갈등이 존재하고 이를 해결해야 할 시기라고 보았다. 이 시기의 갈등은 자신의 생애를 돌이켜보며 그것이 과연 가치가 있는지 평가하면서 대두된다. 인생을 살다 보면 다양한 후회가 있을 수 있다. 하지만 이를 수용하고, 한계를 인정하고, 그 안에서 의미를 찾을 때 진정한 의미에서의 자아통합(integrity)을 느끼지만 자신이 살아온 인생이 무의미하다고 느끼는 혐오감이나 혹은 죽음에 대한 두려움이 과도할 경우 절망감(despair)에 빠질 수 있다.


8) 설리반(H. S. Sullivan)
   대인관계 심리학(Human relationship psychology)

인간의 인격 또는 정신적 감정적 경험은 그 사람의 대인관계의 관점에서만 이해할 수 있다고 주장하면서 정신장애는 대인관계 속에서 비로소 명백하게 될 수 있는 종류의 정신장애이며 또한 인생 초기단계에서의 대인관계 경험에서 유래하는 장애이기 때문에 그 치료 또한 치료자와 환자 사이에서 전개되는 대인관계에서만 가능하다는 것이다. 치료자가 '빈스크린'으로서의 역할을 하는 것이 아니라 인간관계의 전문가이자 '참여자-관찰자' 역할을 하는 것이다.

또한 인간의 삶에는 신체적 욕구의 만족과 사회적 및 문화적 욕구인 심리적 안정에 대한 두 가지가 있다고 하며 개인의 불안을 해결하고 안정을 확보하고자 하는 것으로부터 자기체계(self system)가 형성된다는 것이다. 결국 인격발달은 대인관계 속에서 형성되는데 중요한 역할을 하는 것은 언어로 보고 언어라는 상징체계에 의해 타인과의 의사소통이 가능하기 때문이다.

## 3. 행동주의 심리(Behavioristic Psychology)

 1913년 행동주의 심리학의 창시자 왓슨(J. B. Watson)은 의식보다는 행동을 주관보다는 객관적 관찰과 실험을 본능과 유전보다는 학습과 환경을 중요시하여 내성, 본능, 의식을 배제하고 자연과학적 방법으로 관찰 가능하고 측정할 수 있는 행동에 대한 연구를 강조하였다. 특히 학습된 행동, 자극반응 연결, 조건화를 강조하였다.

 인간의 행동은 타고난 인간 본성과 각자 겪는 독특한 경험과 환경이 낳은 결과물이다. 또한 본성과 경험 및 환경은 인간이 생각과 감정, 행동에 영향을 준다. 즉 행동이 행동의 결과에 영향을 받는다는 것이다. 살아 있는 모든 존재는 자신을 해로운 접촉으로부터 해방시키기 위해 행동한다.

 파블로프(pavlov)의 반사궁(reflex arc)으로부터 손다이크(Thorndike), 왓슨(Watson), 스키너(skinner) 등이 행동주의 심리학을 개척하였다. 행동주의는 인간의 개인적인 성격은 학습에 의해 형성된다고 보고 있다. 이것은 고전적인 조건형성과 조작적인 조건형성을 이용한 모든 보상과 처벌의 경험을 통해 인간의 행동이 각인된다고 보는 것이다.

 캔퍼(Kanfer)와 쉐프트(Scheft)는 "과학과 기술이 진보함에 따라 우주의 가장 큰 미스터리이면서 동시에 가장 정복하기 힘든 자연의 힘은 다름 아닌 인간, 인간의 행동, 인간의 경험이라는 것"을 관찰했다. 그만큼 인간을 안다는 것 그리고 인간의 심리와 행동의 관계를 규명한다는 것은 어렵다는 것이다.

 스페리(Sperry)는 의식적 행동을 주관적 정신상태에 기초한 것으로 설명하는 '인지혁명(cogntive revolution)'이 자유의지와 결정론을 점점 저 뒤섞어 놓고 있으며 주관적 인간 가치를 세계 변화의 핵심으로 간주한다고 보았다. 프로이드의 정신분석에 대한 반대 개념으로 시작하여 정신 내적인 문제보다 행동으로 드러난 문제를 더 가치 있게 보는 것이다. 즉 인간의 내성이나 요소에 의해서 파악해 나가려는 입장에 대해 내성보다는 표면에 나타난 행동을 관찰하고 해석함으로써 심리현상을 파악해 나가려는 입장이다.

 특히 언어와 사고도 반성적 행동이나 자동적인 행동을 유발하는 원인이 될 수 있으므로 조작적 조건형성에 언어의 중요성이 강조된다.

행동치료와 인지행동적치료는 서로 다른 개념인데 행동치료는 고전적 조건 형성 모델인 특정 감각 입력에 대한 반응으로 발생하는 불안과 이와 연합된 회피를 감소시키는 상호억제, 조작적 행동수정 등을 말하며, 발전과정을 통해 행동의 대부분을 얻게 되었다는 전제가 깔려 있다. 학습이론에 따르면 특정한 상황에서 긍정적 또는 부정적 강화된 행동은 그로 인해 발전하게 된다고 한다. 또한 인간이 자기 결정과 독립성을 추구한다는 가정에 바탕을 두고 있다. 이러한 치료의 출발점은 현재의 문제 상태에 두고 인간행동에 대해 모델을 제시하고 있다. 즉 사고적, 신체적, 운동근육적, 감정적, 인간관계적, 가족적, 존재적, 보편적 행동차원 등이다. 행동차원 간에는 상호작용, 피드백, 중복 등의 관계가 나탄난다. 행동치료의 중요한 요소는 체계적 둔감법이다.

사람은 자극에만 반응 하는 것이 아니라 자신의 역사 배경 안에서 그러한 자극을 해석한다고 한다. 이러한 해석 모델은 자극을 인식할 것인지 인식하지 않을 것인지를 결정한다. 그리고 경험, 자아상, 미래관에 의해 좌우된다. 여기에서 프레데릭 갠퍼가 개발한 자기관리치료법이 적용된다. 자신의 능력과 자기관리기 본질적인 역할을 하며 자기 자신을 더욱 잘 조종하고 자기의 문제를 빨리 인식하게 된다. 인지행동치료(Cogntive Behavioral Therapy)는 인지심리학과 행동심리학의 기본원리를 조합한 것이다. 인지적 재구조와 구성주의지 이론으로 행동치료의 자극-반응 연결의 범위를 넘어서 인지적 처리과정에 의한 중재를 포함한다. 인지활동이 행동에 영향을 미치며 행동/인지는 인지체계의 변화에 의해 달라질 수 있다. 인지적 재구조, 대처기술치료, 문제해결 치료 등이 있다.

(1) 파블로프(I. P. Pavlov) - 고전적 조건형성

러시아의 생리학자로 물리학, 화학, 생리학, 의학 등 여러 분야를 연구하였다. 주된 관심은 소화기능의 생리학과 이것이 신경계에 의하여 조정받는 양상이었다. 개를 대상으로 실험을 하던 중 개에게 먹이를 준비하는 과정에서 일어나는 소음에 관한 반응으로 개의 위액과 타액이 분비되는 것을 관찰하였다, 이 관찰로부터 무조건반응(uncondioned response), 조건반사(conditioned reflex), 자극 간의 감별, 반응의 소멸(extinction reflex), 동물에서의 실험적 신경증(experimental neurosis)의 생성 및 제거 등의 개념을 발전시켰다. 이후에는 인간의 신경증에 관심을 가져 뇌피질의 흥분성 기능과 억제성 기능의 불균형에 기인한다는 이론을 통해 언어 및 환경적 치료의 중요성을 강조하였다.


(2) 손다이크(E. L. Thorndike) - 도구적 조건형성

 미국의 심리학자로 하버드 대학에서 윌리엄 제임스(William James)의 지도를 받아 기능주의 영향 아래 동물의 학습에 관한 실험을 했고, 고양이 등의 「미로(迷路)」, 「문제의 상자」실험을 계속하여 동물지능에 관한 연구로 학위를 받았다.
 하등동물과 인간 모두에게 학습은 시행착오의 과정이라는 입장을 주시하여 동물의 학습실험에서 연합과정(聯合過程)을 분석하고 시행착오에 의한 우연의 반응이 올바른 결과를 가져오며 만족을 주기에 따라 그 반응은 그때의 사태와 연합을 강하게 한다는 "효과의 법칙"과 반응과 사태의 반복에 의해 한층 더 연합이 강해진다는 "연습의 법칙"을 주장하여 행동연구와 학습이론에 큰 영향을 주었다.
 특히 학습은 관념연합에 의한 것이며, 관념이 있고 그 후에 행동이 생긴다고 생각하였다. 그러나 그는 관념연합 이전에 어떤 충동이 있고, 그것에 따라 행동이 생겨나며, 그 후 우연적으로 성공한 행동이 정착하여 학습이 성립된다고 주장하였다.

(3) 스키너(B. F. Skinner) - 조작적 조건형성

 인간의 행동이 반응행동(response behavior)보다는 조작행동(operant behavior)에 의해 더 많이 좌우된다고 보았으며, 조작적 조건형성 및 그와 관련된 다양한 원리와 방법('스키너의 상자'로 불리는 조작적 조건화 상자)을 제시하였다. 즉, 스키너는 왓슨이 처음 설명한 행동주의 분야를 확장시켜 파블로프와 왓슨이 설명한 조건화된 반사로서의 수동적 조건형성과 손다이크(Thorndike)의 효과의 법칙에 바탕을 둔 조작적 조건형성 간의 차이를 설명하였다.
 조작적 조건형성이론은 인간의 행동이 환경에 대한 자극보다는 행동의 결과에 따라 변화된다고 보고, 환경을 조작하여 그러한 행동의 반응비율에 영향을 미칠 수

있도록 한 이론이다. 인간행동에 대한 스키너의 관점은 인간이 자신의 운명을 스스로 결정하는 자유로운 행위자가 아니며, 인간의 행동이 개인의 선택에 의해 지배된다는 가정도 있을 수 없다고 보았다. 즉, 인간은 자신의 행동을 스스로 창출하는 존재가 아니라 환경적 상황에서 행동목록을 습득해 온 유기체이며, 개인의 행동은 자신이 속해 있는 객관적 세계에서 겪은 과거의 경험 또는 현재의 경험으로 결정된다는 것이다. 그렇다고 스키너가 선천적이고 유전적인 요인이 행동에 영향을 준다는 사실을 전적으로 부인한 것은 아니다. 하지만 이것들은 조작으로 변형하기가 어렵기 때문에 경험적 실증이 불가능한 것을 연구할 필요는 없다고 보고 이들을 거부한다는 것이다.

또한 유전적 소질에 따른 행동이라도 이것이 행동의 예측에는 유용하지만 조작이 불가능하기 때문에 실험적 분석이나 통제에는 무가치하다고 하였다. 이에 따라 그의 학문적 관심은 인간행동 중 조작이 가능한 행동에 한정되었다. 스키너의 이론은 행동주의 학습이론의 범위를 상당히 넓혀 주었으며, 과학적인 실험연구를 통하여 인간행동의 발달과 관련된 구체적이고 명확하면서도 유용한 지식을 제공해 주었다.

특히 정적 강화, 강화계획, 행동조성과 같은 일련의 뛰어난 연구는 사회생활에서 신용적인 가치와 효과성이 입증되어 다양한 분야에서 널리 활용되고 있다.

이러한 뛰어난 학문적인 업적에도 불구하고 그의 이론은 몇 가지 측면에서 비판을 받고 있다.

첫째, 인간의 행동에 대한 환경의 결정력을 지나치게 강조하여 행동에 영향을 미치는 인간의 내적·정신적 특성을 간과하였다. 즉, 인간의 발달에 영향을 주는 요인은 매우 다양하기 때문에 환경의 영향으로만 설명할 수는 없으며, 인간의 의지, 동기, 욕구, 감정, 갈등, 사고, 자발성, 창조성 등을 함께 고려해야 한다는 것이다.

둘째, 인간을 조작이 가능한 대상으로 보고 있기 때문에 인간의 자유와 존엄성을 배제할 수 있다는 것이다. 또한 동물실험의 결과를 그대로 인간에게 적용했는데, 인본주의 입장에서 보면 지나치게 비인간적이라는 비판이 있다.

셋째, 인간의 모든 행동이 조작을 통해서 변화될 수 있다고 보는 것은 인간을 지나치게 단순화, 객관화, 과학화했다는 것이다. 인간의 행동은 개인차가 있고 연령에 따라 다르게 나타나며 독특성이 있기 때문에, 인간의 행동을 객관화하거나 예측하기는 어렵다. 또한 이 이론은 접근법이 단순하여 복잡한 행동 특성을 설명하는 데 한계점을 가지고 있다.

 이러한 비판을 받고 있지만 스키너는 지금까지도 많은 영향을 미치고 있다. 스키너의 행동분석학은 행동변화, 교육공학, 발달행동분석, 행동약리학, 특수교육의 지도 등 여러 분야에 응용되고 있다. 다른 한편으로 스키너는 오늘날 매우 중요한 사회사상가로 평가받고 있는데, 그가 이룩한 학습심리학 분야에서의 연구성과를 토대로 새로운 인간관 및 사회관을 제시했던 것에서 그 이유를 찾을 수 있다.

 (4) 알버트 반두라(Albert Bandura) - 사회학습이론(social learning theory)

 반두라는 사회학습에 있어 가장 중요한 과정은 모방(imitation)이다. 인간의 반응은 직접적 강화를 받지 않더라도 타인의 행동을 관찰함으로써 변화할 수 있다는 것이다. 사람은 모델을 통해 특별한 반응을 학습하여 일단 반응이 획득된 후에는 사회적 힘(social force)이 학습과정에 영향을 준다는 것이다. 이를 모델링(modeling)이라 한다.

 또한 반두라는 관찰학습(observational learning)의 중요성을 강조하면서 기존의 고전적 조건형성 및 도구적 조건형성과 달리 사회적 상황(social setting)을 강조했기 때문에, 학습에 있어서 타인의 영향을 받을 수 있고, 타인에게 영향을 줄 수 있다는 견해를 제시하였다.

 관찰학습에는 주의(attention), 기억(memory), 운동재생(motoric reproduction), 동기유발(motivation) 등이 있는데 이 중에서 한가지라도 빠지면 성공적 모방은 어렵다.

 고전적 조건형성이론과 조작적 조건형성이론에서 기존의 행동주의자들이 사고과정의 역할, 때도, 가치 등 중재 개념에 대한 언급을 배제한 데 반해 그는 사회학습이론은 상호적이며 중다양식적이다. 이는 개인의 행동과 환경과의 상호작용에 중요성을 두고 사람들이 자기지시적 행동 변화를 할 수 있다는 것을 전제로 한다.

 그의 사회적학습이론에 따르면, 다수의 사람들 사이에서 관찰을 통해 학습이 퍼져나가는 과정은 기존 스키너의 조건화를 포함하면서도 더 나아가서 인지적인 측면에까지 걸쳐 있다. 타인의 행동에 주의(attention)를 기울여서 관찰한 후, 자신의 행동에 반영할 수 있을 때까지 그것을 유지(retention)해야 하기 때문이다.

그는 타인의 행동을 모방하기 위해서는 "나도 저렇게 할 수 있어!" 라는 자신감이 있어야 한다고 전제했으며, 여기서 새롭게 자기효능감(self-efficacy)이라는 개념을 제안했다. 즉 행동이 바뀌기 위해서는 먼저 행동을 바꿀 수 있다는 믿음이 있어야 한다. 세상에 자신이 뭘 할 수 있으리라고 생각하지 못하는 사람이 뭘 보고 배울 수는 없기 때문이다. 반두라는 이것을 외현적 행동과 분리시켜서, 학습에 영향을 끼칠 수 있는 개인적인 요인으로 다루었다.

또한 자기효능감(self-efficacy)은 자신이 바라는 목적을 이루기 위해 특정 행동을 성공적으로 수행할 수 있다는 신념이다. 개인이 주관적으로 개인적 효능감에 대해 어떤 개념을 갖고 있느냐가 중요하다고 보았다. 어떤 행동을 모방할지 결정하는데 도움이 되며 자신의 능력 범위 내에 있는 활동은 시도하고 능력 범위를 벗어나는 과제나 활동은 회피하도록 한다.

## 4. 인본주의 심리학(Humanistic Psychology)

인본주의 심리학자들은 정신분석과 행동주의는 인간의 본성에 대한 제한된 견해를 취하며 인간이 높이 성장할 수 있다는 잠재력을 무시하고 있다고 보고 비판적이다. 정신분석은 신경증과 정신병에 관심을 두기 때문에 인간성의 병들고 손상된 측면만을 다루고 있다고 보고 건강한 성격이 아닌 정서가 교란된 성격, 좋은 인간성이 아닌 나쁜 인간성만 보았으며, 행동주의 역시 개인이 질서 정연하고 규칙적이며 미리 정해진 유기체로 본다는 것이다.

따라서 정신분석과 행동주의 모두 인간의 성장 가능성과 보다 더 나아지려는 인간의 욕망을 다루지 않는다고 본 것이다. 즉 인간의 비관적인 측면만 보는 것이기 때문에 비판하는 것이다.

1) 칼 로저스(Carl R.Rosers) 인간중심치료(Person Centered Therapy, PCT)

1940년대에 로저스가 창시한 심리치료기법으로 명령적 지시적 요법이 아닌, 비지시적 상담(non-directive counseling)을 위주로 하여 치료하는 방법이다. 인간은 경험하는 유기체(Organism)55)로서 자신을 실현화하기 위한 기본적 동기로 실현성향(actualization tendency)과 우주 안에서 전반적으로 나타나는 형성성향(formative tendency)를 가지고 있다고 보고 두 가지를 합쳐 이론의 기초로 삼았다.

유기체와 인간이 근본적으로 신뢰할 수 있다고 보고 로저스는 "경험은 나에게 최고의 권위다"라고 말한 것처럼, 개인이 자신이나 자기로서 보는 현상학(phenomenology)적 장의 이러한 부분이 자아(eg)라고 했다. 자아는 조직화되고 일관된 게슈탈트로 상황이 변함에 따라 끊임없이 형성되는 과정에 있다.

인간 유기체 안에는 에너지의 중심적인 원천으로 체계의 일부기능이 아니라 전체체계의 기능이 있다. 즉 "성취와 실현을 향한 성향"이라 볼 수 있다. 의식적으로 주의를 기울이는 것은 좀 더 완전한 인식의 발달을 가져왔다. 더 많은 인식을 하게 되면 더 많은 정보를 얻게 된다. 무조건 받아들이는 것이 아니라 자유롭게 선택하고 의식확장을 가져오게 된다.

외부의 자극뿐 아니라 자신의 내면으로부터 하는 아이디어, 꿈, 감정의 흐름, 느낌, 신체적인 반응 등을 인식할 수 있다.

이러한 인식이 커질수록 우주의 일치된 방향으로 나아가게 되며 "완전히 기능하는 사람(fully functioning person)"이 될 때 유기체 안에서 일어나고 있는 무엇이든 그것들을 온전히 경험하지 못하도록 방해하는 어떤 장벽도 없다는 것이다. 즉 전체성, 통합된 생명이라는 방향을 향해 움직이고 있는 것이다. 의식이라는 것은 더욱 크고 창조적이며 형성 지향적인 성향에 참여하고 있는 것이다.

---

55) 생물체는 무생물과 달리, 형태적으로도 기능적으로도 분화된 여러 부분으로 되어 있고, 부분 상호 사이 및 부분과 전체 사이에 밀접한 관련이 있으며, 전체로서 하나로 정비된 통일체를 이루고 있다. 유기체라는 것은 그러한 구성(유기적 구성)을 갖는 것을 의미하고, 좁은 의미로는 생물을 의미한다. 생물의 개체는 분할되면 통일체로 될 수 없고 존립할 수도 없다

로저스는 상담자가 내담자의 변화를 위해 가져야 할 세 가지 태도로서 일치성, 공감적 이해, 무조건적 긍정적 존중을 제시하였다. 1951년에 내담자 중심치료(Client-centered Therapy)로 변경하였다.

2) 아브라함 매슬로우(Abraham H. Maslow) 인본주의 심리학(humanistic psychology)

매슬로우는 인간의 가능성에 관심을 가지고 동기의 계층 개념인 인간의 욕구단계를 생리 욕구, 안전 욕구, 애정 소속 욕구, 자기존중 욕구, 자아실현 욕구 순으로 앞 단계의 낮은 욕구가 충족된 후 다음 단계의 높은 욕구가 나타난다는 '욕구5단계설'을 주장하였다. 자아실현이 곧 건강의 상태를 나타내는 것으로 보았으며 인지의 양식을 결핍(deficiency)과 존재(being) 두 가지로 구분하였다. 즉 인간의 동기 혹은 욕구를 결핍동기와 성장동기로 구분하여 결핍동기인 의식주, 안전, 사랑, 소속감 등에 대한 욕구는 인간이 자신과 세상을 자각하고 행동할 때 이러한 충족을 최우선 목표로 삼는다. 결핍동기를 충족시키고 나면 성장동기를 추구한다. 성장동기는 자아실현을 말하는데 자아실현을 하는 사람은 자신과 세상을 존재 그 자체로 이해하고 수용하며 과거나 미래가 아닌 바로 지금 여기서 가장 통합된 상태로 존재한다. 이러한 통합은 개인의 내적인 일체뿐만 아니라 개인과 세상의 일체를 의미한다.

이러한 모든 욕구는 공통된 특성을 가지는데 무엇인가를 추구하며 결핍에 의해서 활성화되는 역동적 체계로 보는 것이다. 또한 결핍동기들은 공통적으로 인간이 현실을 제대로 인식할 수 없도록 하며 현실을 왜곡해서 다루게 한다. 실제로 음식, 안전, 애정, 자기존중감에 대한 욕구가 커질수록 우리 자신과 타인을 포함한 현실을 구성하는 각 존재들을 이러한 욕구 충족에 도움이 되는지 아니면 방해가 되는지에 근거해서 지각하고 다루게 된다.

특히 욕구가 충족되면 수용적인 방식으로 자신과 타인 그리고 세상과 상호작용할 것이고 세상을 더욱 즐겁게 살 수 있다. 즉 결핍동기가 충족되고 나면 상위동기가 작용하여 '경이로운 가능성'이 등장하는데 이것은 인간의 잠재의식 깊은 곳에서 존재한다고 보았다. 자기실현을 하는 사람들의 특징은 현실을 더욱 효율적으로 지각하고 현실과 더욱 편안한 관계를 맺는다는 것이다.

매슬로우의 실존주의 심리학은 제3세력 심리학(third force psychology)[56]이라 할 수 있다. 주요 논점은 인간 본성에 대한 철학과 과학의 필수 조건으로서 정체성이라는 개념과 정체성의 경험을 매우 강조한다. 이 개념이 본질, 실존 등의 개념보다는 낮고 경험적으로 다룰 수 있다고 보는 것이다. 특히 정체성을 경험적 지식에서 출발해야 하는 이유는 실존주의는 현상학(phenomenology)[57]에 기초하고 있기 때문이다. 따라서 실존주의 심리학은 인간의 발달 및 참된 자아, 자아의 존재방식에 관한 심리학을 구축하는데 부가적인 추진력을 제공할 수 있다고 본다.

3) 고든 올포트(Gorden Allport)의 성장심리학(growth psychology)

성격(personality) 특징은 삶의 과제를 해결하려는 사람의 심리가 특정한 표현 형식으로 나타난 것이다. 또한 성격은 사회적인 것으로 환경과의 관계를 무시할 수 없다. 성격은 정신을 결정하는 태도이며 인정욕구와 공동체 의식이 맞물려 이루어 지는 행동방침이며 생활방식이 외부로 표현된 형태이다.

인간의 행동과 표현은 항상 같은 방향을 지향하기 때문에 목표와 행동에 따라 사람의 성격도 형성된다. 따라서 인간은 생물적학적 요인이라 고 할 수 있는 각 개체 특유의 개성과 사회적 요인들의 상호작용을 통해 사람들 속에서 행동하고 기회를 통한 성장을 한다.

올포트는 프로이드의 무의식을 믿지 않았다. 그는 인간의 표면의식인 동기에 관심을 가졌고 결국 신경증적 성격보다는 건강한 성격에 중점을 두었다. 프로이드의

---

[56] 매슬로우는 심리학자, 철학자 등 다른 분야 학자들이 만든 자유로운 연합체를 지칭하는 용어로 사용하였다. 프로이드와 행동주의자들의 인간 본성에 대한 편향된 점들을 거부하는 사람들이었다.

[57] 독일의 철학자 에드문트 후설(Edmund Husserl)에 의해 창시되었으며, 세계와 그 내부의 다양한 실재적 또는 상상적인 대상의 존재를 세계가 그러한 것으로서 우리들에게 나타내고 있는 현상 그 구조를 통하여 연구해 간다. 여러 가지의 사물이 존재한다는 것은 사물이 우리들에게 어떠한 대상으로서 나타나고 있다는 것, 즉 그러한 것으로서 의식되어 있기 때문이다. 이것을 역으로 사물을 경험한 우리들의 의식 측면에서 보면 의식이란 항상 무엇인가에 대한 의식이라는 것이다. '무엇인가에 대한 의식'이라는 의식의 방향을 후설은 '지향성'이라는 개념으로 받아들였다.

본능이론과는 달리 인간 본성의 모습은 긍정적이고 희망적인 훌륭한 것이었다. 무무의식에 대해 성숙하고 건강한 사람은 무의식적 힘(unconscious force)에 의해 통제되고 지배받는다고 생각하지 않았다. 건강한 사람은 무의식적 갈등에 의해서 조정되 않으며 내부의 깊숙이 있는 어떤 힘에 의해 행동이 결정되지 않는다는 것이다. 물론 무의식적 힘은 신경증에 걸린 성인의 행동에 중요한 영향을 미친다고 보았다.

건강한 사람은 이상적이고 의식적인 상태에서 기능을 수행하며, 자기를 지배하는 일들을 잘 알고 있으며 그러한 힘들을 통제할 수 있다고 믿었다. 또한 성숙한 성격의 소유자는 어린시절의 충격과 갈등에 의해 지배를 받지 않는다. 신경증은 어린시절과 연관이 있지만 건강한 사람들은 과거로부터 속박을 받지 않는다. 양자적 측면으로 볼 때 양자도약의 계속된 상태라고 볼 수 있다. 따라서 신경증은 양자붕괴에 해당한다.

결국 건강지향적임을 나타내고 있으며 성숙한 사람은 현재와 미래의 예상에 의해 지배받는디고 보는 것이다. 성격이 건강힌 상태를 유지하기 위해서는 지나간 것을 대신하는 계속적인 새로운 동기가 필요하다. 성인의 동기는 어린시절과 달리 기능적 자율성(functional autonomy)을 가지고 있다. 또한 의도성(intentional nature)58)은 전체의 성격을 통합하는 것이다. 의도성의 또 다른 면은 긴장감을 고조시킨다는 것이다. 이러한 긴장감을 줄여서 최소한의 긴장상태가 되도록하는 것을 항상성(homeostasis) 동질정체라 한다. 올포트는 이러한 새로운 긴장을 초래하는 경험이나 모험을 통해서만 인간은 성장할 수 있다고 보았다.

성숙하고 건강한 사람은 에너지를 소모하기 위한 충분한 힘과 활력의 동기를 끊임없이 필요로 한다. 삶의 근원은 목표와 현실과 사회적 참여에 대한 의식에 의해서 이끌어진다. 목적을 추구하는 데는 결코 끝이 없다.

---

58) 희망, 원망, 야망, 포부, 계획 등으로 개인이 무엇을 하고자 하는 것이 그가 현재 어떻게 행동할 것인가를 밝히는데 중요한 관건이 된다고 하는 것이 올포트의 개인심리학(individual Psychology) 이론이다. 현재의 행동의 문제를 찾기 위해 과거를 지향하는 반면에 의도를 향한다. 이점에서는 심층심리학자 중에서 알프레드 아들러(Alfred Adler)와 칼 융(Carl Jung)의 관점과 유사한 면이 있다.

## 4) 에릭 번(Eric Berne) 교류분석(Transactional Analysis)

### (1) 교류분석 개념

교류분석은 성격이론으로 1957년 미국의 정신과 의사인 에릭 번에 의해 창안된 인간의 교류나 행동에 관한 이론이며 개인의 성장과 변화를 위한 체계적인 심리치료법이다. 번의 이론과 치료에 가장 영향을 미친 것은 현실에서 관찰 가능하고 정확성을 검증할 수 있는 경험주의와 자신의 직접적인 경험을 통해 세계를 가장 잘 이해할 수 있는 현상학을 바탕으로 인생의 의미는 환경이나 사건에서 찾을 수 있는 것이 아니고 경험하는 당사자 안에서 발견된다는 의미의 실존주의이다. 따라서 개인의 책임이 강조되며 인간의 행동이 선택의 결과라는 점을 강조한다.

교류분석은 자기분석적 정신요법이라 할 수 있으며 구조분석, 교류양상분석, 놀이분석 및 각본분석으로 이루어져 있다. 사람에게는 부모(parent), 성인(adult), 어린이(child)의 자아 상태가 있는데 이 세 가지 영역의 균형을 분석하여 인격구조의 통찰을 깊게 하는 것이 구조분석 혹은 P-A-C 모델이라 한다. 기능분석은 구조분석을 더욱 기능적으로 CP, NP, A, FC, AC 등으로 세분화한다. 어버이 자아 상태(parent ego state)는 자신의 부모에게서 빌려온 것으로 부모와 비슷한 감정, 태도, 행동의 일정한 패턴을 보인다. 어른 자아상태(adult ego state)는 현실에 적응된 감정, 태도, 행동 패턴의 독립적인 세트를 말한다. 어린이 자아상태(child ego state)는 한 사람의 어린 시절의 감정, 태도, 행동 패턴의 세트로 정의된다.

또한 이 세 가지 영역이 인간관계의 상황에서 어떻게 교류하는가를 분석하는 것이 교류양상분석이라 하며 어떤 자아상태에서 보내는 메시지에 대하여 예상대로 돌아오는 것으로서 자극과 반응의 주고 받음이 평행되고 있는 교류를 평형 교류라 하며 남의 어떤 반응을 기대하기 시작한 교류에 대해 예상 외의 반응이 되돌아오는 경우를 교차 교류라 한다. 이에 비해 이면 교류는 두 메시지가 동시에 전달되는 것인데 하나는 명백하거나 사회적 수준의 메시지이고 다른 하나는 은밀하거나 심리학적 수준의 메시지이다.

다음으로 놀이분석으로 이행하는데 여기서는 함정을 내포하고 있는 예측 가능한 결말로 향하여 진행하고 있는 교류의 양상에 통찰의 눈을 돌리겠끔 하는 것이 목표이다. 최종적으로 인간이 인생에서 연출하고 있는 각본을 분석하는 각본분석으로 이행한다. 인생각본(life script)은 타인과의 의사소통 방식을 이해하는 하는데 초기의 삶에서 결정되는 것으로 삶의 여정, 즉 인생의 시작, 중반 및 끝이 어떻게 될지에 대한 계획이다. 인생각본은 각자가 지닌 드라마에 비유될 수 있다. 인생각본은 3~7세 정도에 펼쳐지며 자신과 타인에 대한 네 가지 판단 중 하나를 반영한다고 하였다.

첫째, 나는 OK이고 너도 OK이다. 둘째, 나는 not OK이지만 너는 OK이다. 셋째, 나는 OK이지만 너는 not OK이다. 넷째, 나는 not OK이고 너도 not OK이다. 이런 느낌은 유아기에 내면화된 부모상을 반영하며 아동이 자신의 삶을 지각하는 토대를 형성한다.

또한 상대의 존재에 대한 자극을 스트로크(stroke)라 하는데 이는 '어루만짐'이다. 말로 상대의 마음을 어루만지고 눈빛으로 상처를 어루만져 주는 것이다. 칭찬과 찬성 등 긍정적인 것과 모멸, 부정과 같은 부정적 스트로크로 나눈다. 특히 여기서 지금(here and now)의 관점에서 정신 생리 증상과 신경증을 치료의 주된 대상으로 삼고 있다.

교류분석에서 강조하는 철학적 가정은 첫째, "사람들은 긍정적이다"라는 것이다. 원래 사람은 존귀하고 존중 받아야 하며 긍정성을 지닌 존재(being)라는 것이다. 둘째, "모든 사람들은 사고능력을 갖고 있다"라는 것이다. 사람은 사고할 수 있으므로 학습할 수 있고 또한 행동의 선택이 가능하다. 따라서 사람들이 인생에서 원하는 것을 결단하는 것은 각자의 책임이다. 셋째, "사람들은 자신의 운명을 결정하며 그 결단은 바꿀 수 있다."라는 것이다. 재결단이 가능하다는 것을 강조하는 것으로 어떤 과정을 거치거나 큰 대가를 치른 후 현재까지 자신도 모르게 결단하고 살았던 것을 새로운 결단을 통해 기존의 운명을 바꿀 수 있다고 하는 것이다. 즉 변화를 추구하는 것이며 그 변화는 실제적이고 영속적일 수 있다.

교류분석의 이론에 의해 개발된 교류분석의 에고그램[59] 테스트는 알기 쉽고 이

---

[59] 에고그램(Egogram)은 미국 정신과 의사 에릭 번이 1957년 발견한 교류분석을 바탕으로 듀세이(Dusay)가 1972년에 자아상태 기능에 관한 에너지양을 도표로 만든 심리검사 도구이다. 교류분석의 기초 이론인 자아의 균형상태와 기능적 자아 상태의 각 기능의 양을 직관적으로 보여 줄 수 있게 그림으로 나타내는 검사이다. 사람의 자아 상태를 억제인 부모의 자아 상태, 양육적인 부모의 자아 상태, 성인의 자아상태, 순응적인 아이의 자아 상태 등 5개로 나눈 후, 각각의 상태에 대한 에너지 배분을 수치화하여 인성 및 성격을 분석한다.

해하기 쉬운 질문에 응답하여 응답자의 성격을 분석하는 방법이다. 이에 따라 자기의 상태에 의거한 응답자가 후에 자신이 갖추어야 할 자세를 그려보고 또한 다른 사람과의 관계에 있어 자신의 태도에 수정을 해서 보다 높은 자기실현을 목적으로 한다. 분석결과를 받은 개인이 자기의 현재 상태를 인식할 뿐만 아니라 각자가 자기의 것으로 활용할 수 있다는 것이 장점이다.

(2) 구조적 분석

구조적 분석은 어떤 개인에게 내재해 있는 부모(P), 어른(A), 어린이(C)이라는 자아상태의 내용과 기능을 인식하게 하는 도구로 자신의 자아상태를 어떻게 확인해야 하는가를 배우게 된다. 즉 자신이 어쩔 수 없다고 느끼는 행동유형을 해결하는데 도움을 주며 자기행동의 기초가 되는 자아상태를 발견하게 해준다. 또한 자신이 무엇을 선택해야 할지 결정할 수 있게 해준다.

교류분석은 세 가지로 구분되는 행동 형태인 부모, 어른, 어린이의 자아상태로 묘사된다. 성격에서의 부모의 측면은 부모의 내면화 또는 부모적인 성격의 대리물이다. 부모 자아상태에서는 어떤 상황에서 부모들의 감정이었을 것이라는 상상했던 감정을 재경험하거나 부모들이 했던 것과 똑같이 다른 사람에 대해 느끼고 행동한다. 부모 자아상태는 '해야한다'를 포함한다. 이들 각자는 '양육적인 부모'와 '비판적인 부모'의 속성을 갖고 있다.

어른 자아상태는 정보처리자이다. 성격의 객관적 부분으로 무엇이 진행되고 있는지에 대한 자료를 제공한다. 정서적이거나 비판적인 것이 아니고 사실과 외적 현실은 다르다. 어른 자아는 열정적인 확신을 갖지 않지만 많은 문제들의 해결을 위해서 공감과 직관을 요구한다.

어린이 자아상태는 감정과 충동 그리고 자발적인 행위로 구분된다. 각자의 내면에서 어린이는 '자연 그대로의 아동' 또는 '꼬마 교수', '적응된 아동'으로 될 수 있다. 자연 그대로의 아동은 충동적이고 훈련받지 못한 그리고 자발적이고 표현적인 아동이다. 꼬마 교수는 교육받지 않은 아동 나름대로의 지혜로 조작적이고 자기중심적이며 창조적이다. 직감적이고 예감적인 자아상태이다. 적응된 아동은 자연 그대로의 아동의 성향이 수정된 것이다. 이 수정은 외상적 체험, 요구, 훈련, 그리고 어떻게 주의를 끌 것인가에 대한 결정의 결과이다. 적응된 아동은 투덜거리면서도 남의 지시에 따르지만 반항적이다.

### (3) 성격구조 유형별 자아상태

통제적 또는 비판적 어버이(parent), 즉 CP는 통제성, 비판성, 엄격성, 완벽성, 도덕성, 가치관 강요의 특성을 가지고 주로 비판, 통제, 비난, 질책을 하는 기능을 한다. 어린이들이 살아가기 위한 여러 가지 규칙 등을 가르쳐 주며 엄격한 면을 나타낸다.

CP(비판적인 어버이)의 경우 자신의 가치관이나 생각하는 방법을 올바른 것으로 보고 그것을 양보하려고 하지 않는 부분이다. 양심이나 이상과 깊이 관련되어 있어서 주로 비평이나 비난을 하는 것이다. CP가 높고 겉마음과 속마음이 일치하는 사람은 타인부정형(You're Not OK)인 경우가 많다. CP의 자아 상태가 낮을 때는 관용적이며 느슨한다든지 무절제하다는 말을 듣는다. CP가 낮고 동시에 FC가 높을 경우에는 자기감정이 움직이는대로 행동해서 주위 사람들의 마음을 긴장시키거나 진땀을 흘리게 할 때도 있다. 신뢰를 받을 수 없으며 흐릿한 사람이란 말을 들을 수도 있다.

CP가 지나치게 높으면 자기나 타인에게 엄격한 주장을 강요하거나 비판적이며 상대의 말을 잘 들으려 하지 않는다. 따라서 상대는 위축되어 말을 하지 않으려 한다. CP가 지나치게 높으면서 AC가 높은 사람은 본심은 억압해서 참고 있지만 어느 시점에 도달하면 반응을 할 때가 있다. CP는 다른 사람의 권리를 고려하지 않고 비현실적인 고집을 부리거나 또는 다른 사람의 자존심을 말살해 버리는 것과 같은 행동을 하게 된다. 그러므로 CP의 자아상태를 자주 사용하는 사람들은 상대방을 화나게 하든지 혹은 그들로부터 따돌림을 받게 될 수도 있다.

양육적, 보호적(Nurturing) 어버이(Parent), 즉 NP(양육적인 어버이)는 관대성, 허용성, 온화함, 동정적, 보호, 애정적인 돌봄의 특성을 지니고 어린의 성장을 도와주는 어머니 같은 부분이며 동정적, 양육적 기능을 한다. NP구조는 마음이 매우 상냥하고 다른 사람의 입장을 지나치게 배려하기 때문에 강력한 리더십(Leadership)을 구사하거나 꾸짖지 않으면 안될 때에도 그렇게 하지 못하는 형이다.

 어른(Adult) 자아상태, 즉 A는 현실지향, 객관성, 정확성, 공명성, 사실, 냉정한 판단성의 특징을 지니고 사실에 입각해서 결단하는 기능을 한다. 편견이나 선입관을 보이거나 감정적으로 대하지 않고 현실적이고 합리적이며 이성에 입각하므로 냉정하고 화를 내지 않으며 수집하고 저장해 놓은 정보에 입각해서 의사결정을 한다.

 자유로운(Free) 어린이(Child), 즉 FC는 자신의 희노애락, 예술 및 감수성, 명랑, 쾌활, 낙관, 재치, 적극성, 순수성, 사교성의 특성을 지니고 누구에게나 구속받지 않고 자연스럽게 행동하는 기능을 한다. 즉흥적 감정적이며 쾌감을 구하고 고통을 피하려고 한다. 화를 내더라도 오래가지 않으며 그 자리에 맞는 감정표현을 한다.

 순응하는 어린이(Adopted) 어린이(Child) 즉 AC는 타인의식, 감정억제, 조화추구, 속으로 삭히고 후회, 소극적, 비사교적인 특성을 가지고 자기를 훈육시키려고 애쓰는 부모에게 순종하고 있는 부분이다. 순종하고 참을성이 있어 '말을 잘 듣는 아이'로 보이기도 하고 자신의 실제 감정을 항상 억제한다.


## 5. 긍정심리학(Positive Psychology)

 긍정심리학은 마틴 셀리그만(Martin Seligman)이 미국심리학회(American psychological Association:APA) 회장으로 있으면서 창안하였다. 무엇이 우리 삶에서 행복을 촉진하는지에 대한 관심을 가지고 정신적 문제를 찾아내어 치료하는 것에서 강점을 찾아내어 발전하는 것으로 중점을 두었다.

 긍정심리학의 목적은 개인과 사회가 플로리시(flourish, 번성 또는 행복의 만개라는 뜻으로 행복을 지속적으로 증진시켜 활짝 피운다는 것)한 상태를 유지하는 것이다. 또한 인간의 건강과 행복과 장수에 가장 큰 영향력을 미치는 요소는 사람 간의 긍정적인 관계였다. 따라서 진정한 행복을 느끼는 것이 가장 중요한 이유이기도 하다.

 하버드 성인발달연구소(Harvard Study of Adult Development) 로버트 월딩거

(Robert Waldinger)60)는 사회적 연결은 유익하되 고독은 해롭다는 것이다. 특히 자의적이지 않은 외로움은 행복은 물론 뇌 기능을 일찍 퇴화시키고, 중년기에 신체적으로 건강을 더 빨리 잃게 하고, 결과적으로 수명도 비교적 짧아지게 만들었다. 또한 친구의 숫자가 많아 안정적이고 공인된 관계보다 관계의 질이 중요하고 좋은 관계는 우리의 신체뿐만 아니라 뇌까지 보호해준다는 것이다. 만족스러운 관계를 맺고 있는 사람들은 노년까지 몸도 마음도 더 건강하기 때문이다. 그러므로 언제든 의지할 수 있다는 믿음을 주는 좋은 관계는 행복은 물론 신체적 건강까지도 보장한다.

이러한 연구결과에 의하면 긍정심리학은 가치가 부여된 주관적 경험에 관한 것이라는 점을 시사하고 있다. 과거의 웰빙(well being), 충족감(contentment), 만족(satisfaction), 미래의 희망과 낙관주의, 현재의 몰입과 행복과 같은 것을 말한다. 개인적인 수준에서 긍정적인 개인의 특질에 관한 것이라고 할 수 있다. 사랑과 일에 대한 능력, 용기, 대인관계 기술, 미적감수성, 영성, 재능, 지혜 등이다. 그리고 집단 수준에서는 개개인을 더 나은 시민이 되도록 하는 시민의식과 제도에 관한 것이다. 책임감, 돌봄과 배려, 이타주의, 예의, 중용, 인내, 직업윤리 등이다.

긍정심리학은 카렌 호나이(Karen Horney)의 진화의 도덕성 개념과 칼 로저스(Carl Rogers)의 실현경향성을 바탕으로 하고 있다. 카렌 호나이의 삶의 질(QoL) 증진에 대한 조망에 있어 인간의 본성이란 자유롭게 스스로를 성장시키고 타인을 사랑하며 관심을 갖는 것이다. 또한 젊은이들에게 통제 받지 않고 성장할 수 있는 기회를 주고, 발달이 저해되었을 때는 그들이 스스로 일깨우고 찾아나갈 수 있는 모든 방법을 동원하여 돕는 것이다. 자신을 위해서건 타인을 위해서건 자기실현을 이끄는 힘을 자유롭게 하고 배양하는 것이 이상적인 것으로 보았다. 이러한 관점에서 우리 사회의 목표는 인간 본성의 '선한 측면'이 '나쁜 측면'을 넘어서도록 돕는 것이라고 볼 수 있다.

또한 칼 로저스의 역시 인간이란 자신의 잠재력을 온전히 실현시키기 위해 유기체적으로 동기화된 존재라는 견해를 제시하였다. 특히 로저스는 인간의 행동은 합리적이며 유기체로서 달성하려는 목적을 위해 질서정연한 복잡성을 가지고 있다

---

60) 하버드대학 내 연구소에서 대공황 시기부터 최장기간 75년이 넘게 724명의 남성의 인생을 추적한 것이다.

고 주장하며 이러한 지향적 힘을 실현 경향성(actualizing tendency)이라 하였다. 실현 경향성의 기본 지향점은 자율적 결정권의 발달과 효율성의 증대 및 건설적인 사회적 건설에 있다고 개념화하였다.

그러므로 실현 경향성은 인간의 유일한 자연적인 동기적 힘이며 인간은 누구나 건설적인 성장을 지향한다는 것이다. 이러한 핵심적 에너지는 유기체의 어떤 한 부분이 아니라 전체의 기능이며 충만을 향한 경향성, 실현을 향한 경향성, 유기체의 유지와 향상을 향한 경향성이라 보는 것이다.

긍정심리치료(positive psychotherapy)는 구조화된 6주짜리 치료 개입으로 한 회기당 한 시간 반 정도가 소요되며 진정한 행복이론이 토대이다. 예를 들면 내담자들에게 자신에 관한 이야기를 최선을 다해 해보게 하는 것이다. 자신의 강점을 평가하는 질문지를 작성하고 자신의 강점을 자주 사용하게 하는 것이 중요하다.

강점을 사용하면 자신에 대한 주인의식과 진실한 느낌을 얻게 된다는 것인데 이는 사람들이 강점을 사용하고자 하는 내재적 갈망과 느낌을 가지기 때문이다. 즉 강점의 특성이 칼 로저스의 실현 경향성을 대변하고 있으며 본능적으로 그렇게 하고 강점이 주는 성취감을 느끼는 것이다.

또한 감정의 사용은 주관적 웰빙, 유능감, 숙달감, 정신건강, 풍부한 대인관계 등의 발전을 가져오는데 정신질환을 예방하는 효과가 있으며 특히 우울증(depression) 환자에게는 훌륭한 치료법이라 할 수 있다.

## 6. 초월 심리학(Transcendental Psychology)

### 1) 유진 젠들린(Eugen T. Gendlin)의 체험과정 요법(experiential therapy)

유진 젠들린(Eugen T. Gendlin)은 칼 로저스(Carl Rogers)의 제자이다. 그가 창안한 체험과정(expriencing)이란 로저스의 상담이론과 실존주의 사상을 발전적으로 통합시켜 구성한 개념이다. 내담자가 표현하고 언어화 하려는 것과 카운슬러가 응답하고 촉진시키려고 하는 것을 상호작용하는 과정(process) 보아 이 과정을 통해서 감정과 경험이 만들어질 때 그 감정과 경험의 흐름을 말한다.

포커싱(Focusing)[61]은 감정의 흐름과 상징과의 상호작용의 과정이며 이 과정이 원활하게 체험됨으로써 자기실현과 행복에 이어지게 된다는데 의미를 두고 있다. 시각적인 이미지나 언어로 표현할 수 있는 감정은 제한된 일부에 지나지 않을 만큼 우리의 마음에는 다양하고도 풍부한 감정체험이 일어나며 또한 그것이 내장되어 있다. 즉 스스로 감정의 흐름에 초점을 맞추어가면서 암묵적 의미를 상징으로 의식화하는 것이다. 이와같은 과정이 한 번 끝날 때마다 다시 다른 국면의 의미를 찾기 위한 일련의 과정을 포커싱이라 한다.

젠들린은 로저스가 '경험'과 '자기개념'의 일치라고 하는 이론으로 성격의 변화를 설명하고 있는 것과는 달리 젠들린은 '체험과정의 추진' 이라고 하는 개념을 도입하였다.

초월이라는 개념은 욕구나 욕망을 일시적으로 버리는 것을 말한다. 인간은 욕구와 욕망을 벗어나서는 한시도 살아갈 수 없다. 욕구와 욕망은 삶의 에너지이기 때문이다. 그러나 욕구와 욕망으로부터 초연해진다면 질병을 물리치고 건강할 수 있다. 판단을 초월하고 시간의 환영을 초월한다면 자신의 자아에 충실할 수 있고 내면의 소리를 들을 수 있으며 존재의 의미를 깨달을 수 있기 때문이다.

2) 빅터 프랭클(Vikter Frankl)
　　자아초월심리학(Transpersonal Psychology) - 의미치료(logo therapy)

빅터 프랭클의 저서 『인간 탐구의 의미(Man's Search for Meaning)』는 "잔인한 죽음의 수용소에서 생활하면서 그는 자신의 벌거벗은 실존과 만나게 된다. 가진 모든 것을 잃고, 모든 가치가 파괴되고, 추위와 굶주림, 잔혹함, 시시각각 다가오는 몰살의 공포에 떨면서 그는 어떻게 삶이라는 것이 보존해야 할 가치가 있는 것이라고 생각할 수 있었을까?" 라는 고든 올포트(Gorden W. Allport)의 추천의 글에서 확인 할 수 있다.

신경학자이자 정신과 의사인 프랭클은 아우슈비츠(Auschwitz)와 다카우(Dachau) 포로수용소에서 오직 "진심으로 네 영혼의 힘을 다하여 너의 주를 사랑

---

61) 젠들린(Gendlin)은 체험과정(experiencing)의 추진(carrying forward)이라고 하는 개념을 도입하였다. 특히 감정의 흐름(felt sense)에 대한 의미를 파악하고 신체감각을 통한 외계와의 상호작용에 중점을 두었다. 이렇듯 상호작용(interaction)의 중시하고 그 변화의 과정을 포커싱이라 했다.

하라"라는 성결 구절에 의해 '삶의 의미'를 찾아 살아남은 사람이다. 그는 인간의 기본적인 '자유와 권리'인 인생의 대처 방법과 자신의 운명의 길을 선택하는 의지는 죽음의 문턱에서도 버릴 수 없는 가치임을 깨달았다.

실존적 의미의 궁극적인 에너지는 '영적 자유'이며 이 요소는 삶의 의미와 목적을 불어넣어 주는 삶의 이유이다. 즉 고통과 죽음의 상황62)에서도 당당히 맞설 수 있는 믿음인 것이다. 이러한 삶의 체험에서 의미치료(logo therapy)라는 이론체계를 형성하게 되었다.

의미치료(logo therapy)는 의미에의 의지(will to meaning)의 중요성을 강조하면서 의지에의 의미(will to meaning)를 표방한다. 즉 생활 속에서 적합한 의미와 목적을 발견하고자 하는 욕구를 의미한다. 특히 현대사회에서 의미상실의 경험과 관계가 있는 문제를 극복하는데 근본적인 동기가 되고 있다.

의미치료는 중요성은 인간이 그저 충동과 욕구를 충족시키면서 쾌락을 얻거나 서로 갈등하고 있는 이드, 자아, 초자아를 절충시키거나 혹은 사회와 환경에 적응하고 순응하는 존재로만 보지는 않는다. 따라서 인간이 의미를 추구하고 이를 성취하는 것이야말로 삶의 궁극적 목적과 목표가 될 수 있다.

실제로 누제닉 노이로제(noogenic neurosis)63)는 프랭클(Frankel)에 의하여 명명된 특수한 신경증의 한 유형으로 정신인성 신경증이라 한다. 병의 원인을 심리적인 것에 두지 않고 실존의 정신론적 차원에 두고 있다. 욕구와 본능의 갈등에 생기는 것이 아니라 실존적인 문제 때문에 생기는 것이다. 그 원인 중에서도 의미를 찾으려는 의지의 좌절이 가장 큰 비중을 차지하고 있다.

정신인성은 심인성과 구별되며 실존적 위기에 있는 인간이 인생의 의미와 가치의 문제 때문에 신경증이 발생하는 경우이다. 심리적 갈등과 완연히 다른 정신적 실

---

62) 상황(situation)이라는 개념은 환경(environment)이라는 개념 보다 한층 더 현실적, 구체적이고 개별적이다. 개인을 둘러싸면서 실존에 깊은 내면적 관계를 가지고 있다. 자유로운 결단과 선택에 책임이 주어진다. 반면에 환경은 인간이 적응하는 외계(外界)로 생물학적이고 객관적인 것이다.

63) Noos는 그리스어로 '마음'이다. 실존적 위기에 있는 인간이 인생의 의미와 가치의 문제 때문에 신경증이 되는 경우를 말하는데, 심리적 갈등이 아니고 정신적 실존의 문제는 단순한 적응이라든가 욕구 불만의 해소로는 문제는 해결되지 않는다. 실존적인 고민은 실존적 위기이기 때문에 정신질환이 아니며 오히려 성장하고 발전해야 할 역설적 지향이다. 역설지향(Paradoxical intention)은 악순환을 극복하기 위하여 자기가 두려워하는 바로 그 일을 하도록 용기를 북돋워 주던가, 혹은 일어나기를 바라도록 고무하는 방법이다. 자기분리와 자기초월의 능력을 활용하여 불안을 객관화시킬 때 이러한 역설지향은 공포의 대상에 대한 태도의 변화를 가져온다.

존의 문제로 괴로워하고 고통을 받고 있다면 단순한 적응이라든가 욕구불만의 해소로는 문제는 해결되지 않는다.


### 3) 스타니슬라브 그로프(Stanislav Grof)의 초월 영성치료

심리학적 치료는 보이지 않는 차원에 대한 심층연구를 바탕으로 한다. 즉 마음의 질환과 인간관계의 문제 원인을 과거에서 찾으며 그 결과가 지금의 문제임을 설명하고자 하는 인과론적 접근과 마음의 질환과 인간관계의 문제 원인을 과거에서 찾으려고 하지 않고 그 사람이 무슨 이유로 고민하고 있으며 왜 계속적으로 문제를 일으키는가 그 원인을 설명하는 것은 중요하다고 생각하지 않으며 단지 '의미'에 있다고 생각하는 목적론적 현상학적 접근이 있다.

보이지 않는 차원의 인과론적 접근에서 가장 대표적인 것이 재탄생(rebirthing)의 심리학이다. 마음의 상처는 가장 근원적으로 '출생시'에 만들어지게 된다고 보고 심리적으로 '재탄생'을 통해 마음의 상처는 치유된다고 보는 것이다. 이러한 연유로 그로프는 홀로트로픽[64] 브리딩(holotropic breathing)이라는 향전체성적 호흡법을 개발하였다.

또한 인간의 심층체험의 영역인 무의식을 크게 네 가지로 구분한 인간정신의 지도인 의식의 작도(cartography of the human psyche)를 통해 크게 개인의 발달사, 출생, 초개인적 수준을 포함하여 심층심리학 분야의 혼란과 다양한 학파 간의 갈등을 의미 있게 통찰하고자 하였다.

그로프는 환각제인 LSD(lysergic acid diethylamide) 복용상태와 홀로트로픽 치료(holotropic therapy)[65] 상태의 의식상태를 관찰하여 이 개념을 제안하였다.

연구결과에 따르면, 의식의 상태는 프로이트(Freud)식 단계에서 랭크(Rank)-라이히(Reich)-실존주의적 단계로, 또 융(Jung)식 단계로 옮겨 간다는 사실을 발견

---

[64] 'holotropic'이란 그리스어의 'holos(whole, 전체)'와 'trepein(~을 향해 나아가다)'의 합성어로서, 이를 번역하면 '향전체성적(向全體性的)' 또는 '전체지향적'이라는 의미가 된다.

[65] 일명 그로프식 호흡법(Grof breathing) 또는 통합적 호흡법(integral breathing) 등 과호흡(hyperventilation), 기억, 감정을 환기시키는 음악, 신체활동(bodywork) 등을 결합한 치료기법이다.

하였다. 그로프가 정의한 각 단계의 명칭은 단계마다 그에 상응하는 기존 심리학의 개념적 체계들을 반영하고 있는데 그는 각각의 체계는 치료기간에 관찰된 현상을 설명하는 가장 유용한 틀이 된다고 보았다. 그리고 이 연구결과에 따라 인간의 심층영역을 크게 네 가지로 구분할 수 있다.

첫째, 감각적 장벽영역(sensory barrier realm)은 LSD에 대한 가장 피상적 수준의 반응으로서 모든 감각적 영역을 포함하는 심미적 체험들로 구성되며 신체적 이완이 시작되는 초기단계에 일어난다. 그러나 그로프는 이러한 효과에 정신역동적 중요성은 거의 없으며 그것은 LSD의 단순한 생리적 효과일 뿐임을 지적하며 외형상의 현란한 황홀감에 빠져 버리는 것을 경계하였다. 이 같은 현상은 인간이 자신의 내면을 향해서 깊숙이 들어가는 자기 탐구나 이해의 활동을 감각이 저지하기 때문에 생기는 것으로 무의식적 정신에 이르는 여정이 시작하기 전에 통과하지 않으면 안 될 감각적 장벽이다.

둘째, 전기적 영역(biographical realm)에서는 자신의 과거, 특히 유아기의 불만, 고통, 마음의 상처, 장애물, 갈등이나 억압된 기억, 심리적 앙금과 같은 것이 무의식으로부터 떠오른다. 이 영역은 프로이트의 개인적 무의식과 많은 부분 일치한다.

셋째, 출산 전후의 체험영역(perinatal realm)에서는 탄생에 수반했던 심리체험의 영역이 자리 잡고 있다. 출생 전후의 체험영역이 중요하다는 것을 발견한 점은 그로프의 가장 큰 연구업적 중 하나로 태교의 이론을 간접적으로 뒷받침해 주는 것이다. 즉, 자궁-산도-탄생의 과정 등 출생 전후의 체험에 수반했던 기억들이 한 인간의 인격형성에 결정적인 기초적 원형이 된다는 가설이다.

그로프의 임상적 자료에 따르면, 각종 심리적, 심신증적 문제를 가지고 있었던 피험자의 대부분은 자신의 탄생과정을 철저하게 재경험함으로써 극적인 치유효과를 보여 주었다고 한다. 이러한 견해는 정신분석의 흐름에서 이단으로 여겨졌던 오토 랭크(Otto Rank)[66]의 '출생 외상(trauma of birth)' 이론에 바탕을 두고 있다.

넷째, 초개인적 영역(transpersonal realm)은 더욱 심층으로 들어가서 상식이나 과학으로 상상할 수 없는 체험을 하게 되는 영역이다. 인간에게는 시공의 한계와

---

[66] 랭크는 의지심리학을 주장하면서 의지를 두려워하는 인간 정신의 역사에 대해 방대한 고찰을 시도했다. 존재론적 불안에 대해 탁월한 이론을 펼쳤으며 의지는 창조자라고 하면서 인간의 의지인 개성적인 요구나 자기주장은 실제 인생을 살아가는 힘이 된다고 보고 우주적 원초적인 힘(energy)이라고 불렀다.

개인성을 초월한 체험을 할 수 있는 무한한 가능성이 있다는 것이다. 이러한 의식의 작도에서 설명하고 있는 홀로트로픽 상태는 인간의 본질과 관련된 괄목할 만한 역설을 드러내고 있다고 볼 수 있다. 그것은 인간의 개별 정신이 필연적으로 전체우주와 존재의 전체성에 일치한다는 사실을 반영한다. 전통적으로 훈련받은 과학자나 우리의 상식에는 부조리하고 불확실한 것으로 보일 수 있지만 그로프는 그것이 상대적으로 쉽고 다양한 과학적 학문분야에서의 새로운 혁신적인 발달과 통합될 수 있다고 보았다. 즉 '통합된 전체를 향해서 나아가는 의식(consciousness aiming toward wholeness)'이라고 설명하고 있다.

그로프는 경험의 본질을 욕망과 욕망의 대상이 주체와 객체로 분리되어 있음을 주장하면서 더욱 중요한 경험의 본질은 욕망을 내려놓고 초개인적인 영역으로 의식을 확장하기를 강조한다. 욕망을 내려놓으면 매 순간 완전함과 전체성을 경험하고 경외심과 신성함을 느낄 수 있으며, 사람들과의 관계 자체도 신성함의 표현에 의해 살아 있음의 느낌을 통해 기쁨을 경험할 수 있는 것이다.

부단히 변화하는 세상 가운데 바쁘게 살아가다 보면 시작과 끝이 있고 또한 제한되어 있는 시공간 속에서 갈망과 욕망을 내려놓기가 쉽지는 않다. 그러나 이러한 사고의 틀에서 벗어나면 자연스러운 기쁨을 누리는 가운데 타인과 조화를 이루게 되고 갈망 혹은 욕망으로부터 초월할 수 있다.

결국 경험의 본질을 결정짓는 것이 삶의 사건들이 아니라 사건들을 바라보는 인식의 틀이라는 것을 알려준다. 누구나 사는 방식이 있다. 그 방식이 수치감, 죄책감, 두려움, 공포, 불안, 좌절 등의 원칙으로 고착화되면 기능장애를 일으키게 되고 이러한 증상은 패턴화되고 고질화될 것이다.

## 7. 뇌-행동심리학(Psychology of the Brain and Behavior)

뇌와 행동 간 관련성에 관한 내용은 심리치료분야에 커다란 변화를 가져왔다. 뇌와 행동은 개념은 뇌기능과 행동, 정서, 인지 등의 문제에 중요한 역할을 한다. 과거 전통심리치료와는 별개로 발전할 수 있는 분야이다. 물론 뇌과학이라는 분야가

융합학문으로 발전하고는 있지만 사실상 심리치료에는 한계가 있기 때문이다. 따라서 신경심리학적 접근은 뇌의 서로 다른 부분이 인지, 정서, 행동 요소와 관련된 각기 다른 역할을 하기 때문이다.

뇌의 특정 부분이 특정 행동을 유도한다는 것은 그 기능의 이해와 치료에 도움이 되고 있다. 실제로 어떤 행동의 원인이 뇌의 부위에 따라 언어, 시공간, 기억, 청각, 시각, 사고, 감정, 정서 등 부위의 영역의 손상에 따른 행동의 변화를 초래할 수 있다.

이러한 일련의 변화를 초래하는 이유는 뇌의 기능의 부전이라 할 수 있는데 뇌의 정보처리 기능의 부재라고 볼 수 있다. 뇌의 정보처리 기능은 컴퓨터의 기능과 다를바 없다. 즉 컴퓨팅(computing)과 같다. 뇌의 사건과 경험의 처리는 입력-처리-출력(input-process-output)의 속성을 가지고 있으며 뇌의 다양한 부분이 정보를 받아 분석해서 반응하게 된다.

입력을 통해 정보가 들어오면 감각기관을 통해 지각하는데 개별 뉴런(neuron)으로부터 온 신호는 서로 결합하여 복잡한 재인과 이해의 기초가 되는 패턴을 만들어 내게된다. 감각과 지각의 차이는 자극이 주어질 때 받아들이는 감각(sensation)[67]과 중추신경에서 작용하는 지각(perception)과의 차이라 생각하면 된다. 에너지가 뇌에 전달되고 뇌 안에서 처리되는 과정에서 지각이 발생하고 지각에 따른 표상(representation)은 뇌의 경험이다.

따라서 뇌에 표상된 지각은 입력-처리-출력 기능에 따라 인간의 뇌에서 창조되는 것이다. 인간의 뇌의 발달은 대뇌피질의 발달에 기인한다. 특히 전두엽의 발달은 인간들로 하여금 의식과 사고의 영향으로 본능적이고 충동적인 행동의 억압을 통해 선량한 행동을 할 것을 명령하고 통제한다. 물론 악한 행동을 자처하는 사람도 있기는 하지만 대부분의 사람들은 선량한 사람들이다.

이와 같이 인간의 뇌로부터 명령은 선택의 여지가 없는 것이다. 선택의 여지가 없다는 것은 곧 인간은 진정한 자유가 없다는 것일 수도 있다. 자유의지가 없다는 것은 구속을 말하며 구속은 스스로의 의지나 목적을 가진 행동을 할 수 없으며 의

---

[67] 신경세포를 자극하여 신경 처리를 하는 에너지이며 감각수용체(receptor)라고 한다.

식적 혹은 무의식적으로 인간의 행동을 통제하게 된다. 따라서 의식과 본능의 관계는 인간의 가장 어려운 문제라고 볼 수 있다.

1) 신경망(Neural network)

신경망이란 뇌 신경세포가 서로 복잡하게 얽혀 상호작용하는 체계이다. 뇌(brain)는 신경망(Neural network)을 통해 신체와 정신(마음) 모두를 다스리고 행동으로 드러낸다. 즉 인간의 마음과 태도를 변화시키기도 하지만 신체의 질병이나 질환을 가져오기도 한다. 이러한 부정적인 감정과 에너지로부터 벗어나기 위해서는 잘못된 인식과 습관 생각의 오류 등으로부터 깨어나야 한다. 특히 인간의 의식과 본능의 관계인 개인의 문제와 사람들 간의 연결과 관계를 잘해야 생존하고 삶을 영위하는 생명활동의 근거기반을 이해해야 한다.

의식적인 본능적 행위는 전체성 혹은 합리성에 근거하지만 의식되지 않은 본능은 지향적 성격이 없기 때문에 무모하며 파괴적일 수 있다. 그러므로 의식과 본능의 관계 개선은 인간의 행동에 중요한 역할을 한다. 실제로 인간의 뇌에서 의식 및 사고 영역은 본능의 영역보다 확대되어 있다. 또한 뇌의 좌우 분리에 따른 역할의 다양성을 이해해야만 한다. 좌뇌의 경우 언어 영역을 담당한다면 우뇌는 직관 및 공간영역을 담당한다. 또한 신경전달물질(neurotransmitter)의 역할도 중요하다.

신경망은 인간이 뇌를 통해 문제를 처리하는 방법과 비슷한 방법으로 문제를 해결하기 위해 컴퓨터와 같은 구조로 형성되어 있다. 인간의 뇌는 1000억 개에 달하는 뉴런(neuron)이 온몸의 기관들과 뇌를 서로 연결되어 일을 처리하며 주어진 환경에 대한 뛰어난 학습능력을 가지고 있다. 따라서 뉴런은 생명 활동에 필요한 전기적 및 화학적 신호들을 전달하는 중요한 역할을 한다. 뉴런과 뉴런이 연접하여 신호를 주고받는 곳을 시냅스라고 하는데 축삭의 끝부분과 다른 신경세포의 가지돌기가 맞닿아 있는 곳으로 신경전달물질에 의해 정보를 전달한다.

또한 뉴런은 다양한 형태의 자극을 받으면 배열을 바꾼다. 의도, 집중, 주의가 신경의 변화를 일으키는 것이다. 이처럼 뇌에 활기를 불어 넣어주고 에너지를 집중시키며 뇌를 깨어 있게 한다. 뉴런 간의 정보처리나 전달방법은 같지만 신경망은 개인의 행동에 따라 다르게 구성되며 이에 따라 개성이 생겨나게 된다. 뇌신경망의 변화는 감정의 치유도 가능하다. 각 부위에서 생각을 저장하고 전기화하는 각기 다른 잠재력을 가지고 있다. 어떤 부위는 더 높은 주파수의 생각들을 저장하고 증폭하는 능력이 있으며 어떤 부위는 낮은 주파수의 생각들을 저장한다.

뉴런의 종류는 위치와 모양, 전기화학 신호의 방향, 신경돌기와 수와 길이, 뻗어 있느 모양에 따라 무극뉴런(apoula neuron), 단극뉴런(unipolar neuron), 다극뉴런(multipoular neuron)으로 나눈다.

2) 뇌와 신경전달물질(neurotransmitter)

뉴런에 전달된 신경 충동은 축색돌기를 지나 시냅스가 시작되는 시냅스 전 말단에 이르게 된다. 시냅스 전 말단에는 신경전달물질을 담고 있는 매우 작은 시냅스 소포(vesicle)가 존재한다. 시냅스 소포에서 나온 신경전달물질은 시냅스를 지나 다른 신경세포 또는 우리 몸의 다른 부위에 중요한 정보를 전달한다.

뇌의 이러한 화학물질을 통해 우리가 생각한 것과 똑같이 몸이 느끼도록 전달한다. 특히 행복감이나 긍정적인 생각은 뇌에 기쁨과 흥분을 유발하는 화학물질을 분비하게 만든다. 뇌의 신경전달물질[68]인 옥시토신(Oxytocin) 긍정적 에너지와 관계가 있다. 사람의 본성은 다른 사람과 관계 즉 사회성을 통해 행복감을 느낄 수 있다. 서로 좋아하거나 사랑하는 친밀한 관계는 의식지도에서 보았듯이 행복지수가 가장 높다. 이러한 본성이 나타나는 것은 사람들 간에 긍정적 연결 활동이 이루어질 때 옥시토신 호르몬 분비되기 때문이다. 옥시토신은 사람과의 연결과 관계를 가능하도록 이어주는 역할을 하기 때문에 '친사회적 호르몬(Pro-Social Hormone)'이라 부른다.

---

[68] 신경전달물질에는 아세틸콜린(acetylcholine), 세로토닌(serotonin), 도파민(dopamine), 메라토닌(melatonin), 엔도르핀(endorphin), 아미노산인 글리신(glycine), 글루탐산(glutamate), 아미노산 유도체인 아민(amine)인데, 아미노산 티로신(tyrosine)은 도파민(dopamine), 에피네프린(epinephrine)과 같은 카테콜아민(catecholamine)류를 만들어내고, 글루탐산의 탈카복시화(decarboxylation) 반응은 억제성 신경전달물질인 가바(Gamma-Aminobutyric Acid, GABA)를 만들어낸다. 세로토닌(serotonin)은 아미노산 트립토판(tryptophan)으로부터 만들어지는데, 아미노산 히스티딘(histidine)의 탈카복시화 반응은 히스타민(histamine)을 만들어낸다. 글루타민산염은 흥분성 신경전달물질이다.

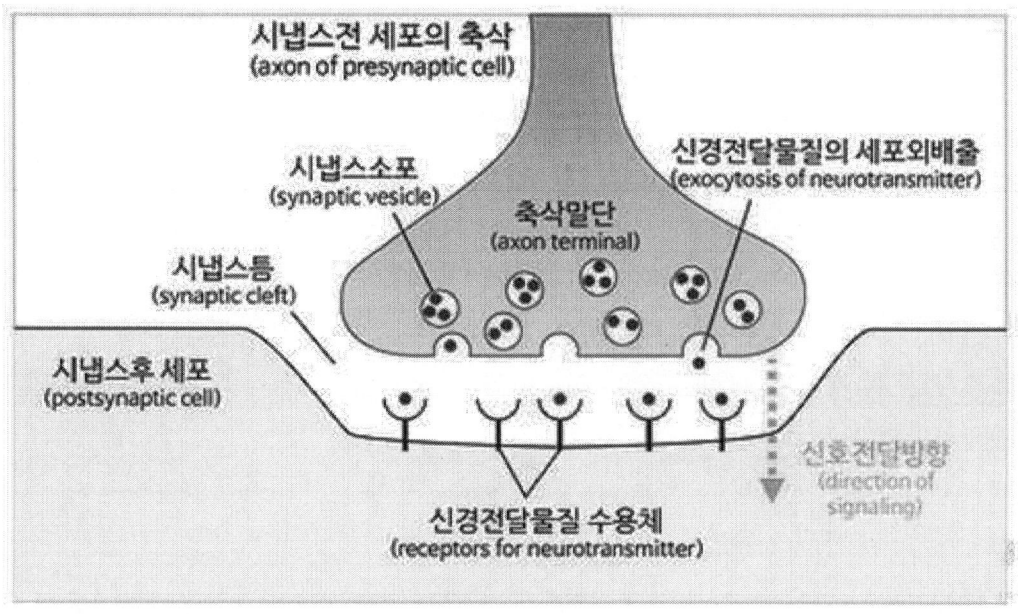

<그림 12> 신경전달물질(출처 https://www.naver.com)

또한 옥시토신은 긍정성의 신경물질들과 연합하여 사람의 뇌와 행동에 관여하면서 사람 간의 연결과 관계에 더욱 강력한 영향을 미치게 된다. 첫번째 신경전달물질은 바로 가바(Gamma-Aminobutyric Acid, GABA)이다. 가바는 자연계에 분포하는 비단백질 아미노산의 일종으로 흥분을 억제시키는 진정제 역할을 하는 신경전달물질이다. 중추신경계의 총 신경전달물질 중 약 30%를 차지하며, 다른 신경전달물질에 비해 약 200~1,000배나 높은 농도를 자랑한다. 몸속의 가바는 뇌의 혈류를 개선하여 뇌의 산소공급을 증가시키기 때문에 가바는 뇌의 대사 향상 및 의욕 저하 등의 치료용 의약품으로 사용되며, 불안증을 억제시키는 효과가 있어, 소위 '두뇌 식품(Brain Food)'이라고 불린다.

 두번째 신경전달물질은 세로토닌(serotonin)이다. 세로토닌은 감정, 수면 등의 조절에 관여한다. 기분을 평화롭고 안정되게 해주는 소위 긍정적인 정서적 신경물질이기 때문에 우울증 치료에 효과가 있다. 이러한 세로토닌은 옥시토신을 통해 분비되며, 행복감을 느끼게 해준다. 옥시토신은 사랑과 친절, 감사, 나눔 등의 이타적 행동을 통해 분비되므로 사회적 윤활유 역할을 한다고 볼 수 있다. 이 두 개의

양자의학

호르몬은 함께 협동함으로써 행복과 사랑뿐만 아니라 양질의 수면을 통해 뇌피로에 회복과 편안함을 가져다준다.

세번째 신경전달물질은 옥시토신과 연합하는 도파민(dopamine)이다. 소위, 쾌감, 쾌락의 신경전달물질이다. 우리가 어떤 기대감에 차 즐거울 때 신명이 나고 흥이 나며 재미를 느끼게 되거나 혹은 집착 내지는 중독까지 되게 하는 뇌의 주된 흥분 물질은 바로 도파민 때문이다.

사람의 정서나 기분은 세로토닌이나 도파민 같은 신경전달물질에 의해 결정되며 하루에도 수 십번 느껴지는 흥분이나 우울, 피로, 짜증 같은 다양한 기분은 모두 신경전달물질의 작용 때문이다.

3) 신경가소성(neuroplasticity)

뇌의 타고난 능력인 신경가소성은 인간의 뇌를 변화시킬 수 있는 가장 중요한 단서이다. 인간에게 환경은 삶에서 중요한 요소이다. 이러한 환경으로부터 벗어나서 존재하기란 불가능하다. 특히 사고방식, 아들러가 강조하는 라이프 스타일, 언어, 행동, 습관 이 모든 것은 하루아침에 형성되지도 않지만 하루아침에 변화하지도 않는다.

그러나 신경가소성의 존재를 믿고 실행할 의지를 가지고 있다면 경험이나 체험으로 형성된 것이든, 유전적인 것이든, 반복적이고 습관적으로 굳어진 건강하지 못한 행동을 그만둘 수도 있다. 즉 마음을 바꾸거나 세상을 보는 관점을 바꿈으로써 신경을 변화시킬 수 있다. 즉 뇌가 습관적인 연결에서 벗어나 새로운 형태로 뉴런을 자극하고 자의적으로 연결하는 노력만이 사고와 행동, 느낌, 인식 등을 변화시킬 수 있다.

인간은 환경의 변화에 도전을 받으면 그 환경에 적응하기 위해 행동을 수정하게 된다. 예를 들면 군대, 교육, 병원, 교도소 등 통제나 규율을 강조하는 장소에 들어가게 되면 인간은 즉각적으로 행동의 변화를 일으키게 된다. 인간이 환경의 변화를 추구한다는 것은 인간의 의지가 환경보다는 더 위대하다는 것을 단적으로 보여주는 것이다. 결국 인간의 환경 변화에 대한 의지는 결국 신경가소성을 통해 신경의 연결을 재배열하여 자신이 원하는 행동이나 태도를 만드는데 있으며 신경을 통해 전달되는 에너지는 인간에 있어 가장 강력한 뇌 에너지(brain energy)인 것이다. 뇌의 가소성을 통하여 경험, 생각, 학습 등 모든 것에 반응하여 변한다는 사실은 우리가 뇌를 선택적으로 변화시킬 수 있다는 것을 방증하는 것이다



4) 뇌하수체의 역할

 뇌하수체는 감정의 느낌을 통해 호르몬을 분비한다. 존재에 대한 순수함이나 기쁨 혹은 행복감은 뇌하수체를 활성화한다. 마음이 열리고 사고의 주파수가 작용하면서 뇌의 모든 부분과 신체를 하나로 연결시켜 준다. 따라서 마음과 뇌의 관계에서 결국 마음이 우선한다. 마음에너지는 치유에너지이다. 마음에너지가 충만하면 우리 신체의 파괴적인 에너지를 누르고 질병의 원인인 무질서나 혼란, 부정적인 정서 등 만병의 근원인 스트레스를 극복할 수 있는 진실의 눈을 가지게 된다.

5) 좌뇌와 우뇌의 역할

 인간의 좌뇌와 우뇌는 인간의 정신생활의 핵심적인 역할을 한다. 좌뇌는 언어 및 사고 영역을 담당하고 우뇌는 심상 및 직감적인 영역을 담당하기 때문이다. 사실상 창조적인 일을 하는 것이 우뇌이며 이것을 사고 및 언어로 표현해야만 자료가 되고 기록하게 된다. 따라서 좌뇌와 우뇌의 협조적인 상호작용이야 말로 이상적인 인간의 정신작용이라 할 수 있다. 양자의학에서 추구하고자하는 것은 좌뇌와 우뇌의 상호작용을 더 원활하게 하는데 목적이 있는 것이다.
 우뇌의 직관적 심상은 기억에는 오래 남지만 이것을 효율적으로 활용하는 영역은 좌뇌에 있어 논리적으로 기록하는 일은 가치를 창출하기 때문이다. 특히 건강의 문제는 환경과 실생활 및 심신의 관리가 중요하므로 좌뇌와 우뇌의 역할을 반드시 알아야 한다. 양 뇌는 생리적으로는 차이가 없지만 좌뇌식 교육에 영향을 받는다. 그러나 뇌의 가소성에 의해 일정한 뇌 훈련을 통해 얼마든지 변화를 추구할 수 있다.
 신비적 개념은 사실상 우뇌의 직관과 관련이 있으며 직관력은 누구나 뛰어난 것이

아니라 선천적 우뇌 기능이 우수하거나 뇌 훈련을 많이 받은 사람이 창조적인 사고가 가능하다.

따라서 양 뇌의 평형상태를 이루기 위해서는 양자의학적 접근이 필요하다. 양자에너지의 작용이 실제로 적용되어야 하기 때문이다. 예를 들면 비언어적인 우뇌의 역할을 강조하기 위해서 자기장이 적용되는데 이것이 직관의 힘이다. 마음속에서 심상으로 나타나는 것을 언어적으로 표현하기 힘들 때 바로 직관력이 작용한다. 이것이 마음에너지이다. 예술이나 과학은 직관력 즉 양자에너지와 연결되어 있다.

### 6) 사회적 뇌(Social Brain)

인간은 사회적 뇌를 가진 사회적 존재이다. 사회적 관계가 뇌에 영향을 미치고, 다시 뇌가 사회적 관계에 영향을 미치는 상호적으로 연결된 메커니즘을 가지고 있다. 누군가 또는 무엇과 연결하고 관계를 형성하는 프로그램을 본능적으로 가지고 있다.

또한 인간의 사회적 활동은 건강, 질병, 수명 그리고 삶의 질 간의 관계 깊다. 특히 사회적 지지는 건강과 행복의 필수적인 생활양식이다. 고독이나 외로움 등 사회적 고립 상태에 노출되면 노화 및 질병과 사망 위험이 증가한다. 외로움, 고립, 학대 등 사람 간의 사회적 생활습관 및 환경은 노화와 질병과 장애, 또한 조기 사망 등을 초래하고 있다.

건강한 사회적 관계 및 상호작용, 친밀한 관계 유지가 어렵게 되면 심장 마비, 동맥경화증, 고혈압과 같은 심혈관 질환, 암, 암 회복의 지연, 더딘 상처 치유는 관계 연결의 질이 낮을 때 나타난다. 관계를 맺는 것에서 그치지 않고 끊임없이 개선하고 타인을 배려하는 모습을 보임으로써 우리는 몸과 마음 모두 건강한 관계를 맺을 수 있다.

건강하고 잘 기능하는 개인이라도, 사회적 고립은 점차 심리·신체적 붕괴, 심지어는 사망까지 초래한다. 이외에도 상처의 회복을 더디게 하고 염증 발생과 면역 기능의 손상이 발생시킬 수 있다. 결국 사회적 고립은 고통 그 자체라고 말할 수 있다.

## 7) 신경-언어 프로그래밍(Neuro-Linguistic Programming)

신경 언어 프로그래밍(Neuro-Linguistic Programming, NLP)은 존 그라인더(John Grinder)와 리처드 밴들러(Richard Bandler)에 의해서 시작된 의사소통 및 심리치료 기법이다. 뇌의 기능과 인간의 마음 구조 심층을 투시하여 몸과 마음의 상호작용의 결과로 사람을 변화시키는 능력을 개발하는 기술이다. 즉 마음에 대한 이론을 바탕으로 사람의 마음을 변화시키는 기법으로 사람을 우수하고 탁월하게 기능하도록 하는 방법을 연구하는 것이다.

NLP의 N(neuro)은 신경을 뜻하는 것으로 인간의 모든 행동은 시각, 청각, 미각, 후각. 촉각 등 오감에서 비롯된다. 또한 사람의 모든 경험과 지식은 두뇌를 중심으로 이루어진다는 것을 의미한다.

L(linguistic)은 언어를 뜻하며 인간의 심적 과정이 언어를 통해 부호화, 조직화되며 의미 부여가 이루어진다는 것이며 생각과 행동을 명령하고 타인과 의사소통하기 위해서 인간은 언어를 사용한다는 것이다. 신체·언어석인 것, 목소리, 표정, 행동과 같은 것도 포함된다.

P(programing)는 인간의 행동이나 마음에서는 구조화되고 패턴화되고 체계적인 일련의 신경 과정이 삭용할 뿐만 아니라 내외적 의사소통이 이루어진다는 깃을 뜻한다. 언어에 의해 유발된 신경 반응은 특별한 방식으로 조직적이고 체계적으로 프로그램화되어 나타난다는 것을 말한다.

인간은 언어로 의해서 감각기관을 통해 경험하며, 의식적이든 무의식적이든 외부의 정보를 신경반응에 의해 인식한 후에야 구체적인 행동으로 옮긴다고 할 수 있다. 인간의 경험이나 행동은 언어에 의해 유발되며, 독특한 방식으로 프로그래밍되어 있는 신경과정의 작용에 의해 나타난다. 따라서 인간의 마음과 행동은 신경언어 프로그래밍의 과정에 의해 영향을 받으며 부정적인 행동이나 마음을 변화시킨다.

# 제5장 자연의학(Natural Medicine)

## 1. 물리치료(physical Therapy)

### 1) 물리치료의 정의

물리치료(physical therapy, physiotherapy)는 수술 및 화학요법(약물요법)이 아닌 전기, 광선, 물, 공기, 소리 및 운동요법과 각종 기구 및 기계 등 물리적인 소재를 이용하여 이를 치료목적으로 개발하여 환자에게 적용함으로써 환자를 고통을 경감시키고, 나아가 기능을 회복시켜 정상적인 사회활동을 하는 데 도움을 주기 위한 물리적인 치료법으로 설명할 수 있다. 이와같이 물리치료는 의학의 한 분야이면서 자연의학과도 학문적으로나 실용적으로 깊이 연결되어 있다는 것을 알 수 있다.

세계물리치료사연맹(WCPT)에서는 물리치료를 다음과 같이 정의한다. 손상(impairment)과 기능적 제한 그리고 장애(disability) 또는 기타 질병과 관련된 환자를 진단하고, 진행 과정을 확인하고, 중재(intervention)하기 위한 검사를 포함한다. 계획적이며 도움이 가능하고, 조절할 수 있는 치료적 중재로 손상과 기능적 제한을 완화하는 것이다. 중재는 치료적 운동(therapeutic exercise), 도수치료(manual therapy), 적응, 지지, 보호기구와 장비의 처방, 제작, 적용 기도확보기술 물리적이고 역학적인 전기치료기구 환자 교육 등을 포함하여 특별히 제한된 것은 없다. 상해, 손상, 기능적 제한 그리고 장애를 예방하고, 모든 연령대 사람들의 체력과 건강 그리고 삶의 질 증진 및 유지를 포함한다.

### 2) 물리치료의 의료영역

손상(impairment)과 기능적 제한 그리고 장애(disability) 또는 기타 질병과 관련된 환자를 진단하고, 진행 과정을 확인하고, 중재(intervention)하기 위한 검사를 포함한다.

 물리치료 범주 내 검사들은 전반적으로 근골격계(관절가동 범위, 도수근육검사, 관절가동성, 자세 등), 신경계(반사, 호기성 능력 또는 지구력, 공기순환, 혈류순환, 호흡 등) 그리고 피부계(검진, 치료, 관리, 피하지방, 비만 케어)검사가 있다.

 정형외과 영역은 골절 후 운동장애 및 기능장애, 관절염, 염좌, 테니스 엘보우 관절 장애, 오십견, 척추측만증, 골반 및 척추변형, 자세 교정, 스포츠 손상중 관절 및 인대손상. 퇴행성 질환을 주로 담당한다.

 신경외과 영역은 신경마비, 편마비(중풍), 말초신경장애, 좌골신경통, 신경통, 추간판탈출증(경추. 요추) 기타 각종 신경질환을 담당한다.

재활의학과 영역은 소아마비, 뇌성마비, 뇌 및 척추손상 후유증, 절단 후 일상생활 동작운동 기능장애, 근위축, 기타 재활에 필요한 물리치료, 기타 영역 연부조직손상(타박상, 근좌상, 근염, 근육통 등) 인대, 산전, 산후조리, 스포츠 손상을 주로 담당한다.


 3) 물리치료 방법


 (1) 전기치료(Eletrotherapy)


 대체의학과 특히 인접한 영역에 있고, 물리치료의 치료적 방법 및 학문에서 하나에 해당하는 전기치료는 물리적 인자 중에서 전기에너지를 매개로 하여 치료적 목적으로 오랫동안 사용된 물리치료 분야의 핵심 치료방법 중의 하나이다. 전기치료는 통증 경감, 부종 감소, 근력 증진, 근육 이완 및 상처 치유를 촉진 등을 위해 피부 위나 피하에 전류나 전자기적 에너지를 흘려 적용한다.

 오늘날 전기치료의 발전은 획기적인데 암의 전기치료를 연구하는 비요른 노르덴슈트롬(Bjorn Nordenstrom)은 스톡홀름 카롤린스카연구소 방사선 진단부에 소속되어 있는데 암치료를 위해 특수하게 응용된 전류를 연구해왔다. 한정된 수의 환자지만 폐로 전이된 여러 유형의 암에서 치료에 성공하였다. 그는 고립성 폐종양 내로 백금전극을 심기 위해 X선 기술을 활용하여 다양한 시간 간격으로 백금전극에 10볼트의 전류를 흘렸다. 이 전기치료를 이용해 다른 방법으로는 치료 불가능이라고 판단한 다양한 증례에서 종양의 퇴축과 완전 회복을 이끌어 냈다.

### 가. 열 효과(thermal effect)

전류가 도체를 흐를 때 저항을 받아 전기에너지가 열에너지로 변환된다. 도체 내의 발생된 총 열량은 전류 강도의 제곱에 비례, 저항에 비례, 통전시간에 비례하는 주울의 법칙(Joule's law)에 따른다.

### 나. 화학적 효과(chemical effect)

전해질에 전류가 흐를 때 화학적 효과가 발생하는데, 인체도 전해질로 구성되어 있어 전류가 인체를 통하여 통전될 때 이와 유사한 화학적 효과를 발생시킨다. 화학적 효과는 전류의 흐르는 방향이 한 방향인 직류전류일 때, 각 전극 아래서 발생한다.

### 다. 전자기 효과(electromagnetic effect)

자기의 변화에 의해 도체에 기전력이 발생하는 유도 전류의 현상은 자석의 힘이 전기적 힘을 발생시키는 원리로 현대의 인공적인 전기발생의 원천이다. 따라서 자기와 전기는 상호 유도작용을 하고 있는데, 반대로 전기적인 힘은 자석과 같은 힘 즉, 전기회로 모든 부분에서 자기장(magnetic field)이 발생한다. 따라서 전기치료는 전기와 자기의 원리를 치료적으로 응용하고 있다.

극초단파투열치료(MWD;microwave diathermy) 단파와 같은 고주파투열치료의 한 형태지만 마그네트론이라는 극 초단파발생장치에 의해 전자기에너지가 발생하며, 주로 심부조직의 가열을 위해 사용 한다. 의료적 목적으로 2,450 MHz와 915 MHz가 가장 널리 쓰이고 있다.

극초단파에 의해 발생된 조직의 열 효과는 전자레인지의 원리에서 잘 알려져 있는 바와 같이 직접적인 열은 없으나 에너지가 조직 내에 침투하여 깊은 조직을 가열하여 고기를 익히거나 음식이 따뜻하게 되는 원리와 유사하며, 인체의 심부조직의 온도도 이와 같이 상승시키는 작용을 한다.


(2) 수치료법(Hydrotherapy)

 물을 분자구조식으로 H2O이다. 수소 원자 2개와 산소 원자 하나로 구성된 아주 특별한 물질이다. 창세기에도 창세 전에 물이 존재하고 있음을 나타내고 있다. 특히 지구 표면의 70%을 덮고 있으며 인체의 99%는 물 분자로 구성되어 있다.
 물의 치유 특성은 인체가 자연계의 가장 단순한 성분에서 아주 깊은 영향을 받는다는 것이다. 따라서 질병을 치료하는데 물을 사용하며 내복하는 경우와 더불어 신체 외부에 적용하는 모든 경우를 말한다. 경우에 따라서 부수적 치료나 재활을 위해 수영이나 물속에서 운동으로 치료를 하기도 한다.


(3) 광선치료법(Phototherapy)

 1661년 아이작 뉴턴(Isaac Newton)이 프리즘으로 처음 대양광선을 분광시킨 것을 계기로 전자스펙트럼이 발견되었다. 1800년 프레드릭 허슬(Frederic Herschel)이 적외선을 발견하여 열이 발생한다는 사실과 1801년 존 리터(Johann Ritter)가 자외선을 발견하여 투사력이 다른 가시광선보다 강하다는 것을 알고 치료에 응용하였다.
 광선치료는 적외선, 자외선, 가시광선, 방사에너지로 구성되어 있으며, 진공(Vacuum) 안에서 전도된다. 광선의 기원은 태양이다. 금속과 같이 고온으로 열이 올라가면 광선을 발원하기도 한다. 어떤 특정한 물질이 광선을 발하는 형태는 그 물질의 물리적 특성과 온도에 따라 다르다.
 적외선 치료는 방사열 치료로 피부에 접촉하지 않고 쉽고 편안하게 치료할 수 있는 것이 장점이다. 적외선 열은 가시광선과 근위적외선은 피부에 1-10mm정도로 침투하며, 원위적외선은 0.05~1mm정도 침투 및 흡수되어 열을 통한 신경자극

효과 있다.

 자외선의 흡수는 피부의 두께나 피부 새게 따라 다르나 약 0.1mm정도 이며, 피부 내의 단백질 또는 핵산(nucleic acid)이 이를 흡수한다. 생리적 효과는 홍반형성, Tanning 작용, 상피화 반응, 살균효과, Vitamin D 형성 등이다.


(4) 레이저치료(Laser therapy)

 레이저는 빛을 증폭시켜 방사시키는 광선으로 일반광선과는 여러 가지 성질이 다르다. 레이저는 열적효과와 비열적 효과를 발휘하는데 대부분은 레이저 광선에서 나오는 열의 파괴적 효과를 이용하며 그 외에는 광선에서 나오는 광양자(photons)[69]가 세포에 화학적 반응을 일으키고 분자결합을 파괴하고 충격파 등을 생성시키는 것을 비열적 효과라 한다. 레이저는 광선의 힘과 노출시간을 조절하여 통증없이 단시간 내에 방열, 응고, 증발, 분열하는 작용을 목적에 따라 사용할 수 있다.


(5) 운동치료(Therapeutic exercise)

가. 운동치료 개념

 현대인의 질병 원인은 대부분이 움직임이 부족해서 생기는 것이다. 운동을 하면 실행기능이 향상되고 문제해결 능력 및 주의력은 물론 정서적 충동을 억제할 수 있는 능력까지 증진된다. 특히 질병 발생이 스트레스나 기질적인 원인도 있지만 바쁜 사회생활에 따른 운동부족으로 고혈압, 당뇨, 비만 등 성인병 발생이 늘어나고 있다.

---

[69] 빛은 입자로 이루어져 있다는 가설. 입자 하나하나는 진동수와 플랑크 상수의 곱으로 나타내는 에너지를 가지며, 빛은 광양자로서 전파된다는 내용이다. 1905년에 아인슈타인이 플랑크(Planck, M.)의 양자 가설을 발전시켜 확립하였다

이와 같은 질병들은 신체기능이 활발하지 않을 때 생기게 되며 특히 호흡운동의 부족은 신체의 여러 장기나 기관에 직접적인 영향을 미친다. 기능의 손상과 손실은 혼자서 생활하는 능력과 레크리에이션 등 취미활동까지도 어렵게 하며 억제시키기도 한다. 또한 운동은 신체 조직에 공급되는 혈류량을 증가시키는데 이는 혈액의 흐름을 조절하는 산화질소라는 분자를 만들어 내는 혈관을 자극하기 때문이다.

운동이 필요한 또 하나의 이유는 음식을 섭취했을 때 포도당 분자 속 원자에서 떨어져 나온 여분의 전자 더미로 이루어져 있는데 이 전자들은 세포 속에 다른 분자에 세게 부딪치면서 분자를 유독한 물질로 변화시키는데 이를 활성산소(free radicals)라고 한다. 활성산소는 노화를 일으키는 주범이다. 운동이 뇌의 강력한 성장 요인들 중 하나인 BDNF(Brain Derived Neurotrophic Factor)를 자극한다는 사실이다. 해마 속에 위치한 인지와 관련된 부위의 세포들 속의 BDNF 수치를 증가시킨다.

운동치료는 고대 이집트나 인도 등지에서 건강증진 및 치료를 위해 사용되었으며, 현재는 해부생리적 지식과 신경생리학적 방법론을 적용할뿐만 아니라 운동역학적 지식에 의해 첨단과학적 운동기기들을 사용하여 건강증진 및 치료에 응용되고 있다. 그러므로 운동치료는 정상적인 일상생활을 곤란하게 하는 조건과 질병으로부터 빨리 회복하는 것이다.

데이비드 월터(David Walther) 박사는 인간의 근육은 이롭지 않은 자극을 접할 때면 순간적으로 약해진다는 사실을 발견하였다. 반대로 이로움을 주는 자극을 받으면 근육이 순간적으로 강화된다는 것이다. 따라서 인간의 근육은 인간의 의식이 감지하기 전에 본능적으로 몸에 해로운 자극과 도움이 되는 자극을 그 순간 정확히 알아차리고 있다는 것이다.

나. 운동치료의 목적

기능손상이나 사고로 인해 운동이나 동작을 할 수 없을 때 신체결함을 최소화하기 위해 운동이나 동작을 촉진한다. 특정 근육이나 근육군의 비효율성을 개선하기 위해 기능적 운동이나 정상적인 일상생활이나 사회활동이 가능하도록 돕는다.

다. 운동치료의 기본요소

생리적 특성에 따라 근육의 움직임과 그 신전 길이에 적용되는 유연성과 관절가동범위 그리고 근육의 최대 수축으로 발현되는 최대한의 힘인 근력, 최대하 근력으로 정적, 혹은 반복동작을 일정기간 동안 지속하는 힘인 근지구력, 고유수용성 및 협응력 등 약화된 요소들을 관리하여 손상 이전의 기능을 회복하여야 한다.

라. 운동과 에너지대사

인간은 의사전달, 감정표현, 사회활동을 포함하여 생명을 유지하기 위한 영위활동는 근수축이라는 형태를 통해 내적, 외적 작용을 하고 있다. 특히 호흡운동, 식사, 배설, 자세유지, 이동동작 등 모든 것이 근육의 도움 없이는 불가능하다. 또한 생명을 유지하고 생활을 영위하면서 신체 운동을 하기 위해 체외에서 영양을 섭취하여 소화, 흡수 과정을 거쳐 배설한다. 이 과정에서 체내에서의 물질 변화는 생명의 현상에 따르는 모든 에너지 생산의 결과이다. 이러한 일련의 물리화학적 반응이 에너지대사이며 체내에서 생산되는 에너지에 의해 근육이 수축하고 그 결과 신체의 일부 혹은 대부분의 운동이 일어난다.

운동의 에너지원으로서 체외에서 보충되는 물질은 당질, 지질, 단백질이다. 섭취 칼로리 대비 소비 에너지를 보면 일반적인 경우 1일 총량은 남자 2,150kcal, 여자 1,750kcal이므로 입출력 균형을 맞추기 위해서는 섭취량을 줄이거나 남아도는 에너지를 운동으로 소비해야만 한다.

오늘날 사회의 다변화와 식생활의 변화로 인해 당뇨, 비만에 대한 운동치료 계획과 평가프로그램이 요구된다.

마. 운동치료의 기법

운동치료는 능동운동(active movement)과 수동운동(passive movement)으로 구분하며, 능동운동에는 수의운동과 불수의운동으로 나뉘며 수의운동에 자유운동, 보조운동, 보조저항운동, 저항운동과 불수의운동에 반사운동이 있다. 수동운동에는 이완운동, 강제운동(신장운동), 도수교정 등이 있다.

① 능동운동(active movement)

수의운동(voluntary movement)은 근육의 수의적 활동에 따라 행해지며 조절되는 운동이다. 외력에 길항적으로 움직인다. 자유운동은 움직이고 있는 근육이나 움직이고 있는 부분 또는 안정이 유지된 부분에 작용하는 중력을 받는다. 보조운동은 근력과 조절작용이 운동하는 데 불충분할 때 외력은 그 결함을 대상하는데 적용된다. 보조저항운동은 근육이 그 운동 범위 내의 일부는 저항을 충분히 이기는 힘이 있지만 다른 범위에는 그렇지 않다. 외력이 모든 운동 범위 내에 근의 능력에 적용될 때 적합한 운동이다. 저항운동은 움직이고 있는 근에 주어지는 저항력에 의해 조직적으로 근력과 지구성을 증가시킨다.

불수의운동(involuntary movement)에는 반사운동이 있는데 지각자극의 운동반응이라 한다. 이 운동은 방호적이며 자동적이고 습관적인 운동형으로 반복과 관계가 있다. 반사운동의 효과는 경련성마비가 수의운동을 못하게할 때 정상의 관절운동과 근육의 신전성을 얻을 수 있으며, 혈액순환 촉진과 경련성 근육의 일시적 이완은 상호신경지배(reciprocal innervation)[70]의 방법에 따른 반복운동의 결과로 얻어진다. 자세 재교육의 기초가 된다.

② 수동운동(passive movement)

수동운동은 근육이 비활동이든가 의식적으로 충분히 움직일 수 없을 때 외력에 의해 일어나는 운동으로 근육이완 수동운동, 강제적수동운동, 도수교정 등으로 구분한다. 근육이완 수동운동은 근육이완의 상태를 전제조건으로 한다. 관절은 현재의 자유로운 운동범위와 통증의 범위 내에서 움직인다. 강제적 수동운동은 관절에 운동제한이 있는 경우에는 운동을 정상한계까지 회복하고 현재의 운동범위 한계 내에서 통제되어진 힘을 주고 운동범위를 넘어서까지 행한다. 또한 강직이 있는

---

[70] 굴근(屈筋)이 흥분하여 수축하고 있을 때에는 그의 길항근(拮抗筋)인 신근(伸筋)은 억제되어 이완하고, 반대로 신근(伸筋)이 수축하고 있을 때에는 굴근이 억제된다

조직을 신중하고 끊임 없는 신전에 의한 도수교정을 한다. 도수교정(manipulation)은 유착을 풀기 위한 강제적 운동이다.

③ 저항운동(resistive exercise)

운동궁을 통하여 수행되는 운동으로 중력뿐만 아니라 외력에 의한 저항이나 기구 등에 의한 저항을 이기면서 수행되어지는 운동이다. 운동을 하는 동안 근육에 저항을 주거나 보조해 주는 무게의 양이 중요하며 특히 근육이 이겨낼 수 있는 무게를 사용해야 한다. 저항운동은 근력증진에 가장 좋은 방법으로 마이오카신 메커니즘이 작용한다.

④ 신장운동(stretching exercise)

근력에 관계 없이 근단축이나 관절에 구축이 있을 때 외력이나 기구를 통하여 길항근을 이용하는 능동신장운동도 가능하다. 이 운동의 테크닉은 통증 한계를 약간 넘어서까지 외력의 자극이 주어지는 것이다.
  스트레칭을 응용한 실용운동에는 무용동작치료가 있다. 안나헬프린(Anna Halprin)은 기존에 실천되고 있는 신체심리치료 동작인 요가, 펠덴크라이스, 필라테스 등의 수많은 동작 중에서 척추 중심의 동작들을 연구하고 개발하였는데 이를 동작치유의식이라고 한다.
  헬프린의 동작치유의식의 원리에서는 근육의 스트레칭보다는 뼈, 관절 및 근막을 길게 늘이기, 힘과 이완 사이의 에너지 균형 얻기가 더 중시된다.
  동작치유의식은 자신의 동작각성과 운동감각적 자각을 도우며 동작 요소 즉 공간, 시간, 힘을 사용하여 동작의 질적 특성과 관련 있는 감정 및 인지적 경험에 대한 자각이 중요하다. 특히 중력, 관성, 운동량을 이용한 동작을 통해 운동에너지와 동작 통제감을 얻어서 수축과 이완의 리듬과 정지 및 활동 사이의 균형에서 오는 자연스러운 동작 느낌을 얻는 것이다.
  동작치유의식은 동작의 형태가 쉽고 짧으며, 공식적이거나 엄격하고 힘든 형태로 행하지 않는다. 이는 다음 네 부분의 시리즈로 구성되어 있다.

첫째, MR(Movement Ritual) I은 누워서 하는 열다섯 가지 동작이다.

둘째, MR(Movement Ritual) II는 일어서서 하는 동작, 즉 몸 들어올리기, 떨어트리기, 흔들기, 균형잡기 등이다.

셋째, MR(Movement Ritual) III은 체중 이동 동작, 즉 공간 걷기, 달리기, 기어가기, 뛰기 등이다.

넷째, MR(Movement Ritual) IV는 MR I, II, III을 섞은 자발적 창조와 발견의 즉흥 동작들이다. 동작치유의식은 헬프린 동작 중심 표현예술치료인 헬프린 생애예술과정에서 신체부분 은유기법과 함께 프로그램의 주요 부분을 차지한다.

데이비드 월터(David Walter) 박사는 그의 저서 '응용운동학(Applied Kinesiology)'에서 인간의 근육은 이롭지 않은 자극(물질)을 접할 때면 순간적으로 약해진다는 사실을 발견하였다. 반대로 치료에 도움을 주는 물체가 혀에 놓이자 근육이 순간적으로 강화되었다. 인간의 근육은 인간의 의식이 감지하기 전에 본능적으로 몸에 해로운 물질과 도움이 되는 물질을 그 순간 정확히 알아차리고 있다는 것이다.

인간의 신체부위에서 운동이 가장 많이 일어나는 부위는 팔이다. 특히 어깨는 몸과 팔을 이어주는 부위로 우리 몸에서 동작이 가장 광범위하여 허리나 무릎과 달리 앞뒤·좌우·위아래 등 360도로 자유롭게 움직일 수 있기 때문에 일상생활에서 무수히 사용된다. 사람에 따라 수천수만 번 사용하는 만큼 부상의 위험도 크다. 업무환경에 따라 어깨에 무리를 가하는 습관, 과도한 운동, 스트레스, 피로 누적 등의 영향으로 어깨질환 발병이 높지만 동작치유를 매일 시행하면 치료는 물론 건강을 유지하는 좋은 습관이 된다.

양자의학

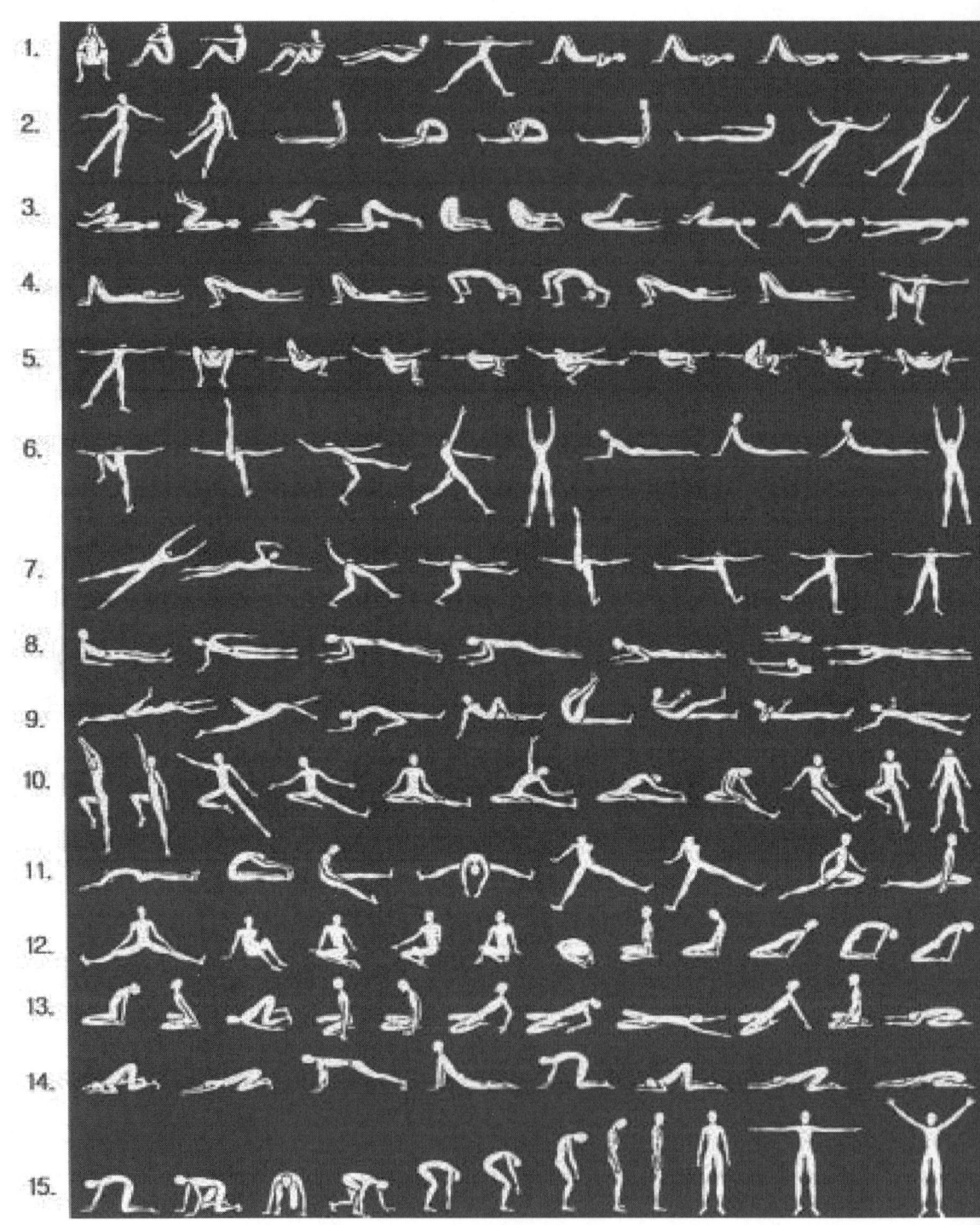

<그림 13> 핼프린의 MR I 시리즈(출처 : 임용자, 표현예술치료)

제5장 자연의학(Natural Medicine)

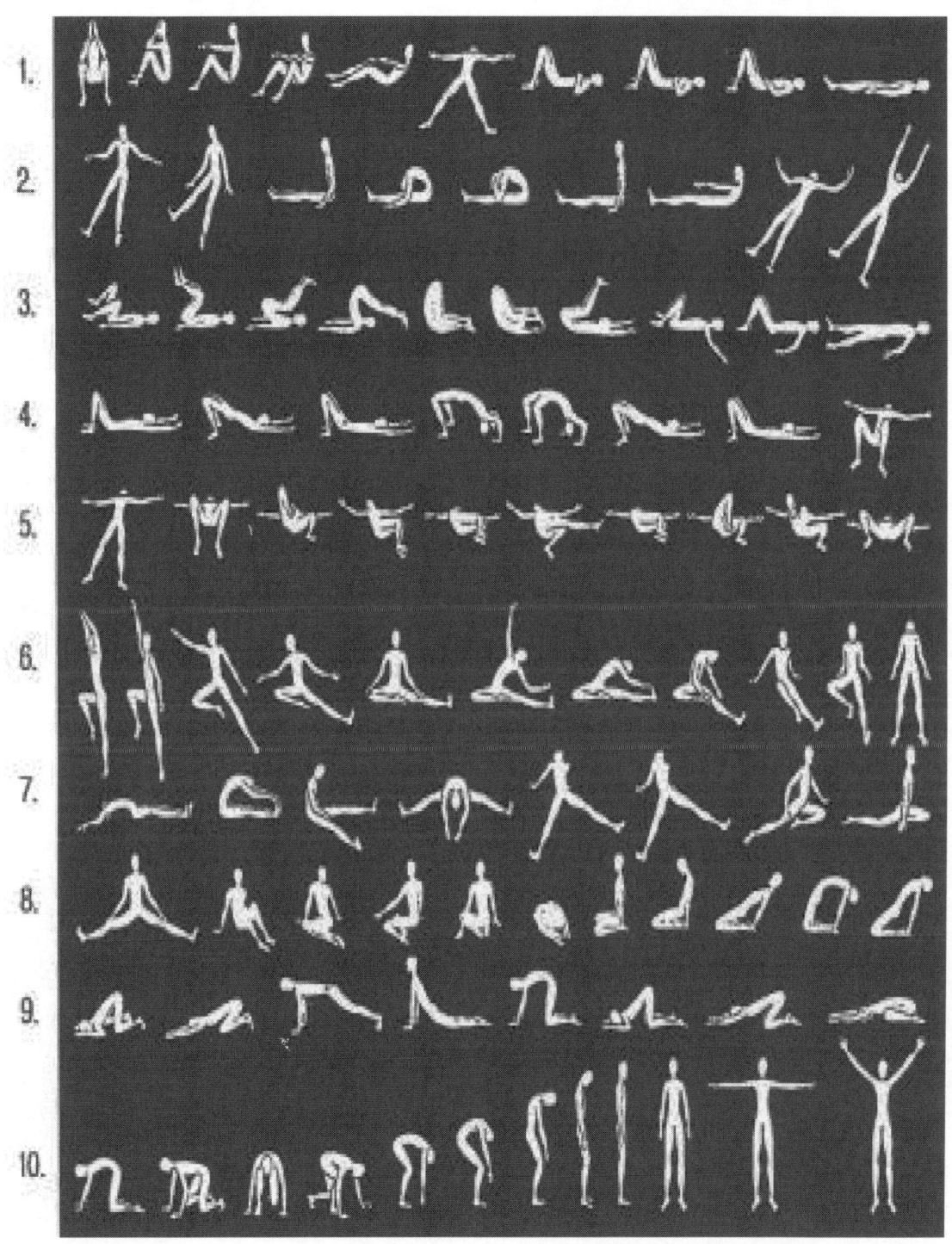

&lt;그림 14&gt; 단축형 MR I(열가지 동작)

(6) 치매치료(Dementia Therapy)

치매는 정상적으로 성숙한 뇌가 후천적인 외상이나 질병 등 외인에 의해 기질적으로 손상되어 지능, 학습, 언어 등의 인지기능과 정신기능이 감퇴하는 복합적인 임상증후군이라 할 수 있으며. 치매 예방과 조기발견 및 조기치료가 무엇보다 중요하며 특히 가족의 케어와 사회적 지지를 통하여 삶의 질과 인격의 존엄성이 지켜져야 할 것이다.

가. 치매의 정의

치매는 대뇌피질 및 해마를 침범하는 미만성 질환에 의해 나타나는 지능, 행동, 및 성격 등의 장애를 말하며 질환이라기보다는 증상이라고 볼 수 있다. 치매는 여러 질환에 의해 나타날 수 있으며 원인에 따라 진행 속도가 다른 것이 특징이다. 특히 알츠하이머 질환인 경우는 수년에 걸쳐 서서히 진행되며 뇌염인 경우는 수주에 걸쳐 빠르게 진행된다. 뇌혈관 질환의 경우 뇌졸중이 반복되면서 점차 뚜렷해진다.

나. 치매의 원인

치매의 원인은 증상이 다양하고 임상적 경과 또한 다양하기 때문에 신경병리적 원인 보다는 노인성 치매의 원인이 중요하다. 노인성 치매의 원인으로는 원발성퇴행성치매(primary degenerative dementia)로 알츠하이머병(Alzheimer's disease)과 뇌동맥경화증 및 기타 뇌혈관 장애가 원인이 되는 혈관성 치매 중 다발경색성 치매(multi infarct dementia)가 대표적이다.
기타 질병에 의한 치매로는 픽병, 크로이츠펠트-야콥병, 헌팅톤병, 후천성면역결핍증 감염에 의한 치매이다.

다. 치매의 분류

원인적 분류에는 60%로 가장 많은 알츠하이머 질환(Alzheimer's disease), 20% 인 뇌혈관성 질환, 그 외에 신경퇴행성 질환, 감염성 질환, 대사성 장애, 외상, 뇌종양 등 다양하다. 병변의 위치에 따른 분류에는 침범 부위에 따라 행동의 변화, 억제 능력 상실 비사회적 행동이 나타나는 앞쪽 병변, 인지기능 장애로 기억력 및 언어장애가 나타나는 뒤쪽 병변, 무감정이며 쉽게 망각하는 피질하 병변, 고위중추기능장애인 실어증, 실인증, 실행증이 나타나는 피질 병변 등으로 구분한다.

알츠하이머 질환의 위험인자는 연령, 성, 치매의 가족력, 두부상이다. 혈관성 치매의 위험인자는 고혈압, 심장질환, 흡연, 당뇨, 비만, 뇌졸중의 기왕력 등이다.

① 알츠하이머 질환(Alzheimer's disease)

알츠하이머 질환은 1907년 알츠하이머(Alzheimer)의 이름을 따라 명명되었으며 서서히 진행되는 기억력 상실, 판단력 약화 등 지적 기능의 이상을 일으키는 퇴행성질환이다.

② 다발성 뇌경색 치매(multi infarct dementia)

동맥경화성 치매와 뇌혈관 질환에 의해 야기되는 대표적 치매성 질환이다. 반복되는 뇌졸중 증세에 따라 점차적으로 치매현상이 뚜렸해진다. 신체질환, 고혈압, 당뇨 등 뇌졸중 위험요소를 동반하는 경우가 많다. 전산화단층촬영(CT), 자기공명영상(MRI) 등으로 진단한다.

③ 외상(trauma)

심한 외상 후 지적기능이 감소되는 경향으로 두부외상 후의 치매는 경미한 상태에서 극심한 상태인 지속적인 식물상태에 이르기까지 다양하다. 특히 노약자의 경우 본인도 모르게 만성경막하 혈종 등에 따른 후유증으로 치매현상을 보인다.

④ 뇌종양(tumour)

뇌종양이 있는 경우 초기 증세로 나타나며, 환자의 50%~70%에서 정신적 또는 행동변화가 나타난다.

⑤ 픽병(pick disease)

픽병은 알츠하이머병과 함께 대표적인 퇴행성 피질성 치매이다. 주로 침범되는 부위는 전두-측두부이다. 비가역적 치매의 5% 정도이며 남성에서 더 높은 유병률을 보인다. 초기에 인지기능은 비교적 보존되는 반면 성격변화와 행동장애가 심하다.

⑥ 파킨슨병(Parkinson's disease)

흑질의 퇴행성 변화로 인해 이 부위에서 생성되는 도파민 결핍되어 운동증상이 나타난다. 근강직, 운동완서, 진전, 얼굴표정 감소, 보행장애 등이 나타나며 정신지체, 치매, 우울증이 동반된다. 피질하성 치매의 특징을 보인다.

⑦ 크로이츠펠트-야콥병(Creutzfeldt-jakob disease)

크로이페츠펠트-야콥병은 1920년 Creutzfeldt가 명명한 이래 정확한 전파경로나 숙주는 알려져 있지 않으나 의인성 전염, 유전성 소인 등이 있다. 증상은 실어증(aphasia), 실인증(agnosia), 피질성 치매의 특징을 보인다. 뇌파상의 배경리듬이 늘려지면서 주기적인 이상파형이 생긴다.

⑧ 헌팅톤병(Huntington disease)

무도병, 치매, 가족적인 발병을 특징으로 특발성 퇴행성 신경질환이다. 평균 연령은 40세이고 점진적으로 진행하며 무도증, 성격변화, 정서장애, 치매 등 피질하성 치매의 특징을 보인다. 운동증상의 동반이 많고 실어증이나 실인증 등 피질성 증상은 드물다.

⑨ 알콜성 치매(Alcohlic dementia)

알콜성 치매는 주정중독으로 나타나며 위험인자는 여성, 50세 이상인 경우, 지속적인 음주이다. 코르사코프 정신병의 징후와 관련이 있다.

라. 치매의 증상

치매는 시간이 지날수록 비가역적이기 때문에 한번 발병하면 치료가 어렵다. 그러므로 증세가 나타날 때 바로 예방과 치료가 중요하다. 점차 내성적으로 성격이 변하며 자기자신을 알지 못한다. 초기에는 우울증과 구별이 쉽지 않다. 진전이 될수록 인지능력 및 행동의 변화를 보이며 억제력이 상실된다. 심해지면 대소변 실금 증세가 나타나며 사망하게 된다.

① 기억력 감퇴

기억력 감퇴는 모든 치매에서 공통적으로 나타날 수 있는 증상으로서 초기에 단기기억력(short term memory)의 감퇴가 주로 나타나며 새로운 정보를 습득하는 능력을 상실하게 된다. 시간이 지남에 따라 장기기억력(long term memory)도 감퇴된다. 기억력 장애로 인해 새로운 정보의 습득 유지하는 능력이 상실되면 최근의 사건들을 주제로 한 대화에 참여할 수 없게 된다. 이러한 변화는 직업에 관련되어 발견되는 경우가 많으며 마치 성격이 변화한 것처럼 보인다. 환경이 갑자기 바뀌는 상황에서는 심한 정신착란상태를 일으켜 일시적으로 지남력의 장애를 보이는 수도 있다.

② 언어장애

치매의 초기부터 나타날 수 있으며 그 변화를 포착하기가 어렵다. 건망성 실어증(anomia)은 올바른 단어의 명칭을 찾는 것이 어려운 것으로 특히 흔히 사용하지 않는 단어를 생각해 낼 때 더 심하다. 문법적 형태는 유지되나 말을 장황하게 하게 된다. 알츠하이머형 치매의 특징적인 증상이다. 초기에 이러한 변화를 스스로 감지하고 그가 명칭을 모르는 사물을 설명하기 위하여 일종의 착어증(paraphasia) 현상을 보이기도 한다. 실어증(aphasia)도 나타나는데 혈관성 치매에서도 뇌경색의 부위에 따라서 감각성 실어증(sensory aphasia)이나 또는 운동성 실어증(motor aphasia)등이 나타날 수 있다. 이외에도 반향언어증, 보속증이 나타나기도 한다.

③ 시공간능력 장애

익숙한 거리에서 방향을 잃거나 집안에서도 화장실을 찾지 못하는 증상까지 발전할 수 있다. 이러한 증상은 신경인지검사를 통해 초기에도 미세한 변화를 발견할 수 있다.

④ 실행능력 장애

감각 및 운동기관이 온전함에도 불구하고 어떤 목적 있는 행동을 실행하지 못하는 것을 일컫는다. 치매가 진행됨에 따라 식사를 하거나 옷을 입는 단순한 일에서조자 장애가 나타난다.

⑤ 행동 및 인격의 변화

배회, 수면장애, 불안, 초조 증상부터 망상이나 환각의 행동장애, 의심증, 남의 물건을 훔치거나 숨기는 일, 심하면 충동적 행동까지 나타난다. 특히 야간에 섬망증세를 보이게 되면 신체적 상해를 입을 수 있는 사고의 위험성이 높아진다. 인격의 변화도 생기는데 자기중심적인 태도, 은둔, 수동적 경향의 증가 등이 나타나고 외부에 대한 관심의 저하나 에너지의 감퇴 등 초기에는 우울증으로 오인되기도 한다.

⑥ 판단력 장애

치매의 중기 이후에 나타나며 판단력의 장애가 나타나면 일상생활의 관리는 물론 돈관리를 제대로 하기도 힘들어 치매가 진행됨에 따라 재산권의 법적문제가 발생한다,

마. 치매의 감별진단

치매의 진단은 정상노화과정과 감별하여 진단되어야 한다. 정상노화과정은 모든 사람이 겪는 일정한 신체적 변화 및 뇌기능의 감퇴가 발생하기 때문이다.

① 노화(aging)

노화과정은 생물학적, 심리적, 사회적 노화과정으로 구분된다. 인지기능의 노화 현상과 관련된 치매는 초기에 기억력의 감퇴를 보이며 치매가 진행됨에 따라 다른 인지기능의 장애도 뚜렷하게 나타나지만, 정상적인 노화의 경우는 치매증상은 보이지 않는다.

② 섬망(delirium)

섬망의 주증상은 급성적으로 오는 의식적 혼탁이다. 이로 인해 지남력과 지각의 장애가 와서 착각, 환각, 해석 착오가 있고, 사고의 흐름이 지리멸렬하고 체계가 없으며, 말이 토막 남, 보속증을 보이고, 불면, 또는 과수면 악몽, 가위눌림 등을 보인다.

③ 건망증후군(amnestic syndrome)

의식 혼탁이나 지적 기능의 장애 없이 정상적인 의식상태에서 장기 및 단기기억력의 장애를 나타낸다. 그러나 즉각적인 기억은 손상되지 않는다. 그 외 지남력 장애, 작화증이 동반되며 가장 흔한 원인은 비타민 결핍과 만성적 음주에 의한 타이아민 결핍 즉 알코올성 건망증 또는 베르니케-코르사코프(Wernicke-Korsakoff)71)증후군이며 이외 에도 두부외상, 뇌종양, 뇌경색, 뇌산소압 저하 등이 원인이다.

④ 가성치매(pseudo dementia)

치매와 유사하나 뇌병변이 없는 기능성 장애로 대부분 우울증때 나타나고 드물게 히스테리성인 경우도 있다. 발병이 급성이고 유발인자가 뚜렷하고 경과가 짧고 증상을 고통스럽게 여긴다.

바. 치매의 치료

치매는 발병원인이 뚜렷하지 않아서 원인적 치료는 어렵다. 치료가 가능한 치매는 대사성 장애, 약물이나 중금속으로 인한 독성 상태, 영양결핍, 수두증, 뇌종양, 감염성 질환, 뇌혈종 등으로 인한 경우를 제외하고는 대부분이 치매는 비가역성이라는 문제로 치료가 어렵다. 보존적 요법 및 물리치료가 필요하다.

노년의 삶은 사회적 연결을 통한 생활의 영향에 따라 치매에 대한 보호 또는 위험이 내포되어 있다. 그러므로 노년 시기의 적극적이며 사회적인 연결망을 가진 생활습관은 치매로부터 예방할 수 있지만 고립되고 외로운 생활이 지속 되면 치매에 걸릴 가능성이 높아진다.

특히 외로움과 낮은 사회적 지지는 스트레스에 대한 저항력이 떨어지고 또한 스트레스에 대한 자율신경계와 시상하부의 각성을 자극하며 수면 방해, 면역력 저하 등 세포 노화를 가속하여 건강에 큰 영향을 미친다.

---

71) 베르니케 뇌병증(Wernicke's encephalopathy)과 코르사코프 증후군(Korsakoff's syndrome)을 묶어서 부르는 명칭이다. 비타민 B1(티아민)의 결핍으로 발생하는 신경계 질환으로 알코올 의존증 환자에게 흔히 일어나는 병이다.

## 2. 침술요법(Acupuncture)

 침술은 요통, 목 통증 및 골관절염, 무릎 통증과 같은 종종 만성 통증의 유형을 완화하는 데 도움이 된다. 또한 긴장 및 두통의 주파수를 감소시키고 편두통 및 두통을 치유한다. EAV(경락공릉진단기)[72]나 전기침 등은 육체와 경락계의 진단에 유용한 상호작용을 만들어 내기 위해 경혈 네트워크를 이용한다. 경락계는 인체의 통합성과 에너지 균형을 통해 장기의 건강 유지에 매우 중요하며 경혈에 침을 놓아 질병을 치료할 뿐만 아니라 질병의 조기발견도 가능하다.

### 1) 침술의 정의 및 원리

 침술은 침을 이용하여 체표의 경락 계통에 자극을 주어 실조된 음양을 조화시켜 질병을 치료하거나 예방한다.
 침술의 원리는 기와 혈에 있다. 천기는 신(神)을 심장에 지기는 정(精)을 신장에 간직한다는 것이다. 또한 음양오행설에 바탕을 두는데 모든 것을 음과 양으로 구분하고 다시 목(木), 화(火), 토(土), 금(金), 수(水)로 분류하였으며, 모든 대상이 상호 간에 일정한 법칙이 존재한다.
 특히 상생과 상극을 자연의 법칙으로 보고 우주의 만물이 끊임없이 변화 생멸하는 원리를 인간에게 적용하였다. 이러한 원리를 3천년 전부터 중국에서 환자치료에 적용했다. 인간을 자연계의 일원으로 관찰하는 동양의학은 양자의학과 일맥상통하는 이유이기도 하다.

### 2) 경락(Meridian, 經絡)

 동양의학에서는 건강을 인간의 오장육부의 기능이 정상적으로 조화를 이루는 상태라고 보고 질병은 이러한 기능의 조화가 깨진 상태를 말한다. 오장육부의 기능을 정상적으로 유지하기 위해서는 각기 하나씩 분배된 에너지의 순환계가 인체를

---

[72] 생체전류를 이용하여 위와 장 외벽의 상태를 관찰 담적의 정도를 검사한다.

돌고 있으며 이것을 경락이라 한다.
 경락은 폐경, 대장경, 위경, 비경, 심경, 소장경, 방광경, 신경, 심포경, 삼초경, 담경, 간경으로 이루어져 있다. 이를 총칭하여 정경십이경(政經十二經)이라한다. 폐장을 도는 폐경에서 출발하여 각 장부를 거쳐 간장을 도는 간경에서 폐경으로 돌아오는 전체가 하나의 흐름으로 되어 있다. <그림 15> 폐경과 간경 참조.

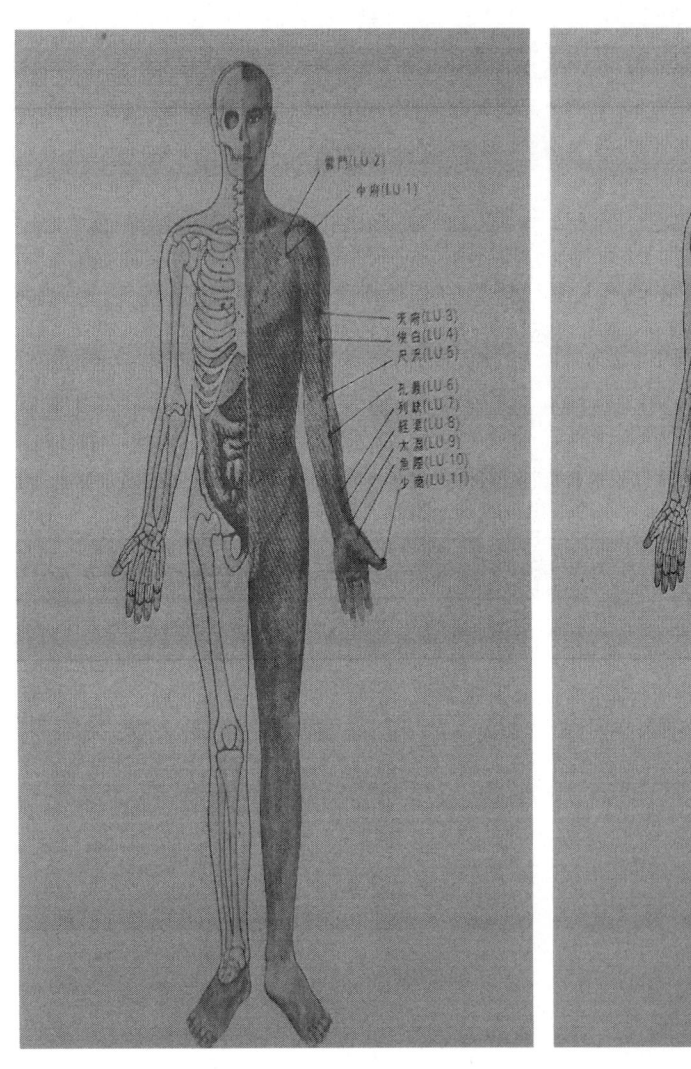
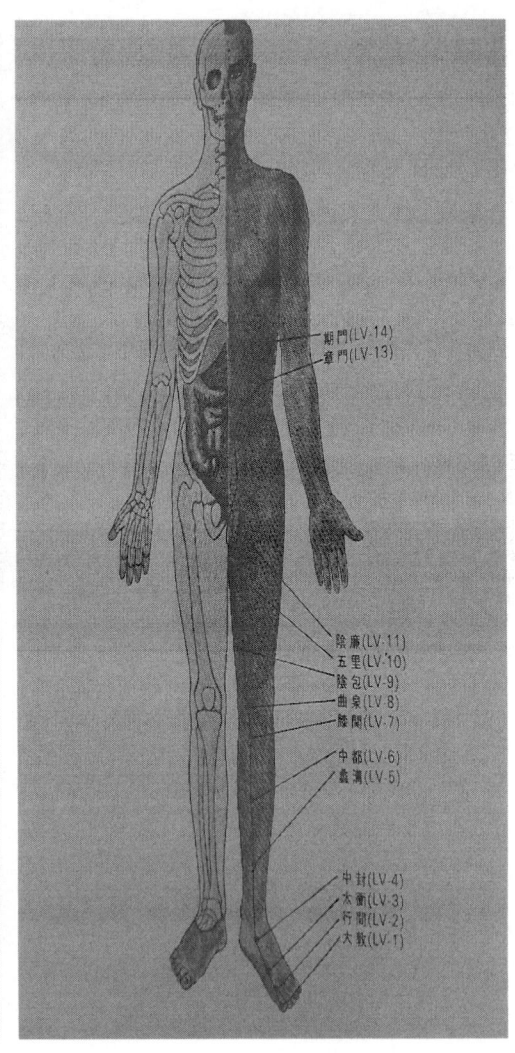

<그림 15> 폐경과 간경(출처, 경혈요법전서)

3) 경혈(acupuncture point, 經穴)

 경혈은 정경십이경에 임맥(任脈)과 독맥(督脈)을 합하여 14경이라 하는데 경락의 중간에 연결되어 있는 것이 경혈이며 이곳이 바로 침자리가 된다. 순환계 에너지의 흐름이 정체하기 쉽고 여러 가지 현상이 나타나는 자리이기도 하다. 즉 체내의 이상이 각기의 장부와 연관을 갖는 경락을 통해서 경혈에 증상으로 나타나는 것이다. 14경락의 시작과 끝의 경락과 경혈의 위치는 주로 통증, 마비, 압통, 뻐근하고 굳거나, 냉, 상기, 기미, 피부진, 주근깨 등 색소침착, 전기특성 등 증상이 있다. 이들 증상에 따라 어느 경락의 혈이 대상이 되는지 판단하는 것이 의료상의 진단에 해당한다. 따라서 14경락과 365경혈은 신경반사(nerve reflex)라고 보는 것이 중요하다.(안영기의 경혈학 총서에는 361혈)
 또한 현대의 생리학자들은 신경가설(neural hypothesis)을 제기하였다. 침이 감각신경을 자극하여 신호가 뇌에 전달되고 뇌는 이 정보를 처리하여 치료와 관련된 임상적인 변화를 야기한다고 주장하였다.

4) 퀀텀 시아츠(Quantum Shiatsu)

 파트리치아 스테파니니(Patrizia Stefanini)는 시아츠치료사이자 양자물리학자이다. 시아츠를 양자역학 차원에서 전자가 그러하듯이 경혈점과 경락이 책에 기술된 것처럼 그렇게 정확하게 위치하고 있지는 않으며 다양한 깊이에서 다양한 현상을 띠고 있음을 발견하였다. 경혈점과 경락의 정보 내용이 그 개체의 현재 상태와 항상 관련이 있는 것도 아니라는 것을 확인하였다. 경락이 움직인다는 것은 경혈점의 일별 위치 변화를 확인한 주아 존스(Joie Jones)[73]의 연구와도 일치하였다. 또한 파동/입자, 에너지/물질의 역설이 자신의 연구에 반영되었음을 이해하게 되었다.

---

[73] 기능적 자기공명장치(fMRI)이나 정량적 초음파 현미경과 같은 영상의학적 기법을 사용하여 경락을 통한 신호 전도를 측정하고 경혈점의 미세구조를 파악하였다.

3. 부항요법(Cupping Therapy )

　부항요법은 부항을 체표에 흡착하여 부항 안의 공기를 제거하여 음압을 발생시켜 충혈이나 어혈 현상을 일으키게 하여 질병을 진단, 예방 및 치료하는 외치법(外治法) 가운데 하나이다.
　영국에서는 커핑세러피(Cupping therapy), 독일에서는 슈뢰프코프(Schröpfkopf) 프랑스에서는 방투즈(Ventouse) 등으로 발전하였다. 부항은 피부 표면과 피부 조직 사이의 분압차를 이용해 인체 내 병리적 산물의 하나인 담음(痰飮)과 어혈(瘀血)을 체외로 배출하도록 도와주는 역할을 하는데, 주로 외상성 질환에 국한하여 이용되었던 부항요법은 오늘날 내과 질환까지 광범위하게 활용되고 있다.
　면역력이 저하된 인체에 외부로부터 병사(病邪)가 유입되면 인체가 이에 저항하지 못하는데 침범한 병사는 경락을 통하여 피부 표면에서 체내로 들어와 장부를 침범하게 된다. 피부의 호흡과 배설 작용을 도와 병변 부위나 특정 경락과 혈위, 그리고 심층의 조직기관에 침범된 풍한(風寒), 습담(濕痰), 어혈(瘀血), 열독(熱毒), 농혈(膿血) 등을 체외로 배출시키도록 도와줌으로써 건강을 유지할 수 있다.
　현대의학의 관점에서 부항 내 형성된 음압은 국부 모세혈관의 충혈을 일으키고 심하면 혈관 파열과 적혈구의 파괴를 일으키는데 표피에서 자가용혈(自家溶血) 작용이 일어나면서 조직에 대사산물을 만들어 낼 수 있게 한다. 또한 체액이 전신 순환을 하도록 도와 각 기관이 자극을 받고 그 기능이 증가되며 이러한 모든 작용으로 인해 인체의 저항력을 높일 수 있다.
　특히 물리적 자극은 피부 및 혈관 수용기의 반사 경로를 통해 중추신경계에도 전달되면서 흥분과 억제를 조절함으로써 신체 각 부위의 조절 및 통제 기능을 향상시키고 환부에 상응되는 조직의 대사와 탐식작용(貪食作用)을 증강하여 본래 인체가 지닌 기능의 회복을 촉진시켜 질병을 빠르게 치유할 수 있다. <그림 16> 부항의 증례에서 어혈(瘀血)에 사혈을 한 모습이다.

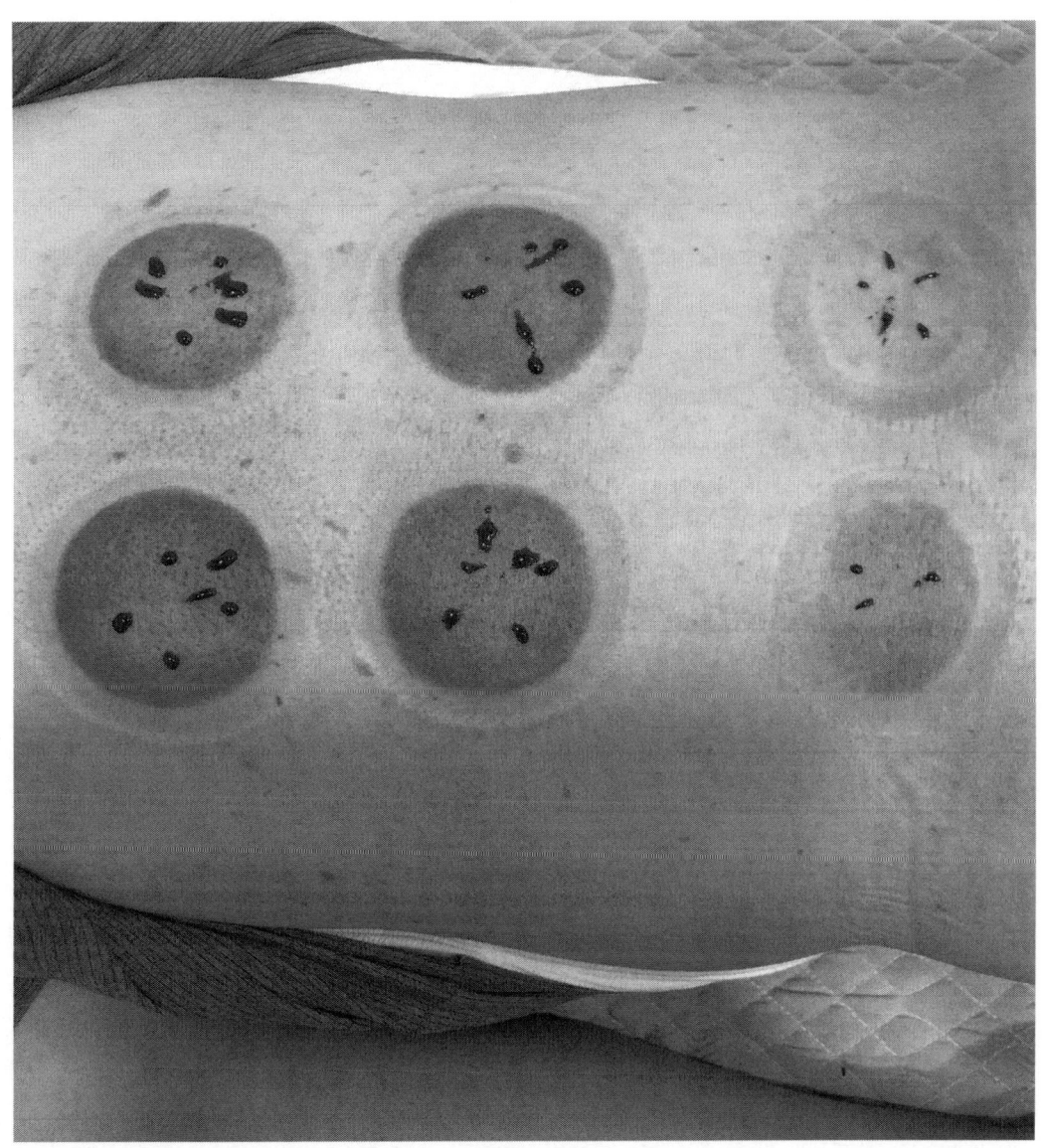

<그림 16> 부항의 증례

## 4. 롤핑(Rolfing)

 롤핑은 아이다 폴린 롤프(Ida Paulin Rolf)[74]가 발명한 시스템으로 신체의 연조직을 심층적으로 조작하여 신체의 근막 구조를 재조정하고 균형을 잡는 것이다. 호흡, 통증 및 스트레스 감소, 특히 정서적 변화에 도움을 준다

 롤프에 따르면 신체가 지구에 수직인 축을 중심으로 조직되었다고 보고 중력에 의해 아래로 끌어당겼으며, 몸이 당김에 부합했을 때 신체의 기능이 최적이라고 믿었다. 중력은 근막을 단축하는 경향과 축 주위 신체의 배열 장애로 불균형을 만들고 운동의 비효율성 및 고통을 준다고 보았다.

 따라서 축 주위에 신체의 배열을 복원하고 향상된 움직임을 용이하게 하기 위해 근막을 이완하는 것을 목표로 한다.

 또한 에너지의 관점에서 몸과 중력장의 연관성을 통해 중력장이 신체의 에너지장을 강화할 수 있도록 신체를 조정하는 것이다.

 특히 감정과 연조직 사이의 연관성을 강조하여 근막 콜라겐 구성 요소를 통해 정신적, 정서적 측면의 균형을 맞출 수 있다고 주장한다.

 실제로 롤핑의 효과를 측정하기 위해 UCLA 발레리 헌트(Valerie Hunt) 박사는 차크라와 인체 에너지장에 대한 연구에 측정기기를 이용했다. 차크라에 상응하는 피부 영역의 생체 전기장 에너지 변화를 연구하기 위해 근전위를 측정하는 근전도 (EMG)[75]용 전극을 이용했다. 측정결과 보통 뇌파주파수의 정상치는 0~100Hz다. 대부분의 파형은 0~30Hz에서 출현한다. 근육 주파수는 대개 225Hz까지 상승하며, 심장주파수는 250Hz까지 상승하는데 차크라에서는 늘 100~1600Hz주파수 대역에 머물렀다. 따라서 인체의 신경계, 근육계, 경락계, 면역계, 임파계 등 모든

---

[74] 아이다 롤프(Ida Paulin Rolf 1896-1979)는 뉴욕 태생으로 1916년 바나드 칼리지를 졸업하고 1920년에 콜럼비아 대학의 의학대학원(College of Physicians and Surgeons)에서 박사학위를 받았다.

[75] 근전도(Electromyography)는 전극을 이용하여 특정 근육 내부의 전기적 활동을 기록하거나 (needle electromyography), 전기 자극에 의한 신경전도 속도를 측정(nerve conduction studies) 함으로써 신경병증(neuropathy) 또는 근육병증(myopathy)을 진단할 수 있는 기법을 말한다. 또한, 반복적인 신경 자극을 통한 검사(repetitive nerve stimulation test)는 중증근무력증 (myasthenia gravis)과 같은 신경-근육 접합 부의 병리를 진단하는 데 도움이 된다.

시스템은 에너지시스템이고 이들이 육체와 함께 에테르체를 통합하는 것이라 볼 수 있다.

 토마스 마이어스(Thomas W. Myers)는 근막경선(myofascial meridian)들의 주행경로 및 특징은 경락체계와 비슷한 12경근을 주장한다. 또한 인체를 다양한 기능 계통들의 결합체로서 인식하는 생체역학(biomechanics)과 같은 개념으로 인체의 모든 조직들을 활성화, 지지, 연결시키며, 근육들의 수축작용을 체계적인 동작으로 전환시키는 근막체계를 이룬다.

 특히 아이다 롤프의 제자인 마이어스는 로프가 전신에 걸쳐 분포하는 결합조직체계(connective tissue web)에 대한 연구에 기여했다면 마이어스는 결합체계의 분포 방식, 건강에 대한 결합체계조직의 중요성, 결합조직의 많은 기능들을 유용하게 이용하여 치료할 수 있는 기법을 개발하였다. 인체의 다양한 기능체계들은 각각 다른 기능체계들과 서로 협력하여 상호작용하고 있을 뿐만 아니라 이러한 상호작용들에 의한 생화학(biochemistry) 및 심리사회적인(psychosocial) 영향들은 기능체계들 각각의 효율적이고 통합적인 작용들을 도와주거나 또는 저해한다는 점을 이해하여야 한다.

 비슷한 예로 목과 어깨부위에 통증이 있으며 외상 경력이 없는 경우 진단과 치료의 차이를 보인다. 자세분석 결과는 머리는 체간에서 앞으로 나와 있고(head forward), 양쪽 견갑골도 체간에서 전방으로 나와 있으며(protracted), 흉곽은 들려 있으며(crowed), 척추의 만곡에 변화가 있으며 골반은 전방으로 경사져 있으며(ant. tilted), 슬괵근(hamstrings)들의 단축과 무릎관절들의 신전경향이 있을 경우, 생체역학적 치료는 단축되고(shortened), 긴장되고(tighened), 단단해지고(indurated), 약화되고(weakened), 근막통증 유발점(trigger point)을 찾아서 치료에 임할 것이다.

 그러나 이러한 경우 이산화탄소-산소비율을 변화시켜 결과적으로 혈액의 알카리화(alkalization)를 유발시키는 상부흉부 호흡패턴을 보일 수도 있다. 혈액에서의 생화학적인 변화는 결과적으로 헤모글로빈을 운반하는 분자들에서의 산소분자 유리(release)의 감소와 더불어 통증지각의 과민, 불안(anxiety), 호흡 보조근육들(상부 승모근, 사각근 등)의 과다사용, 그리고 평활근들의 긴장 등을 수반하여 뇌와 근육에 피로를 일으키게 될 것이다. 두려움과 불안은 알칼리도(alkalinity)의 증가에 따른 거의 자동적인 결과로서 상부 흉부 호흡패턴을 강화시킨다. 따라서 불안 우울증의 심리적인 부담이 신체적인 결과로 나타난 의기소침한 자세일 수도 있다.

## 5. 알렉산더 기법(The Alexander Technique)

 프레드릭 마티아스 알렉산더(Frederic Matthias Alexander)는 자신의 후두염으로 고통을 받으면서 목근육의 과도한 긴장이 전신으로 영향을 미친다는 것을 알게 되었다. 그는 목 근육 긴장 패턴이 머리를 후하방으로 돌아가게 만들었고 이것이 척추에 영향을 미쳐 전반적인 바디정렬을 방해한다는 사실을 알게 된 것이다. 목의 긴장이 해소되자 목은 더 이상 척추를 누르지 않게 되고 척추는 압박에서 자유로워지자 저절로 신장되었다. 따라서 동작을 개시할 때 생각하는 방식을 바꿈으로써 자신의 자연스런 이완 능력을 회복하였다.
 알렉산더는 전신의 프로세스가 하나의 통합적이고 역동적인 전체로서 더욱 효율적으로 작동한다는 점을 착안하여 핸즈온(hands on)교육법을 개발하였다. 이 기법은 손과 말을 사용하여 앉기, 서기, 걷기 등 어떤 동작도 더 쉽게 수행하도록 도우며, 자각능력을 향상시키고 균형력 및 지구력을 높여 운동을 수월하게 해주며 근육긴장을 감소시킨다고 주장한다. 또한 사고의 명확성을 증진시키고 자기 제한적 사고로부터 탈피할 수 있는 능력을 길러준다.

## 6. 요가(Yoga) 명상(Meditation)

 1) 요가의 개념

 요가는 스트레스를 완화하고, 건강 습관을 지원하며, 정신 및 정서적 건강, 수면 및 균형을 개선함으로써 사람들의 일반적인 웰빙에 도움이 된다. 요통과 목 통증, 어려운 생활 상황과 관련된 불안 또는 우울한 증상, 금연 및 만성 질환을 가진 사람을 치유한다. 또한 뇌의 재구성에 도움을 주며 신체의 각 계통에 영향을 미쳐 기능을 최적화하며 마음과 신체의 연결(mind-body connection)을 도모하여 자기조절 능력과 회복 탄력성을 높인다.

요가에서 중요한 것은 완벽한 동작을 취하는 것보다는 동작을 취하는 매 순간 몸과 마음이 완벽하게 '양호한' 것이 되도록 신경, 심리 신체 활력에까지 매우 깊은 영향을 미친다는 것이다. 따라서 요가 수행은 근육, 뼈, 호흡, 신경계통 등에 중점을 두면서 원자, 세포, 조직, 기관, 계통 전체를 서로 연결하는 통일체라는 것을 경험해야 한다.

2) 명상의 개념

명상은 신체와 의식 사이에서 상호 교통하는 것으로 노화로 인한 뇌 조직의 자연적 퇴행을 늦추고 유해한 유전자 발현을 예방할 수 있다. 또한 혈압을 감소시키며, 불안과 우울증의 증상, 그리고 과민성대장증후군 및 궤양성 대장염을 가진 사람들의 플레어 업(flare up) 증상이나 불면증을 치유한다. 명상을 통해 인간 뇌의 세트 포인트(set point)를 설정할 수 있다.

인간은 누구나 행복을 원하지만 행복은 쉽게 얻어지지 않는다. 인간행동이 잠재의식에서 의식적으로 자각하는 삶으로 변화하지 않으면 진정한 행복이란 요원하다. 명상을 통한 뇌를 긍정적으로 바꾸는 수련이 필요하다.

고요하고 평온한 마음으로 자신의 내면에 집중할 때 신체적 변화는 일어난다. 이러한 기전은 뇌의 전전두피질을 활성화하여 도파민, 세로토닌, 옥시토신, 엔돌핀 등 신경전달물질 및 호르몬이 분비되어 행복감을 느끼게 하고 면역을 강화시켜 준다.

신경계에서 인지된 심리적 자극은 상호조절망을 통해 내분비계와 면역계에 전해지고 내분비계의 생리적 자극 역시 신경계와 면역계에 전해진다. 질병(disease)은 면역계의 자극이 신경계에 영향을 주기 때문이다. 외부 병원체의 침입이 있을 때 면역세포에서 분비된 세포 신호전달에 사용되는 단백질인 사이토카인(Cytokine)은 신경계에 전달되고 그 결과 정서나 행동을 변화시켜 우울과 침체 식욕부진, 수면의 변화, 일과 놀이로부터 행동상의 변화들이 나타난다.

명상은 하나의 존재 방식으로 우주의 근원적인 창조에너지와 연결되어 있다. 명상을 통해 자신의 자아를 찾으면 즉 깨달음의 해탈에 이르면 시간과 공간, 원인과 결과를 초월하는 의식세계에 도달할 수 있다.

질병의 세계도 건강의 세계도 넓은 의미에서 보면 동일한 것이다. 질병의 고통에서 벗어나면 바로 혜안의 길로 들어선다. 그러므로 불행에서 영원히 벗어나는 길은 명상을 통해 깨달음에 이르는 길밖에 없는 것이다.

명상은 우주와 인간의 신체가 양자에너지로 가득하다는 사실을 인식하고 반응하면 무한한 가능성의 세계가 펼쳐진다. 그러나 인식의 오류에 의해 질병이 발생하고 불행의 악순환이 계속된다. 결국 인식장애는 외부환경에 대한 내적공포와 불안이 투사되어 나타나는 증상이다.

따라서 명상을 통해 깨달음을 얻고 의식구조에 대한 양자에너지의 흐름을 이해한다면 모든 생명과의 일체성을 실감하고 물질계와 병존하는 영적에너지를 실현할 수 있는 것이다.

현재 명상은 미국 보완대체의학센터에 의해 심신의학의 한 분야로 인정되고 있다. 심신의 수련 및 치유를 위한 방법으로 교감신경의 흥분을 가라앉히고 부교감신경를 활성화하여 이완을 유도하는 기법이다. 또한 각성 상태를 유지하고 정신상태를 의식적으로 주의 집중하는 고도의 정신훈련이다.

명상기법은 초월명상(Transcendental meditation)과 마음챙김에 기반한 스트레스 감소 프로그램(mindfulness-based stress reduction) 등이 있다. 초월명상은 인도의 마하리시 마헤시(Maharishi mahesh)가 요가수행법을 쉽게 변형하여 개발하였다.

하버드 의대 허버트 벤슨(Herbert Benson)은 초월명상을 토대로 이완반응(relaxation response)이라는 이완기법을 활용하여 스트레스 관리 프로그램인 "Stress Management And Resiliency Training 프로그램"을 개발했다. 현재 자신의 스트레스 상태를 확인하는 방법부터, 스트레스를 유발하는 원인을 제거하는 일상 습관들, 스트레스 상황에 적용할 수 있는 호흡법, 명상 훈련, 올바른 식습관, 운동법, 수면법 등 다양한 솔루션을 통해 일상에서 스트레스를 관리할 수 있는 구체적이고 실용적인 방법이다.

특히 마음챙김에 근거한 스트레스 완화는 만성질환자를 위한 스트레스 해소를 위해 개발한 명상법이다. 이러한 기법들은 불안, 우울, 등 심리적 증상 완화와 암, 고혈압, AIDS, 심장병, 각종 통증 등 신체적 증상 완화에도 효과가 있다.

3) 명상과 마음

뇌와 마음과의 관계는 설명이 가능한가? 우선 뇌가 존재해야 마음이 존재하고 또한 마음이 움직여야 뇌 또한 움직인다. 그러나 뇌와 마음은 절대적인 관계에 있다. 뇌가 있기 때문에 마음이 존재한다고 할 수 있다. 결국 마음은 뇌 활동의 산물인 것이다.

마음이 뇌 활동의 산물이기 때문에 뇌와 마음은 일정한 훈련을 통해 발전할 수 있고 정신수련을 통해 뇌의 활동을 촉진할 수 있다면 뇌와 마음을 변화시키는 것은 다름아닌 의식에너지이다. 즉 뇌를 살아 움직이게 하는 근원이며 생명의 원천이다. 뇌를 사용해 생각들을 하나로 합쳐서 마음을 만들어 낸다. 우리가 새로운 것을 배우거나 경험하면 신경세포들이 새롭게 연결되면서 우리를 변화시킨다. 뇌가 새로운 것을 배우고 행동할 수 있는 이유는 뇌 속에 상호작용하는 뉴런들이 있기 때문이다.

뇌는 우리의 삶을 의식적으로 이해하고 수준 높은 삶을 무의식적으로 추구할 때 사용되는 도구라고 할 수 있다. 의식은 뇌를 조종한다고 할 수 있는데 의식은 생각을 만들어 내는 동시에 생각이 일어나는 과정을 관찰하기도 한다. 우리는 흔히 의식을 자기자신에 대한 인식이나 세상에 대한 관념으로 한정해 생각한다. 하지만 우리 안에는 생명을 부여한 힘인 자연치유력 혹은 자연회복력이 있다.

우리의 의식은 주관적 의식과 객관적 의식으로 구분하여 주관적 의식은 몸에 존재하거나 몸과 상관없이 존재하며 단지 몸을 사용할 뿐이다. 이것을 자의식이라 한다. 자의식은 평생동안 몸속에 머무른다. 반면 객관적 의식은 잠재의식이라고 하는데 뇌를 이용해 세포단위에서부터 몸 전체에 이르는 수백만 가지의 기능을 자동으로 처리한다. 객관적 의식은 우리 삶의 모든 것을 구성한다. 타고날 때부터 주어진 정량적 에너지이고 진정한 의미의 지성(intelligence)으로 영구불변한다. 특히 양자장을 물리적인 형태로 바꾸는 에너지이다. 말 그대로 생명력이다.

인간은 의식의 양면인 주관적 의식과 객관적 의식을 모두 가지고 있다. 주관적 의식은 우리가 의식적으로 인지할 수 있도록 만들고 객관적인 의식은 우리에게 생명력을 준다. 우리는 삶을 선택할 수 있는 자유의지와 우리에게 생명을 주는 에너지 모두를 가지고 있다.

불교에서 주로 이용하는 명상에는 두 종류가 있다. 하나는 사마타 명상이고 다른 하나는 위빠사나 명상이다. 집중을 의미하는 사마타 명상은 마음을 어떤 하나의 상태에 고도로 집중을 시키는 명상으로 집중의 대상이 어떤 물질일 수도 있고, 진언이나 기도문 등 비물질일 수도 있다.

위빠사나 명상은 몸과 마음에 존재하는 비영속성을 의미하는 아네차 팔리, 고뇌를 의미하는 듀카 팔리, 무아(non self)를 의미하는 아나타 팔리 등 이 세가지의 특성을 깨닫고 고뇌의 원인인 정서적 더러움을 없애는 명상법이다.

고뇌를 없애기 위해서는 정신적 더러움으로부터 몸과 마음을 정화시켜야 하는데, 이러기 위해서는 정신적, 신체적 본질을 정확히 알아야 하고, 지금 순간의 몸과 마음이 어떠한 과정을 일으키고 있는지를 있는 그대로 인지하여야 한다.

이러한 과정에는 육체적인 현상인 숨을 들이 쉬고, 내쉴 때의 신체적 변화에서부터 마음속에서 오고 가는 여러 가지 심상까지 다양하며, 이런 과정들의 본질을 알기 위해서는 자각하고 인지하여야하고 몰입하지는 않고 단지 관찰하여야 한다.

이는 모든 육체적, 정신적 현상들을 객관적 시야로 바라봄으로써 그로부터 발생되는 모든 고뇌와 고통의 본질을 이해하고 그들로부터 자유로워지는 것이다.

명상을 하는 사람들을 보면 주로 불안과 긴장이 풀리고 머리는 맑아지는 알파파(α파, 8~13Hz, 고요한 평정상태를 유지할 때 나타나는데 안정되고 편안한 상태일수록 진폭이 증가한다)의 형태이며, 명상이 깊어질수록 뇌파는 줄어들어 세타파(θ파, 4~8 Hz, 창조성이 극도로 활성화되거나 정서안정 또는 수면으로 이어지는 과정에서 주로 나타난다)를 걸쳐 델타파(δ파, 0.2~4 Hz, 아주 깊은 수면, 삼매경에 이르는 명상일 때 나타난다)

그리고 아주 깊은 명상일 경우 이완으로부터 벗어나 새로운 의식 상태가 되는 감마파(g파, 30~50 Hz, 정서적으로 더욱 초조한 상태이거나 추리, 판단 등의 논리학습과 관련이 깊다)에 도달하기도 한다.

또한 감마파는 뇌가 대단히 조직화되고 고도로 조율된 상태며, 많은 신경세포가 일제히 움직이고 있다는 증거일 수도 있다는 것을 나타낸다. 주의력이 높고 완전히 깨어 있는 상태이다. 더불어 간혹 어떤 종류의 간질에서도 관찰되기도 한다.

베타파(β파, 13~30 Hz)는 주로 머리의 앞부분에서 많이 나타나며, 깨어 있을 때, 말할 때와 같이 모든 의식적인 활동을 할 때 나타난다. 특히, 불안하거나 긴장한 상태, 복잡한 계산을 처리할 때에 우세하게 나타나기도 한다.

명상을 하게 되면, 몸에서는 상당량의 멜라토닌이 분비되는데 이는 수면을 돕는 호르몬이다. 수면을 취하게 되면 면역체계가 활성 되어 세포가 재생되고 체내 독소를 배출한다.

또한 명상을 지속적으로 하면 뇌에서 불안 및 스트레스를 관장하는 영역의 밀도가 낮아지고 공감과 기억력을 관장하는 영역은 밀도가 높아지며, 면역세포의 활동이 크게 증가하고 수명도 늘어난다.

명상과 같은 영적 수행이 실제로 건강한 유전자를 발현시키고 건강하지 않은 유전자의 발현을 억제하는 것이다. 식이 조절, 영적 수행, 운동 등도 유전자 발현에 영향을 미친다.

마음챙김 명상(Mindfulness Meditation)은 위빠사나 명상을 메사추세츠 의과대학의 존 카밧진(John Kabat-Zinn)[76] 박사가 변화시켜 치료에 이용한 명상법으로 자신의 생각을 객관적인 자세로 그저 바라보는 명상법이다. 즉 특정한 대상에 끌려가는 것이 아닌 나타났다 사라져가는 것, 왔다가 멀어져 가는 것들을 마치 철새 떼가 시야에 들어왔다 다시 사라져가는 것을 보고 있는 것처럼 자신의 마음에 떠오르는 것을 바라보기만 하면 된다.

처음 명상의 시작은 자신의 호흡이나 어떤 사물을 지긋이 바라보는 것으로 시작을 하며, 자신의 의식이 다른 사고를 따라가 집착상태에 빠지면 살며시 다시 시작점으로 돌아와 자신의 생각을 객관적으로 관찰만 한다.

초월명상법(Transcendental Meditation : TM)은 만트라를 유성 또는 무성으로 반복적으로 읊조린다. 이때 마음이 만트라를 떠나 다른 데로 방황하면 조용히 그 만트라로 되돌아오도록 한다. 명상 동안 만트라를 자연스럽게 느낄 수 있도록 해야 한다.

이렇게 하면 자신의 생각이 보다 섬세하고, 미묘하고, 창의적인 차원으로 자연스

---

[76] 마음챙김 기반 스트레스 완화(Mindfulness-Based Stress Reduction, MBSR) 프로그램의 설립자이다. 마음챙김은 상념 없이 현재의 순간에 의식적으로 집중하는 것으로 주로 호흡이나 생각, 음성, 신체 감각에 깊은 주의를 기울이는 것이며 요가 수행으로 고양된다.

럽게 옮겨가게 되어, 마지막으로는 가장 섬세한 수준의 사고를 초월하여 사고의 근원에 이르게 된다. TM은 바로 이 사고의 근원, 즉 가장 순수한 각성을 이루게 해주는 과정이다.

초월명상은 한 번에 약 20분 정도 아침, 저녁으로 하루에 2회를 추천한다. 초월명상의 특징은 일정한 알파파를 유지하며, 생리기능을 휴식하게 하면서 신경조직의 구조적, 화학적 이상을 자연스럽게 치유한다. 초월명상이 암 치료에 가장 효과적이라는 연구가 있다.

점진적 근육이완(Progressive Muscle Relaxation, PMR)은 완전휴식 자세를 취하면서 머리부터 발끝까지 순차적으로 근육을 수축시켰다가 이완시키는 방법이다. 신경근육 연결이 촉진돼 몸과 마음 긴장과 이완을 분명하게 익힘으로써 몸이 물리적으로 이완되도록 돕는다. 근육섬유가 수축한 직후에는 근육섬유를 더 많이 늘리거나 이완할 수 있게 된다.

## 7. 아유르베다(Ayurveda)

아유르베다는 인간의 신체, 정신, 사회, 영적 측면의 균형을 강조한다. 질병의 예방 및 치료, 재활, 건강증진(health promotion) 등 다양한 영역을 포함하는 인도전통의학이다. 특히 인도 건강법의 핵심인 아유르베다는 치유의학으로써 그 역할이 중요하다. 몸과 마음을 하나로 보고 전인적 건강(holistic health)을 지향하는 양자의학적 개념을 바탕에 두고 있다.

아유르베다의 정의는 "건강은 도샤(dosha)[77]와 몸의 조직, 노폐물, 소화력, 영혼, 감각기관, 마음의 균형 잡힌 상태를 말한다"라고 하여 질병상태와 건강상태의 구분을 중요시 한다.

질병의 원인을 감각기관의 오남용, 생각의 오남용, 시간의 흐름이라고 보고 있다. 감각과 생각은 마음과 영혼의 문제이다. 감정과 욕구에 중점을 두고 걱정, 근심,

---

[77] 아유르베다에서 체질을 '움직임'을 나타내는 바타(vata), '집중과 열' 나타내는 피타(pitta), '물'을 나타내며 창조의 개념인 카파(kapha) 세 가지로 나누고 이들의 불균형을 질병의 원인으로 보고 있다. 산스크리트어로 도샤는 '상함' 또는 '손상'이라는 의미가 있다. 장애(disorder)를 구분할 때 손상(injury)와 같은 개념이다.

질투, 증오 같은 감정에 지나치게 빠지는 것을 경계한다. 또한 감정과 관련된 질투, 공포, 부끄럼, 집착 등은 절제를 요한다.

시간의 흐름은 추상적 내용이지만 하루와 일 년을 말하며 각각 도샤의 리듬이 변하는 대표적인 시간의 단위이다. 이러한 변화를 파악하고 섭생법으로 관리하면 질병을 예방할 수 있다. 특히 하루 중 해와 달이 뜰 때 카파 도샤가 증가하고, 정오와 자정까지는 피타도샤가 증가하며 오후와 새벽에는 바타 도샤가 증가한다.

결국 아유르베다는 물질적 세계관의 바탕에서 인체를 구성하는 물질과 마음을 구성하는 정신적인 요소들의 합일점을 찾아 질병을 치료하고 건강증진 및 예방에 중점을 두고 있다. 건강의 정의에 바탕을 두고 육체적, 정신적, 사회적, 영적 측면의 균형을 강조하는 전인의학(Holistic Medicine) 체계라고 할 수 있다.

서양의학에서는 생명체의 구성을 원자-분자-세포-조직-기관-기관계의 순서로 생명체가 구성되지만 아유르베다에서는 '다투(Dhatu)'라고 하는 조직이 생명체를 구성한다. 즉 혈장, 혈액, 근육, 지방, 뼈, 골수, 정액이라고 한다. 이들 일곱 가지 다투는 육체를 구성하는 기본 요소이며 궁극적으로는 생명을 유지하는 역할을 한다.<표 6 > 다투(Dhatu)의 일곱 가지 주요 조직 참조

| 조직 | 기능 | 하위조직 | 노폐물 |
|---|---|---|---|
| 혈장 | 만족감 | 모유, 생리혈 | 카파 |
| 혈액 | 생명유지 | 혈관 | 피타 |
| 근육 | 신체를 덮어서 보호 | 지방, 피부 | 눈곱, 귀지 |
| 지방 | 윤활유 역할 | 인대 | 땀 |
| 뼈 | 지지 | 치아 | 손발톱, 모발 |
| 골수 | 뼈의 다공질 채우기 | 모발 | 대소변의 기름기 |
| 정액 | 생산 | 없음 | 없음 |

<표 6 > 다투(Dhatu)의 일곱 가지 주요 조직(출처: 아류르베다)

## 8. 효소치료(Enzyme therapy)

### 1) 효소치료의 개념

 토마스 윌리스(Thomas Willis)[78] 뇌의 해부학에서 "모든 자연의 결과는 원자들이 어떻게 결합하느냐에 따라 그 모습이 달라진다. 따라서 모든 인체에는 둥근 입자, 네모난 입자, 원기둥 모양의 입자 등 여러 형태의 입자들이 존재한다"라고 하며 입자의 존재를 주장했지만 원자들의 정체를 정확히 안다고 주장하지는 않았다. 다만 각각의 입자에는 다른 입자를 움직일 수 있는 고유한 움직임과 힘이 있다고 생각했다.
 오늘날 양자의 소립자 개념을 이해한 유일한 선구자이지만 이 시대에는 양자를 설명할 길이 없었을 뿐이다. 윌리스의 생각이 위대한 것은 예로부터 내려오는 체액설을 따르지 않고 흙이나 물, 소금, 황, 정기 등 파라셀수스의 주장을 응용했다는 것이다. 즉 흙과 물은 움직임이 가장 적기 때문에 다른 입자들을 받쳐주는 역할을 하고, 소금은 흙과 물보다는 움직임이 많지만, 어느 정도 안정성을 가지고 있기 때문에 생명에게 무게감과 지속성을 부여해주고 새로운 생명을 낳게하며, 소금보다 더 활발하게 움직이는 황과 정기는 생명을 낳기 위해 적극적으로 움직인다. 황은 불의 원천이며 가장 움직임이 활발한 정기는 "신성한 호흡을 하는 천상의 입자"로 구성되어 있다고 주장했다. 그러므로 약간의 정기나 황이 다른 원소와 결합될 때 생명을 부여하는 변형작업, 즉 "발효"가 일어난다고 보았다.
 또 다른 학자인 반 헬몬트(Van Helmont)는 발효가 "영적인 우주의 시민이며 물질에 침투해서 그 물질을 새로운 형태로 변형시키는 신성한 영혼"이라고 생각했다. 그러나 윌리스는 신비주의적 부분은 배제하면서 "초자연적인 특성이나 교감, 그밖에 무지하고 안일한 생각에 의존하지 않고" 인체를 이해하고자 하였다. 발효는 입자들의 춤이었다.

---

[78] 뇌의 해부학 (Anatomy of the Brain)을 1664년에 출간했으며, 대뇌동맥륜(cerebral arterial circle)으로 유명하다.

윌리스는 '혈액' 역시 발효한다고 생각했다. 피의 발효가 열기를 만들었다. 그는 열병의 원인에 대해 새롭게 설명할 수 있는 방법을 미립자에서 찾았다. 그러므로 윌리스의 의학은 발효작용을 연구하는 학문이라 볼 수 있다. "우리 인간은 발효에 의해 태어나고 영양을 공급받으며 발효에 의해 죽음을 맞는다. 질병은 발효의 힘에 의해 행해지는 일종의 비극이다."라고 표현했다.

생화학의 모태는 윌리스에 의해 이루어진다. 효소가 음식을 소화하고 단백질을 만들고 유전자를 복제하고 세포에 있는 신진대사 노폐물을 걸러냈을 때 생기는 특정한 발효작용에 의해 열이 발생한다. 특히 정맥혈과 동맥혈의 색깔이 다른 이유를 알아냈다. 이것은 심장의 힘에 의한 것이 아니라 공기의 힘이라는 것을 알아냈다. 즉 대기 속에 보이지 않는 새로운 존재인 미립자를 발견한 것이다.

## 2) 효소의 정의

효소는 특정 방향으로 신체의 화학 반응을 촉진하거나 가속하는 역할을 하는 특수 단백질 분자이다. 단백질(protein)은 효소보다는 넓은 개념으로 제일 중요한 것이란 뜻의 그리스어 프로테어(proteo)에서 유래했다. 단백질은 독일의 생리학자인 빌헬름 프리드리히 퀴네(Wilhelm Fridrich Kühne)가 1877년에 효소를 뜻하는 '엔자임(enzyme)'이라는 단어를 만들어서 살아 있는 효모 세포나 생체조직에서 추출한 물질에 의해 일어나는 이런 생명활동을 일으키는 물질을 묘사했다.

효소가 단백질로 이루어져 있다는 사실이 밝혀지면서 '효소'라는 명칭이 물질의 생물학적 기능에 근거해서 붙여진 것이라면 '단백질'은 물질을 분석적으로 증명한 결과 그 화학적 구성에 의해 붙여진 것이다.

세포 안에서 단백질의 역할은 효소로서 내부에 화학반응을 일으키며, 호르몬으로서 체내의 생리적 작용을 조절한다. 수용체로서 신호분자들과 결합하며 항체로서 면역반응을 일으킨다. 또한 통로로서 세포막에 투과성을 부여하고 근육단백질(muscle protein)로서 조직을 견고하게 해주며 골형성단백질(bone morphogenetic protein)로서 뼈의 성장을 유도하기도 한다.

따라서 효소는 인체 내 모든 대사활동에 참여하는 인체의 가장 중요한 단백질로 화학작용의 촉매 역할을 하는 물질이라고 할 수 있다.

효소는 생명의 엔진이라 할 수 있다. 인간의 위와 장에서 음식물을 소화시키는 다양한 효소는 천연 나노 수준의 작용이라 할 수 있다. 오늘날 모든 생명체는 효소에 의존하고 있는데, 우리 몸의 세포마다 수천 개씩 들어 있는 효소는 생체분자의 수집과 재활용이라는 과정이 되풀이되도록 돕고 있으며 이 과정이 곧 생명이다. 즉 우리 세포 속에 들어 있는 효소는 물질대사의 속도를 높여준다. 물질대사는 우리 세포 속에 있는 수조 개의 생체분자를 수조 개의 다른 생체분자로 끊임없이 변화시킴으로써 우리를 살아 있게 해주는 것이다.

건강은 하위의 세포 차원에서 전혀 생각할 수 없는 개체의 특성이다. 세포들은 온전히 제 기능을 다하거나 그렇지 못하거나 둘 중의 하나이다. 온전한 상태란 이웃 세포와 적절하게 교류할 수 있음을 의미한다. 세포 간의 케뮤니케이션 능력은 거대분자를 통해 주어지지만 그렇다고 케뮤니케이션이 거대분자 자체에 속한 능력은 아니다. 이럴 때 창발적(energent)이라 하며 인간의 생명현상은 창발적 현상이라 할 수 있다. 생명의 창발적 특성은 세포의 차원에서 일어나는 것으로 인간들에게 강하게 나타난다.

최근에 양자역학이 일부 효소의 작용에 중요한 역할을 한다는 사실이 발견되었다. 효소요법은 인체에 부족한 효소를 보충하여 질병을 치료하거나 예방하는 대체의학으로 식물 효소법과 췌장 효소법으로 나눌 수 있다. 식물 효소법은 과일, 채소, 견과류, 종자 따위를 골고루 섭취하여 효소를 많이 만드는 방법이고, 췌장 효소법은 췌장 내의 효소를 이용하여 소화 관련 질환의 치료를 돕는 방법이다. 음식은 영양을 보충할 뿐만 아니라 소통의 매체기능도 한다.

3) 효소의 특성

인체는 70조에 가까운 세포로 이루어져 있으며 살아 있는 생명체로 매 순간 수천 개의 화학 반응이 일어나고 있다. 효소가 없으면 살아갈 수가 없다. 특히 신진대사에 효소가 중요한 역할을 한다. 이러한 효소의 특성은 비촉매 반응에 비해 반응속도가 합성 촉매의 어떠한 수준보다 높은 촉매력(catalytic power)과 효소 자체가 상호작용하는 기질이라는 대상 물질과 자신이 촉매하는 반응에 대해 특이성(specificity)을 가지고 있으며, 대상의 통합과 제어를 통해 조절(regulation)하는 특성이 있다.

4) 효소의 종류

효소의 종류는 소화에 필요한 역할을 하는 다이제스티브 엔자임(digestive enzyme)과 다른 대사작용에 필요한 메타볼릭 효소(metabolic enzyme)는 몸 속에 존재하고 푸드 엔자임(food enzyme)은 외부의 식품으로부터 섭취해야 하는 효소이다. 식품 효소는 과일, 채소, 고기 등에 들어 있던 효소로 음식을 삭히는 작용을 하는데, 소화흡수작용, 분해배출작용, 항염, 항균작용, 해독살균작용, 혈액정화작용, 세포부활작용 등을 한다.

소화효소는 음식 성분의 분해 흡수를 위해 소화관 내에 존재한다. 구강 안에 프티알린, 위장에 펩신, 아밀라아제, 리파아제 등이 있다. 소장에는 췌장효소와 소장 자체에서 분비되는 효소가 있다.

대사 효소는 생물체 내에서 생산된 효소로 면역 활동에 중요한 역할을 한다. 특히 여러 가지 조직을 만들고 산화환원반응을 통해 한 분자에서 다른 분자로 화합물을 전이시키는 중요한 반응을 촉매한다. 물질대사는 생물이 외부로부터 물질을 받아들여 생명 활동에 필요한 물질을 합성하거나 분해하는 모든 활동으로 합성과 분해과정에 효소가 필요하고 에너지가 관여한다.

이러한 견해는 한 세기를 근본적으로 변화시켰다. 비록 하이드록실 라디칼(hydroxyl radical)이 손상되기는 하지만, 멀리 이동하지 않으며, 오직 하나의 단백질의 거리에 그쳐 손상 범위가 상대적으로 제한적이다. 슈퍼옥사이드(Superoxide)의 생성과 관련된 가장 큰 문제는 그것이 질산화 질소와 결합되어 우리 몸에서 가장 위험한 분자인 과산화질산염(peroxynitrate)을 형성할 수 있다는 것이다.

또한 DNA와 세포 단백질, 세포막이 파괴되는 최악의 상황은 지방을 신체 활동의 연료로 사용하지 않고, 과산화물(슈퍼옥사이드 또는 활성산소)을 과다 생성하며 특히 전자기장(EMF)에 노출될 때 일어난다.

이로 인해 산화질소 방출량이 급격히 늘어나는데, 이는 거의 즉시 과산화물과 결합하여 엄청난 양의 과산화 질산염을 만들어 내고 결국 세포 및 미토콘드리아,

DNA와 세포막, 그리고 단백질을 연쇄적으로 파괴하는 결과를 낳게 된다.

　모든 종류의 생물학적 손상은 우려스러운 사항이지만, 그중 가장 심각한 문제는 DNA 가닥 절단(DNA strand breaks)이다. 왜냐하면, 이는 염증 및 거의 모든 퇴행성 질환의 급격한 증가를 불러일으킬 수 있기 때문이다.

　다행스럽게도, 신체는 PARP[79](poly (ADP-ribose) polymerase; 다중 ADP 당 중합효소)라고 불리는 효소군으로 손상된 DNA를 치료할 수 있는 능력을 가지고 있다. 이 시스템은 매우 효율적인 수리 시스템으로 NAD+(nicotinamid-adennine dinucleotide)[80]이다. 과도한 과산화물량이 PARP를 활성화시켜 DNA 손상을 치료하면 NAD+를 소모하게 되고 부족해지면 그 손상을 고칠 수 없게 되는데 이것은 대부분의 질병의 주요 원인이다.

　그렇다면 미토콘드리아의 전자전달계(ETC)에서 전자가 과도하게 누출되어 산소와 반응할 때 생성된다. 그 원인은 신진대사가 유연하지 않고 지방보다 탄수화물의 비율이 높기 때문에 산소와 결합하여 슈퍼옥사이드를 형성하는 훨씬 많은 전자가 누출되기 때문이다. 슈퍼옥사이드가 건강한 범위를 넘어서 더 높은 수준에서 생성되면, 미토콘드리아에 있는 DNA를 손상시킨다. 노화가 진행될수록 에너지 생성과 관련된 미토콘드리아 유전자가 작동하지 않게 된다. 미토콘드리아는 섭취하는 음식을 에너지로 변환하는 것 외에도 다른 근본적으로 중요한 기능을 담당하고 있다.

　전자기장 노출과 우리가 현재 관찰하고 있는 생물학적 파괴의 도미노 캐스케이드를 야기하는 주요 연료로서 지방을 연소할 수 없음을 이해하는 것이다.

　따라서 세포 및 미토콘드리아 건강유지에 중심 역할을 하는 NAD+ 수치를 개선하는 것은 매우 복잡한 것이지만 NAD+ 수치를 최적화하는 것이 미토콘드리아의 건강을 증진시키기 위한 가장 중요한 하나의 전략일 수 있다.

　첫 번째 단계는 EMF(전자기장)회피와 함께 올바른식이 요법으로 NAD+ 소비를 줄이는 것이다. 그런 다음 CD38과 같은 염증 경로의 억제제가 있으며, NAD+를

---

79) DNA 손상의 복구를 포함하여 세포의 많은 기능에 관여하는 효소. DNA 손상은 정상적인 세포 활동으로도 발생하지만, 자외선, 일부 항암제 및 암치료에 사용되는 방사선으로 인해 발생할 수 있다.

80) 많은 세포와 산화환원 반응에 관여하는 보효소

사용하면 NAD+ 수준을 증가시킬 수 있다. 마지막으로, NADH[81]를 NAD+로 전환시키는 전략이 있으며 이는 NAD의 유익한 형태이다.

 NAD+를 증가시키는 간단하고 저렴한 보충 전략은 비타민 B3이다. 니아신 아미드가 효과를 나타내지만, 니아신은 홍조를 유발할 수 있기 때문에 대부분의 사람들의 경우에는 하루당 200 ~ 300mg까지 소량으로 나누어 복용하는 것이 보다 권장된다.

 미토콘드리아 손상을 최소화하는 효율적인 지방 연소 방법은 개개인의 식단을 최적화하는 것에 있어 동기부여가 더 많이 되었으면 하는 것이다. "연료로서의 지방"이 중심적으로 다루고 있는 것은 신체 지방을 1차 연료로 연소시키는 것인데 슈퍼옥사이드의 생성을 최소화하는 것이다.

 원시적인 식단으로부터 보다 다양해진, 즉 가공되고 자연적이지 않은 식품의 대규모 확산 및 과도한 설탕 첨가, 순 탄수화물, 그리고 산업 지방으로 인해 대부분의 사람들이 피해를 입는다는 것이다. 높은 탄수화물 함량, 가공 식품으로 이루어진 식단은 신체가 효율적으로 지방을 연소시키는 것을 막아 주며 연소하는 지방과 케톤은 탄산 연소보다 훨씬 적은 산화 스트레스를 유발하여 훨씬 효율적이다. 따라서 미토콘드리아 건강을 최적화하는 기본식이 전략은 올바른 음식을 섭취하는 것이다.

 일단 신체가 효율적인 지방 연소제가 되면, 자동적으로 미토콘드리아 가해지는 산소 스트레스를 최소화할 수 있다. 이 밖에도 다른 효과적인 전략으로는 소식 및 운동이 있다. 식사 시간 또한 매우 중요한 요소로 작용한다. 미토콘드리아에게 부정적인 영향을 주는 나쁜 식습관 중 하나는 잠자리에 들기 바로 음식을 섭취하는 것이다. 왜냐하면 과도한 양의 활성산소가 유발, 형성, 및 유출되며 결국 미토콘드리아 DNA상에 손상을 가하게 된다. 이처럼 과잉 탄수화물은 특히 슈퍼옥사이드 생성을 야기하는 전자의 백업을 초래한다.

 조효소 중에 코엔자임큐텐(coenzyme Q10)은 다른말로 코큐텐(CoQ10)이라 하는데 화학물질로는 유비퀴논(ubiquinone)이라고 한다. CoQ10은 에너지 생산 과정에 밀접하게 관련되어 있으며 과도한 양의 CoQ10을 포함하고 있는 것은 미토콘드리아의 정상적인 기능에 있어 매우 효과적인 치료방법이다.

---

[81] 전자전달반응에서 NAD의 환원형(NADH+Hydrogen)

CoQ10은 신호분자 역할을 하며 세포막을 손상으로부터 보호한다. 인체에 존재하는 수많은 효소의 작용을 도우며 자체적인 항산화 작용도 우수하다. 특히 면역기능 높이며 심장질환을 예방하는데 중요하다. 현미와 통밀, 기름이 풍부한 어류에 많이 들어 있다.

문제는 나이가 들수록 양이 감소하고 질병이 발생이나 노화와 관련이 있다는 사실이다. 따라서 노화를 방비하고 건강하게 장수하려면 반드시 신선한 채소와 과일 등의 식단을 유지하고 건강식품을 섭취하는 일단의 노력이 필수이다.

플라보노이드(flavonoid)는 효소의 작용을 돕는 자연물질로서 수용성 식물 물질의 종류에 속하는 산화 방지제이다. 특정 오렌지, 자몽, 레몬, 체리, 포도, 녹차 등 과일 및 채소에 존재한다. 우리 몸속의 모세혈관을 강화시켜 주며, 특히 기억력, 눈도 맑아지고 손발 기능도 향상시킨다. 또한 강력한 항산화제로서 세포의 노화를 방지하며 비타민 C의 흡수를 도와 효과를 증대시킨다. 알레르기 개선, 궤양 및 당뇨치료, 혈액순환, 항암, 항콜레스테롤, 간질환, 바이러스 감염 억제 효과가 있다.

특히 케르세틴(quercetin)은 산화 방지 성분 외에도 항암, 황산화, 관절염 개선, 및 항당뇨, 항고혈압, 콜레스테롤 저감 등의 기능을 가지고 있는 것으로 알려져 있지만, NAD+ 수준도 높일 수 있다. 주로 양파, 브로콜리, 사과, 포도에 많이 들어 있다.

포디알코는 수세기 동안 암과 말라리아를 치료하는데 사용되어 왔다. 이는 향신료, 케르세틴, 알칼로이드 그리고 NAD+ 수준을 증가시킬 수 있는 다른 영양소들로 가득 차 있다.

피롤로퀴논(PQQ)은 비타민과 비슷한 물질이자 CoQ10의 사촌격으로 미토콘드리아의 생물 발생을 돕는다. 이는 신체가 더 많은 미토콘드리아를 가질수록, 세포가 더 많은 에너지를 생산할 수 있고, 전반적으로 더 잘 기능하도록 한다. 따라서, 충분한 양의 PQQ를 가지는 것은 미토콘드리아의 확산을 촉진한다.

베르베린(berberine)은 미토콘드리아 기능에 도움이 되며 강력한 AMPK(adenosine 5' monophosphate activated protein kinase)[82]활성제이기 때문에 미토콘드리아 자식작용과 미토콘드리아 생물 발생을 촉진시킨다. 이는 또한 파킨슨병을 유발하는 산화성 스트레스 유형을 보호하는 것을 돕는다.

---

82) 에너지 균형에 중요한 역할을 하는 모든 생명체에 존재하는 효소로 에너지 항상성에 기여한다.

마그네슘(Mg)은 미네랄의 일종으로 단백질 합성, 근육수축, 에너지 생산, 칼슘흡수, 뼈와 이의 생성을 돕는 중요한 인자로 탄수화물, 지방. 단백질 대사에 필수적이다. 우유, 견과류, 콩류, 녹색채소 및 어류에 다량 함유되어 있다. 또한 ATP 생산에 있어 매우 중요한 역할을 하며 미토콘드리아 복구 과정에서 필수적인 보효소이다.

D-리보스 는 ADP가 요구하는 5탄당이다. 이는 설탕인 동시에 혈당에 영향을 주지 않으므로 당뇨병 환자에게도 안전하다. 리보스는 세포에 들어가 ADP 및 ATP 생성에 필요한 아데노신 베이스로 전환된다. 어떠한 독성 물질도 포함하고 있지 않기 때문에 남용을 하는 경우에도 큰 부작용이 나타나지 않으며, 뇌졸중, 심장 마비, 만성 피로로 고생하고 있다면 이는 매우 큰 도움이 되는 보충제가 된다. 대부분의 사람들은 미토콘드리아 기능 장애를 어느 정도 가지고 있기 때문에, 특히 규칙적으로 운동을 실천하는 경우에 더욱 큰 효과를 볼 수 있다.

## 5) 효소의 치료

효소를 복용하여 소화력을 증진시키고 면역기능을 향상시키면 치료와 동시에 건강을 회복할 수 있다. 효소가 인체의 여러 질병에 효과가 있기 때문에 효소의 일반적인 특징과 더불어 식품영양학적 가치를 인정하여 효소치료의 의미를 되새길 필요가 있다. 효소치료는 말 그대로 효소를 이용하여 질병을 치료하고 건강을 유지하고자 하는 것이다. 또한 효소치료는 면역치료와 결부하여 면역체계를 개선하여 건강증진에 없어서는 안되는 중요한 치료기법이라 할 수 있다. 특히 혈관과 관계된 질환의 치료에 커다란 효능이 있다. 세포로 하여금 마크로파지(macrophage)[83] 등의 활성을 증가시켜 면역력을 높인다.

특히 우리 신체에 침입한 물질의 종류에 따라 각기 다른 반응을 특별한 반응을 하게 되는 데 이를 면역반응(immune response)이라 한다. 면역반응의 특징은 특이성(specificity), 기억(memory), 다양성(diversity), 자기와 남을 인식하는 능력

---

[83] 탐식세포라고도 하는데 동물 체내 모든 조직에 분포하여 면역을 담당하는 세포이다. 침입한 세균 등을 잡아서 소화하며 그에 대항하는 면역정보를 림프구에 전달한다.

(self-nonself recognition) 등이 있는데 면역반응은 태어날 때 가지고 태어나면 선천성 면역(natural immunity), 나중에 항원 때문에 생겨나면 후천성 면역(acquired immunity)이라 한다.

또한 면역력이란 특별한 환경 물질에 대항하여 신체를 보호하기 때문에 다양한 환경 속에서 건강하게 생활할 수 있는 에너지일뿐만 아니라 면역력이 높은 사람은 질병으로부터 방어할 수 있는 능력이 있는 것이다. 반면 알코올 분해 효소가 없어도 노화원인이 된다. 한두 잔의 술에도 몸은 급격하게 반응하는데, 특히 뇌세포에 나쁜 영향을 주는데 신경세포가 있는 회백질은 물론, 뇌의 연결망인 백질까지 포함하여 뇌 전체적으로 퇴화의 원인이 된다. 음주를 계속적으로 하면 대뇌 위축이나 소뇌 위축이 올 수 있고 언어 및 인지기능을 담당하는 영역에 이상이 발생할 수 있으며, 베르니케 뇌병증이나 치매, 간병변을 일으킬 수 있다.

노화는 기본적으로 생리적 기능의 감소와 질병에 대한 노출의 증가 스트레스에 대한 적응력 둔화 등 다양하지만 중요한 인자는 유전, 생활습관, 환경이라 볼 수 있다. 따라서 성공적 노화(successful aging)는 신체 및 인지기능이 정상이고 장애 및 질환이 없이 건강한 삶을 영위하는 것을 말한다.

성공적 노화를 실천하는 방법은 식습관이 중요하다. 소식을 하면 건강에 좋지만 실천이 어렵기 때문에 효소를 활용해서 적은 음식을 완전히 분해하고 소화 흡수할 수 있다면 실생활에 필요한 에너지를 충분히 얻을 수 있다. 그리고 섭취한 에너지를 잘 소모하는 것이다. 주로 신체적으로 소모할 수 있는 운동과 취미활동, 가벼운 일 등을 통해 에너지를 적절하게 소모하는 것이다.

효소치료에 관여하는 소화효소는 신선한 지방, 탄수화물, 섬유, 곡류, 종자류, 콩류, 과일, 채소, 우유 등이고 효소 제품으로는 낫토와 나토키나아제, 세라펩티아제, 효소식, 발효액, 소화제 등이다.

## 9. 면역요법(Immuno therapy)

인간의 뇌와 신체는 서로 상호작용을 한다. 마음과 몸의 상호작용은 중뇌수막에 존재하는 면역세포가 간접적으로 뇌에 작용해 불안증 같은 이상 행동에 변화를 가져온다. 면역계의 작용에 따른 마음과 몸을 연결하는 핵심 요소로 사이토카인(cytokine)의 일종인 IL -17(인터류킨 -17)이 있다. 뇌수막의 면역세포가 생성한 IL -17을 뇌 신경세포(뉴런)가 흡수하면 불안증이 심해지고, 반대로 IL -17이 결핍되면 행동이 대담해진다는 것이다.

사이토카인은 면역세포를 활성화하고, 감염에 대한 면역 반응을 조절하는 신호전달 물질이다. 기적 같은 치유체계를 가지고 있어서 신체적 정신적 문제를 치유하는 면역체계이다. 문제가 발생하기 전에 예방도 하지만 문제가 발생하면 치료도 가능하다. 즉 면역체계는 빠른 속도와 효과적으로 문제를 해결하는 능력이 부여된 것이다. 면역체계는 암도 치료한다.

그러나 스트레스는 인간의 면역체계가 잘 형성되어 있을지라도 무력화시키거나 심하면 질병으로 나타난다. 스트레스로 인해 면역치유체계가 파괴되어 질병으로 나타나게 되면 백약이 무효이나 정신, 신체 마음을 하나로 엮어가는 영적인 접근만이 해결의 실마리를 제공한다.

암의 원인이 스트레스이기 때문에 언제든지 재발확률이 높은 것이다. 그렇기 때문에 암의 발생을 막는 방법은 오직 양자에너지의 효율적 사용에 있다. 모든 질병은 세포의 에너지가 부족하기 때문에 발생하며 에너지가 넘치면 건강하고 행복한 삶을 영위할 수 있다. 결국 에너지 문제로 발생한 질병은 에너지로 치료하는 것이 바람직한 것이다.

미토콘드리아(mitochondria)는 신체에서 생성된 에너지의 대부분을 생산하는 세포상의 힘줄이라 할 수 있다. 암으로 변할 수 있는 제 기능을 하지 못하는 세포의 사멸을 조정하는 중요한 역할을 한다. 또한 모든 진핵세포에 존재하는 세포소기관으로 세포 내 에너지를 ATP 형태로 공급하는 기능을 한다. 이중막을 가지며, 자체 DNA를 가지고 있다. 자체 DNA는 한 종류의 게놈이 원형으로 여러 개 존재한다. 미토콘드리아 DNA에는 미토콘드리아의 기능을 위한 유전자가 존재하나, 이것만으로 미토콘드리아의 활성을 유지할 수는 없고 핵안에 존재하는 DNA의 유전정보를 필요로 한다.

미토콘드리아는 원핵세포의 특징을 가지고 있는데, 이것은 미토콘드리아가 본래 원핵세포로 존재하다가 원시진핵세포 안에 들어와 공생하게 되었다는 내부공생설

(endosymbiosis)의 증거로 사용된다. 공생의 결과 미토콘드리아 자체 DNA의 일부가 핵 DNA로 전이되면서 미토콘드리아는 진핵세포 소기관의 일부로 독립적으로 존재할 수 없게 되었다

미토콘드리아 기능은 미토콘드리아는 세포 내 에너지 생성 반응인 세포 호흡의 중추적 역할을 한다. 포도당을 분해하여 에너지를 만들어 내는 세포 호흡은 먼저 세포질에서 일어나는 해당과정(glycolysis)에서부터 시작한다. 이후, 해당과정을 통한 포도당의 분해산물인 피루브산이 미토콘드리아의 기질로 들어와 산화된다. 그 결과물 아세틸조효소(CoA)가 미토콘드리아의 기질에서 일어나는 구연산회로(citric acid cycle; TCA cycle; Krebs cycle)에 들어간다. 이후, 구연산회로를 통해서 아세틸조효소의 탄소결합이 분해되면서 얻어지는 NADH와 FADH2가 미토콘드리아 내막에 존재하는 전자전달계[84]에서 전자를 넘겨준다. 이 전자들은 전자전달계를 지나서 최종적으로 산소에 전달되어 물을 생성한다. 이때, 내막 내외에 수소이온 농도 차이가 발생하고 이 농도 차이를 이용하여 내막에 존재하는 ATP 합성효소가 ATP를 기질 쪽으로 만들어 낸다.

ATP는 아데노신 삼인산(Adenosine Triphosphate)의 약자로 생명체를 움직이게 하는 에너지 물질이다. 즉 아데노신에 인산기가 3개 달린 유기화합물이다. 세상의 모든 생명체가 생체활동을 하는 데 필요한 에너지원으로 에너지 대사의 기본 단위이다. ATP는 우리 몸에서 주로 쓰는 에너지원이지만 사용하는 양에 비해 몸에 존재하는 ATP의 양은 매우 적다. ATP는 한번 사용하고 나면 없어지는 것이 아니라 계속해서 재생시켜 사용한다. ATP를 사용하면 ADP[85]나 AMP가 되며 여기에 다시 인산기를 붙여 ATP를 재생시키는 것이다.

우리 몸은 ATP를 재생시키는 다양한 방법을 가지고 있는데 가장 주된 방법이 호흡이다. 산소를 이용하여 미토콘드리아에서 산화적 인산화를 통해 ADP에서 ATP를 합성한다. 산소 호흡 과정에서 만들어지는 곳은 세포질과 미토콘드리아이다.

---

84) 해당 과정과 TCA회로에서 생성된 NADH2와 FADH2의 수소와 전자는 전자 전달계의 효소를 차례로 거치면서, 산화 환원되어 ATP를 생성한다. 마지막에는 산소와 결합하여 물이 되는데 이를 전자 전달계라고 한다

85) 아데노신(adenosine)은 아데닌이라는 질소함유 유기화합물에 오탄당(탄소원자가 5개인 탄수화물의 일종)이 붙어 있는 화합물이다. 아데노신에 인산기가 1개가 달리면 아데노신 1인산(AMP)이라 하고, 2개 달리면 아데노신 2인산(ADP)이라 한다. ATP는 인산기가 3개 달린 물질이다.

# 참고문헌

Abraham H. maslow. (1999). Toward A Psychology of Being. John Wiley & Sons, Inc. 아브라함 매슬로. 『존재의 심리학』. 정태연 · 노현정 옮김. 문예출판사.

Alan Radlly. (1994). Making Sense of Illness: The Social Psychology of Health and Disease. Sage Publications Ltd. of London. 알랜 래들리. (2004). 『질병의 사회심리학』. 조병희 · 전신현. 나남출판.

Amit Goswami. (2004). The Quantum Doctor: A Physicist's Guide to Health and Healing. Amit Goswami. 아미트 고스와미. (2017). 『양자의사-삶을 치유하는 의사-』 최경규 옮김. 북랩..

Alfred North Whitehead. Science and the world. (1926). Cambrige: Cambrige Univ. Press. 화이트헤드. 『과학과 근대세계(개정판)』. (1989). 오영환 옮김. 서광사.

Arnold Bittlinger. (2000). Archtypal Chakra: Meditaions and Exercise for Opening your Chakra. Weiser Books. 아놀드 비틀링어. (2010). 『칼 융과 차크라- 차ㄱ크라르 열기 위한 명상과 수련』. 최여원. 슈리 크리슈나다스 아쉬람(Sri Krishnadas Ashram).

Arnold Mindell. (2000). Quantum Mind; The edge Between Physics and Psychology. (2011). 『양자심리학 -심리학과 물리학의 경계-』. 양명숙 · 이규환. 학지사.

Burrhus Frederic Skinner. (2001). Beyond freedom and dignity. 스키너. (2008). 『자유와 존엄을 넘어서』. 정명진 옮김. 부글북스.

Carl. Rosers. (1977). A Way of Being. Editora Pedagogica e Univeritaria Ltda. (2007). 칼 로저스. (2007). 오제은 옮김. 학지사.

Committee on Development in the Science of Learning with additional material from the Committee Learning Research and Educational Practice, National Research Council. (2000). National Academics Press. How People Learn:

Brain, Mind, Experience, and School(Expanded ed.). 신종호 외 공역. 학지사.

Chris Shilling. (1993). The Body and Social Theory. 크리스 실링. (1999). 『몸의 사회학』. 임인숙 역. 나남출판.

Daniel Dennett. (1991). Consciousness Explained. Brockman, inc. 대니얼 대닛. (2013). 『의식의 수수께끼를 풀다』. 유지화 옮김. 옥당.

David G. Benner. (1988). Psychotherapy and the spiritual Quest. Baker Book House. 데이비드 베너. (2000). 『정신치료와 영적탐구』. 이만홍·강현숙 옮김. 하나의학사.

David R. Hawkins. (1995). Power Vs Force: The Hidden Determination of Human Behavior. Veritas Publishing. 데이비드 호킨스. (2011). 『힘과 위력-인간행동의 숨은 결정자-』. 백영미 옮김. 판미동.

David R. Hawkins. (2006). Transcending The Levels of Consciousness. Veritas Publishing. 데이비드 호킨스. (2009). 『의식수준을 넘어서』. 백영미 옮김. 판미동.

David R. Hawkins. (2009). Healing and Recovery. Veritas Publishing. 데이비드 호킨스. (2009). 『치유와 회복』. 박윤정 옮김. 판미동.

Deepack Chopra. (2009). The Ultimate Happiness Prescription: 7 Keys to Joy and Enlightenment. Random House, Inc. 디팩초프라

Diane Stein. (2006). Essential Psychic Healing: A Complete Guide to Healing Yourself, Healing Others. Random House, Inc. 다이앤 스타인. (2011). 김병채 옮김. 슈리 크리슈나다스 아쉬람(Sri Krishnadas Ashram).

Duane Schultz. (1977). Growth Psychology: models of the healthy personality. D. Van Nostrand Company. 두에인 슐츠. (1999). 『인간성격의 이해-건강한 성격에 관한 제접근-』 이상우·정종진. 중앙적성출판사.

Erwin Schrödinge. (1944). What is Life?: The Physical Aspect of the Living Cell. 에르빈 슈뢰딩거. 『생명이란 무엇인가』. 서인석·황상익 옮김. 한울.

Fritjof Capra. (1975). The Tao of Physics. 프리초프 카프라. (1989). 『현대물리학과 동양사상 -증보 3판-』. 이성범·김용정 옮김. 범양사.

Fritjof Capra. (1982). The Turning Point. 프리초프 카프라. (2007). 『새로운

과학과 문명의 전환』. 구윤서·이성범 옮김. 범양사.

Gerald M. Edelman. (1992). Bright Air, Brilliant Fire: On the Matter of the Mind. Basic Books. 제널드 에델만. (1998). 『신경과학과 마음의 세계』. 황희숙 옮김. 범양사.

Frantz M. Wuketis. (2007). Der freie Wille: Die Evolution einer illusion. Hirzel Verlag. 프란츠 M. 부케티즈. (2009). 『자유의지-그 환상의 진화-』. 원석영. 옮김. 열음사.

Howard Gardner. (2004). Changing Minds. Hoard Business Press. 하워드 가드너. 『체인징 마인드』. 이현우 옮김. 재인.

Ilya Prigogine·Isabelle Stengers (1984). Order Out of Chaos. 일리야 프리고진·이사벨 스텐저스. (2011). 『혼돈으로부터의 질서』. 신국조 옮김. 자유아카데미.

Jacques Monod. (1970). Le hasard et la necessite: Essai sur la philosophie naturelle de la biologie modern. Editions du Seuil, paris. 자크 모노. (2010). 조현수. 옮김. 궁리.

James L. Oschmam. (2016). Energy Medicine: The Scientific Basis. Elsevier Ltd. 제임스 오스만. 『에너지 의학』. 강상훈 외 공역. 한솔.

Jeremy Rifkin. (1989). Entropy. Foundations on Economic Trends. 제레미 리프킨. (2000). 『엔트로피』. 이창희 옮김. 세종연구원.

Jim Baggott. (2011). The Quantum Strory. Oxford University Press. 짐 배것. (2014). 『퀀텀 스토리』. 박병철 옮김. 반니.

Jim Loehr·Tony Schwartz. (2003). The Power of Full Engaement. 짐 로허·토니 슈워츠. (2005). 『몸과 영혼의 에너지 발전소』 유영만·송경근 옮김. 한언.

Joe Dispenza. (2007). Evolve your Brain: The Science of Changing Your Mind. Health communications, Inc. 조 디스펜자. (2009). 『꿈을 이룬 사람들의 뇌』. 김재일·윤혜영. 한언.

John Medina. (2008). Brain Rules. Pear Press. 존 메디나. (2009). 『브레인 룰스-의식의 등장에서 생각의 실현까지』. 서영수 옮김. 프런티어.

John M. Dusay. (1977). Egograms: how I See you and You see me. New

York: Harper Collins

John Searle. (2004). Freedom and Neurobiology. Grasset & FASQUELLE, paris. 존 설. (2010). 『신경생물학과 인간의 자유』. 강신욱 옮김. 궁리.

Karen Glanz, BarBara K. Rimer, Frances Macus Lewis. (2002). Health Behavior and Health Education: Theory, Research and Practice. Jossey-Bass A Wiley Imprint. 카렌 글렌츠 외 공저. 『건강행동과 건강교육』. 유태균·유혜라. 군자출판사.

Karen Horney. (1945). Self-Analysis. W.W.Norton & Company, Inc. 카렌 호나이. (1987). 『자기분석』. 이태승. 민지사.

Ken Wilber. (1998). The Marriage of Sense and Soul. Witherspoon Associated, Inc. (2007). 『감각과 영혼의 만남』. 조효제 옮김. 범양사.

Manjit Kumar. (2008) Quantum: Einstein, Bohr and the Great Debate about the nature of Reality. 만지트 쿠마르. (2014). 『양자혁명: 양자물리학 100년사』. 이덕환 옮김. 까치.

Margot Waddell. (2002). Inside Lives. Kamac Books Ltd. Publishers. 마곳 와델. (2017). 『내면의 삶』. 이재훈 옮김. 한국심리치료연구소.

Mark Buchanan. (2007). The Social Atom. Mark Buchanan c/o The Gramond Agency, Inc. 마크 뷰케넌. (2010). 『사회적 원자』. 김희봉 옮김. 사이언스 북스.

Mikao Usui · Frank Arjava Petter. (2007). The Original Reiki Handbook of Dr. Usui. Lotus Press. 미카오·프랑크 아르자바 페터. (2013). 『미카오 우스이 박사으 오리지널 레이키 힐링 핸드북』. 김병채·박애영 옮김. 슈리 크리슈나다스 아쉬람(Sri Krishnadas Ashram).

Myron Sharaf. (1994). Fury on Earth. Fury on earth: a biography of Wilhelm Reich. Lightning Source Inc. 마이런 새랴프. (2005). 『세상에 대한 분노 - 빌헬름 나이희-』. 이미선. 양문

Mihaly Csikszentmihlyi. (1997). Finding Flow. Brockman, Inc. New York. 미하이 칙센트미하이. (2005). 『몰입의 즐거움』. 이희재 옮김. 해냄.

Poul A. Dewald. (1974). The Theory and Practice of Individual

Psychotherapy. Psychotherapy Tape Librapy. 폴 A. 드월드. (2006). 『정신치료의 이론과 실제』. 김기석 옮김. 고려대학교 출판부.

Richard David Precht. (2007). Wer bin ich-und wenn ja, wie viele?. Verlagsgruppe Random House GmBH. 리하르트 다비트 프레히트. (2008). 『나는 구구인가?』. 백종유 옮김. 21세기북스.

Richard Gerver. (2001). Vibrational Medicine. Edittor Publishing Ltd. 리차드 거버. (2021). 『파동의학』. 최종구·양주원 옮김. 에디터

Richard W. Bandler. (1985). Using Your Brain-For A Change- Real People Press. 리차드 밴들러. (2002). 『신경언어프로그래밍(LNP)의 기본적 발상방법』. 우재현 번안. 정암서원.

Richard Dawkins. (1976). The Selfish Gene. Oxford University Press. 리차드 도킨스. (1993). 『이기적 유전자』. 홍영남 역. 을유문화사.

Richard Dawkins. (2003). A Devil's Chaplain. Weidenfeld & Nicolson (United Kingdom and Commonwealth), Houghton Mifflin (United States). 리처드 도킨스. (2005). 『악마의 사도』. 이한음 옮김. 바다출판사.

Roser Penrose. (1994). Shadows of the Mind: A search for the Misssing Science of consciousness. Oxford University Press. (2014). 『마음의 그림자』. 노태복 옮김. 승산.

Roy F. Baumeister, John Tiemey. (2011). Will Power: Rediscovering the Greastest Human Strength. The Penguin Press. 로이 F. 바이마우스터, 존 티어니. (2012). 『의지력의 재발견-자기절제와 인내심을 키우는 가장 확실한 방법-』. 이덕임 옮김. 에코리브르.

Rowland W. Folensbee. (2007). The Neuroscience of Psychological Therapies. Cambrige University Press. 롤랜드 W. 폴렌스비. (2010). 『신경과학으로 보는 심리학적 치료』. 송현주. 시그마프레스.

Stephen Joseph·P. Alex Liniey. (2006). Tayor & Francis Group. 스티븐 조셉·알렉스 리니. (2009). 『긍정심리치료』. 이훈진·김환·박세란 공역. 학지사.

Thomas S. Kuhn. (1962). The Structure of Scientific Revolution. The University of Chicago. 토머스 쿤. (1999). 『과학혁명의 구조』. 김명자 옮김. 까

치.

Thomas J. Sweeney. (1998). Adlerian Counseling: A Practitoner's Approach. Taylor & Francis Group. 토마스 J. 스위니. 『아들러 상담이론과 실제』. 노안영 외 공역. 학지사.

강길전・홍달수. (2013). 『양자의학 – 새로운 의학의 탄생-』. 돋을새김.

대한노인정신의학회 편. (1998). 『노인정신의학(Geriatric Psychiatry)』. 중앙문화사.

권육상. (2005). 『인간행동과 사회환경』. 유풍출판사.

김용천 외 공저. (2002). 『노인물리치료학』. 현문사.

김춘경 외 공저. (2016). 상담학 사전. 학지사.

문창진. (1990). 『보건의료사회학』. 신광출판사.

박상천. (2015). 『우주와 나』. 새세상맞이.

배성수 외 공저. (1999). 『물리치료개론』. 대학서림.

서순규. (1996). 『임상의를 위한 노인병 진료의 실제』. 고려의학

설기문. (2003). 『자기혁신을 위한 LNP 파워』. 학지사.

신경희・조상윤 공저. (2013). 『스트레스의 통합치유(Holistic & Intergeative Stress Healing』. 영림미디어.

신현재. (2021). 『치유하는 효소』. 이채.

송한영. (2015). 『아류르베다』. 한언.

안영기. (1986). 『경혈학총서(經穴學 叢書) -칼라 경락해부도-』. 성보사.

이병윤. (1990). 『정신의학 사전』. 일조각.

이영호・박미현. (2011). 『관계의 미학』. 학지사

정인석. (2008). 『삶의 의미를 찾는 역경의 심리학-트렌스퍼스널 심리치료-』. 나노미디어.

정호안・최근자. (2020). 『토마스 머튼(Thomas Merton)과 함께하는 선과 영성수련(Zen Spiritual Exercises)』. 조은

조흥식 외 공저. (2010). 『인간행동과 사회환경』. 학지사.

한정훈. (2020). 『물질의 물리학』. 김영사.

芹澤勝助. (1986). 『經穴療法全書』. 張根五. 행림출판.

인터넷

https://www.nextsteptomastery.com/satsang
http://sura-blog.raydelsole.com/
https://www.deepakchopra.com/
https://korean.mercola.com/
https://greatzorba.tistory.com
https://www.pnas.org/doi/full/10.1073/pnas.1321664111
https://www.lifeadvancer.com/emotional-pain-chart-negative-emotions-body/

## 저자약력

**신상수**
명지대학교 사회복지대학원 사회복지학 석사
상명대학교대학원 행정학박사(사회복지전공)
전)명지대학교 사회복지대학원 외래교수
전)서울사회복지대학원대학교 외래교수
전)상명대학교정치경영대학원 외래교수
전)광운대학교정보복지대학원 외래교수
전)을지대학교 중독재활복지학과 외래교수
세계사이버대학 노인복지학과 교수
전)한국인간복지실천학회장
한국노인물리치료학회 부회장
전)미래사회복지재단 이사

<저서> 사회복지학개론
　　　 의료사회사업론
　　　 노인생활건강
　　　 사회문제론
　　　 사회복지행정론
　　　 사회복지실천론
　　　 사회복지법제론

# 양자의학

인쇄일 : 2022년 7월 15일
발행일 : 2022년 7월 15일
저 자 : 신상수
발행처 : 도서출판 홍광
　　　　서울특별시 중구 초동 42 아시아미디어타워 601
인 쇄 : 도서출판 홍광　TEL : 02-797-6101
　　　　서울특별시 중구 초동 42 아시아미디어타워 601

ISBN : 979-11-91422-19-1　　　　정가 15,000원

※ 본 책의 저작권은 도서출판 홍광에 있으며, 사전 승인없이 무단복제를 금합니다.